刘晓晖♂编著

男人时尚
健康宝典

男人4♂

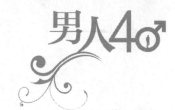

Nanrenshishang

jiankangbaodian

时代出版传媒股份有限公司
安徽科学技术出版社

图书在版编目(CIP)数据

男人时尚健康宝典/刘晓辉编著. —合肥:安徽
科学技术出版社,2016.4

ISBN 978-7-5337-6446-3

Ⅰ.①男… Ⅱ.①刘… Ⅲ.①男性-保健-基本知识
Ⅳ.①R161

中国版本图书馆 CIP 数据核字(2014)第 211235 号

男人时尚健康宝典   刘晓辉编著

出 版 人:黄和平   选题策划:中图传媒   责任编辑:王　宜
责任校对:杜琳琳   责任印制:梁 东 兵   封面设计:张　超
出版发行:时代出版传媒股份有限公司   http://www.press-mart.com
　　　　　安徽科学技术出版社   http://www.ahstp.net
　　　　　(合肥市政务文化新区翡翠路 1118 号出版传媒广场,邮编:230071)
　　　　　电话:(0551)63533323
印　　制:北京嘉业印刷厂   电话:(010)61262822
(如发现印装质量问题,影响阅读,请与印刷厂商联系调换)

开本:880×1230　1/16   印张:21.75   字数:388 千
版次:2016 年 4 月第 1 版   2016 年 4 月第 1 次印刷

ISBN 978-7-5337-6446-3   定价:35.00 元

目　录

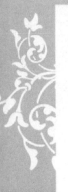

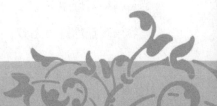

第一篇 激发你的年轻活力

——生理保健篇

强健的体魄是男人事业成功和生活幸福的资本，是一切成就的源泉。要想在人生的战场上得到胜利，其中一个先决条件，就是能以一种体强力健、精力饱满的状态去应对一切。旺盛的体力可以增强人们各部分功能的力量，而使其效率、成就较之体力衰弱的时候大大增加。健康的维护，有赖于身体中各部分的均衡运转。身体的变化是一种生理规律，40岁左右的男人正处在人生事业的巅峰，值得关注的是，这个阶段也是疾病的形成期，因为这时生理功能从峰顶开始下滑，部分器官功能开始衰退，许多疾病都在这时爆发或显现。所以，与其说"男人四十一枝花"，还不如说"男人四十一道坎"。当男人步入40岁之后，大部分人都会觉得身体某个部位有种说不出的不适，体会到"力不从心"或"心有余而力不足"的感觉。如果平时不注重身体保养与健身，疾病就会悄悄逼近。历时两年的中国国民体质监测显示，中国国民体质以40岁为转折点，人体各部分功能和精力明显下降。因此，对于40岁及40岁以上的男性来说，生理保健尤为重要。

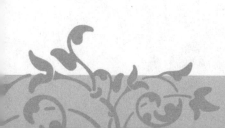

抗衰老从 40 岁开始

男性衰老十大"写真"

男性进入 40 岁，无论是在心理上还是在生理上，都会出现与过去完全不同的感受，人体出现全面衰老迹象，如头发变稀变白、皮肤松弛、皱纹增加、肚子变大、食欲减退、心理功能减弱、体力衰退等。一般而言，男性衰老的早与迟，与其发育成熟的早迟有关。发育快、成熟早者，其衰老较早；反之，发育较慢、成熟迟者，衰老也较迟。男性身体功能的衰老虽然不像女性绝经那样有一个明显的生理变化过程，但是从中年起就会发生一些几乎难以逆转的衰老变化，这种变化过程大多模糊不清。专家认为，以下这些生理变化可作为男性衰老的标志。

1. 视力

眼球晶状体随年龄增长不断变厚，男子 40 岁以后会逐渐出现视力衰退和聚焦不准现象。如使用原来的近视眼镜已无法阅读书报，摘下眼镜看反而清楚；眼睛容易疲劳，看书久后感到头痛、头昏等。

2. 头发

随着年龄的增加，男性头皮上毛囊的数量日益减少，头发越来越稀，头发的生长速度也越来越慢，谢顶的男性越来越多。毛发干燥，皮肤失去弹性与光泽，同时出现老年斑，皱纹也随着出现。

3. 心脏功能

男性 40 岁以后，心脏在剧烈运动时的调节能力越来越低。20岁的男子运动时每分钟心率最快可达 200 次，30 岁时减少至 140

次左右，以后每增加 10 岁，心脏每分钟最快跳动次数减少 10 次左右。男性有时在干体力活或运动后会出现胸口痛的情况，一般休息片刻胸痛会停止，不必过于紧张。但这也可能是心脏疾病的早期症状，如果经常发生，最好是去医院检查一下，结果也许是什么事都没有，但确诊后才使人更放心。

4. 听力

男性 40 岁以后，鼓膜变厚，耳道萎缩变窄，对音调的辨别能力尤其是高频声音的辨别能力越来越弱，难以听到纯音（正弦波音）和高频音，并且这种状况在 60 岁以后变得日益明显。

5. 供氧及耐力

由于身体供氧能力的下降，工作能力也相应降低，70 岁时的工作能力只及 20 岁时的一半。

6. 肺功能

胸腔骨骼越来越僵硬，由于胸壁硬化，控制呼吸的肌肉负担越来越重。呼吸时有更多的有害物质残留在肺部。

7. 脂肪

男性从 25 岁到 75 岁，体内脂肪组织所占的比例会逐渐增加 1 倍左右，且增加的脂肪大多堆积在肌肉和器官组织里。

8. 性生活频度

性冲动次数的减少因人而异，但因为性激素水平降低和活力减少，性冲动次数减少是不可避免的。男性在 30 岁时性冲动次数达最高值，以后每 10 年降低 30% 左右。

9. 阴茎勃起角度

一般情况下，男性阴茎勃起角度在 30 岁时达最大值，以后随年龄增长，阴茎向上勃起的角度逐渐下降，最大下降幅度是在 50~70 岁。造成这种变化的主要原因是血管的老化。

10. 肌肉与骨骼

男性随着年龄增大，肌肉萎缩，肌力减弱。骨衰减虽是老化的普通特征,但衰退速度可通过锻炼予以减缓。

揭开衰老的奥秘

"衰"指"衰竭""衰退","老"指"老化",机体从具有青春活力演变到老态龙钟,是一个持续渐进的演变过程,衰老是生命过程中的晚期阶段。人体的自然衰老过程可分为发育期(从出生到 20 岁)、成熟期(20~40 岁)、渐衰期(40~60 岁)和衰老期(60 岁以后)4 个阶段。衰老是生物生命过程中,整个机体形态、结构和功能逐渐衰退的现象。医学科学家指出,衰老是一个发生于身体细胞内的主动性基因(DNA)自杀编程性破坏过程,这一程序在发育完成后,自动启动衰老进程。绝大部分疾病与身体老化有关,包括癌症在内的许多致命疾患,都是老化的终端机制。

人体衰老表现为某一局部或某一器官形态和功能退化,它是机体整体衰老的反映,是机体发育、生长、旺盛、衰退生理过程的必然规律。

衰老不仅仅作用于身体某个系统,它是通过不同途径,对整个生命系统产生综合的退化性变化过程。这一过程一旦开始,就会使人体基因调控系统、内分泌系统、免疫系统等的功能逐渐减退,造成 DNA 发生突变,进而诱发各种疾病,最终导致生命的衰亡。而人体微生态平衡的破坏、紊乱也是加速衰老的另一个重要因素。

许多研究工作者认为衰老的机制是代谢失调,因此想要推迟衰老,就必须了解妨碍细胞代谢的各种因素,并设法减少或除去这些不利因素。妨碍细胞代谢的因素可概括为外因和内因。内因有:遗传缺陷,酶的生物合成和功能障碍,激素分泌失调,神经调节失常等;外因有:社会因素(经济、职业和意识形态),生活方式和生活条件(包括不良嗜好),环境因素(空气、水土、污染、放射性物质、噪声等),饮食,医药。各种因素的性质和对细胞代谢影响的作用各不相同,但都使细胞的结构和功能发生不同程度的衰退。

衰老是不可抗拒的自然规律,但在一定条件下,衰老的速度是可以减慢的。因此,了解衰老的形成过程、原因及各种影响因素,掌握其规律,才能采取适当的措施,从而达到延缓衰老的目的。

抗衰老从 40 岁开始

男性进入 40 岁以后,由于社会、工作及生活方面的种种压力,常常会感到胸闷、气短、心理压力大,头昏、脑涨、记忆衰退,肌肉酸痛、乏力等。专家称这一现象为男性 40 岁综合征。男性出现老化症状的时期,称为"男性更年期"。通常人们在衰老刚开始时不会感觉到这一进程所带来的变化,只有当这一变化过程发展到一个临界状态时,才会出现衰老的症状。因此,从现代医学的观点来看,遏制衰老进程应该从壮年时期就开始。只有这样,才能有效地延缓衰老进程,给生命赋予最大限度的健康。如果健康离你而去,所有的一切,事业、地位、财富、幸福……都将变得不复存在,剩下的只有无奈、遗憾、懊悔……

1. 中年人要防早衰综合征

中年本是人生的黄金时期,处在巅峰时刻,但有些人却过早地出现了未老先衰的现象,即由于各种原因,过早地出现生理上衰弱、体质上衰退和心理上衰老的现象,医学上称为"早衰综合征"。许多人认为早衰现象是单纯的体质问题,不是一种疾病,这是一种错误的认识。很多中年人忙于自己的事业,整天致力于物质财富的获得和个人理想的追求,忽视了身心保健,以至于潜伏各种疾病,甚至英年早逝。早衰是一种危险的身心健康受损的信号,应及早寻找原因,及早检查防治。

2. 早衰的特征

1）生理上衰弱

视力过早衰退、注意力难以集中、记忆力下降、体力不支、食欲差、胃肠功能紊乱，经常感到胸闷气短、心悸心慌、睡眠质量差等。

2）体质上衰退

脱发、白发斑斑、皮肤皱纹满布、消瘦、疲乏无力，经常伤风感冒、发高热、患肺炎或过早地患上一些老年性疾病。

3）心理上衰老

经常感到精力不足，心理性疲劳，记忆力和注意力减退，思维功能和心理效能下降，心理上充满忧郁、焦虑、烦恼和抱怨，情绪不稳定，心烦易怒。

3. 造成早衰的原因

1）工作过量

一些中年人因工作负担过重或本人能力有限，只好拼命工作，经常处在超负荷的状态下，致使疲劳过度，精神紧张，无暇休息。

2）心理失衡

"心健则神气充足，神气充足则身强，神气涣散则身弱"，精充、气足、神全，是健康的保证；精亏、气虚、神耗，是衰老的原因。精神长期忧郁、悲伤、烦恼、紧张、焦虑等，可使内分泌系统紊乱，导致器官供血不足，组织损伤，器官老化。同时，在精神作用下，还会减少大脑的血流量，影响大脑皮质功能，使大脑过早出现老化现象。

3）生活不规律

生活不规律主要表现在以下几方面。

①饮食失常。饮食要有规律，宜定时定量，不宜过饥过饱，不宜偏食。暴饮暴食，不仅影响消化器官的功能，还可使心脑等器官供血不足，突发心脑血管病。长期不节制地饮食，尤其是中年以后不注意这一点，过剩的脂肪沉积，形成肥胖症、脂肪肝、血液流速减

慢、血液黏稠度增高、心脑血管硬化等。

②起居失常。许多中年人习惯开夜车,长期睡眠不足,损伤大脑中枢神经系统功能,造成组织细胞代谢和脏器功能紊乱。

③房事失常。恣情放纵,过度性生活,就容易引起内分泌失调、免疫功能下降等,影响健康。

4)运动不足

长期坚持运动锻炼,是人体维持健康、增强体质、永葆青春的秘诀。运动不足可使机体组织器官功能逐渐衰退,健康状况日下,必然引发早衰。

4. 延缓衰老的方法

1)定期进行健康检查,了解自己的健康状况

健康检查是预防疾病最有效的手段,从客观原因来分析,定期健康体检之所以变得重要,是因为疾病谱在变化。近年来,一些慢性非传染性疾病如高血压、冠心病、糖尿病、中风、癌症等的发病率在我国明显上升。根据卫生部 2001 年统计资料,我国城市居民死因前 10 位排序是:恶性肿瘤、脑血管病、心脏病、呼吸系统疾病、损伤和中毒、内分泌营养和代谢免疫疾病、消化系统疾病、泌尿生殖系统疾病、精神病、神经病。这十大死因合计占总死亡人数的 92%。而其中的许多疾病是可以通过早期体检,早发现,早期进行控制和治疗的。如恶性肿瘤,通过定期的健康体检可以在早期发现,通过科学的诊治,多数能得到较好控制甚至治愈,并且早期治疗也可延长患者的寿命和提高生活质量。众所周知,疾病重在预防。早期发现,治疗和控制效果非常好。如果发展到晚期,有其他器官并发症,再进行治疗时,耗费的钱财、医疗卫生资源都将是非常巨大的,而且部分人可能终身与医院病床为伴,其生活质量可想而知。

由此可见,定期健康体检是多么的重要。对于中年人,每年进行一次体检是必要的;对于老年人,每半年体检一次比较合适;如果

是慢性病患者,则更要按医生建议定期体检,不要忌病讳医,健康的身体是对抗老化的前提。

2)养成健康的生活方式

包括健康饮食习惯、充足的睡眠和休息,以及避免滥用药物。

生活方式是指人们在日常生活中所遵循的各种习惯,如饮食习惯、起居习惯、日常生活安排、娱乐方式和参与社会活动等。随着经济和社会的发展,人类的生活方式有了相当大的变化,但也带来很多负面影响,在生吞活吃海鲜猛禽、追求口福之乐的同时,心脑血管疾病、糖尿病等一系列慢性疾病有可能正在靠近;一些人在拼命地吸烟、酗酒、通宵达旦狂欢的同时,恶性肿瘤,精神的空虚、苦闷有可能随之到来;一些人整夜不着家,寻花问柳,纵欲无度……正是人们的一些不良的生活方式,越来越多地制造和产生着新型"富贵病"和社会病。这些生活方式实质上不是在享受生活,而是在糟蹋健康,毁灭生命。不健康的生活方式,已经成为人类的头号杀手。要想防止衰老,保持健康的体魄,必须寻求健康、科学、文明的,有助于实现人与人、人与社会、人与自然、人内在身心之间平衡的、和谐的生活方式。

著名心血管专家洪昭光教授说过:所谓文明健康的生活方式,一共四句话,十六个字:"合理膳食,适量运动,戒烟限酒,心理平衡。"其中"合理膳食"是健康的第一大基石。从食物上来讲,要崇尚离自然最近的膳食。新鲜的蔬菜、水果可以提供给你丰富的维生素、矿物质和膳食纤维。豆、蛋、鱼类和植物油中含有丰富的维生素E,它有较强的捕捉自由基的功能。以谷类为主是我国膳食的良好传统,"五谷"包含了人体所需的许多营养素。中医讲药食同源,"食疗"是无毒无害的治疗方法。从居住之所上讲,装修豪华未必就能有益身体健康,如不小心,装修材料中的有害物质可能乘虚而入。运动能加快肠胃消化,促进新陈代谢,调节神经系统,增强身体素质,因此坚持体力劳动和体育锻炼也要提倡。此外,采用适当的抗衰老药物,可防止未老先衰,让人们能有充沛的精力工作。

当今社会竞争日益激烈。许多人为了提高工作效率,往往限制自己的睡眠和休息时间,以增加工作或学习的时间。但是专家指出,这种方法不仅是对自己健康的一种损害,而且也在一定程度上造成对他人和社会的危害。限制自己的睡眠和休息时间,可导致疲倦及瞌睡,导致日常工作和学习的效率下降,降低工作质量,所以应当养足精神,以高效率和高质量为标准,而不要图短时的效益或仅以花费多少时间为尺度来衡量自己是否努力,只有在高效率状态下的学习和工作,才能获得更好的效益。

药物滥用是指长期反复地使用过量的具有依赖性的药物,这种药物与医疗目的无关,导致了成瘾性以及出现精神混乱和其他异常行为。目前,全世界滥用的药物主要有三大类:

①麻醉药品,包括阿片类、可卡因类和大麻类等;

②精神药物,包括镇静催眠药、中枢兴奋剂和致幻剂等;

③其他物质,包括酒精、烟草和挥发性有机溶剂。

药物滥用的概念内涵广泛,包括我们通常所说的"吸毒"及使用烟草和酒精,因为他们都能够产生精神依赖和身体依赖,会不同程度地引起机体衰老。

3)思想开朗,情绪乐观稳定

无论我们选择怎样的生活,都应摒弃浮躁、浮夸和肤浅,而应追求心态平和、健康和向上。要开朗,情绪稳定,克服冷漠、易怒、粗暴、狭隘、嫉妒等不良心理,要胸怀宽广、豁达大度,良好的精神状态有助于人体环境保持稳定、平衡,使人达到身心健康的状态。

4)适当使用激素和营养物质替代治疗

使用激素替代治疗,包括检查血液激素含量,根据检查结果进行相应的激素补充治疗。抗老化的激素包括人类生长激素、睾丸素、雌激素、DHEA(脱氢表雄酮)、黑色素等。卵磷脂是一种能够维持和加强身体各系统功能的健康,使其活力更加充沛的物质,可以有效地延缓衰老。卵磷脂内含有的胆碱成分,具有防止脑部老化的功能。此外,它还可以将脂肪及胆固醇转化成乳状液,使循环系统流通畅快,有助于降低血管栓塞及心脏病的发生。含有丰富卵磷脂的天然食品主要有蛋黄、动物内脏(如肝、脑、心脏)、黄豆、核桃、花生以及全麦食品等。

更年期不是女人的专利

男性更年期综合征已经成为困扰男性健康的严重疾病,且有低龄化趋势。更年期是人体由成熟走向衰老的过渡时期,它标志着人从中年走向老年,这是一种生理现象。更年期的主要表现为内分泌功能减退或失调,尤其以所谓"性腺"功能的变化最为明显。男性当年龄超过40岁后,可能会出现一些跟女性更年期相似的症状,这种现象叫男性更年期,主要成因是由于男性性激素荷尔蒙的水平渐渐下降所引致。男性荷尔蒙由睾丸及肾上腺分泌,影响多个身体系统的功能,除了维持男性的特征(如促进精子的生长、发育和成熟,刺激生殖器官的生长发育,维持正常性欲)外,还对身体的新陈代谢发挥重大作用。例如促进蛋白质合成,促进骨骼生长、钙磷沉积和红细胞生成等。随着年龄增长,性腺的功能逐步下降,也使维持机体重要功能的性激素水平开始下降。

进入更年期主要是由于睾丸、脑垂体、下丘脑和大脑皮质之间的相互作用失去了平衡。40岁左右,男性的雄性激素分泌量开始下降,位于脑垂体上部的下丘脑处于兴奋状态,导致不安、烦躁、心悸、呼吸困难、手足麻木和头痛等症状反复出现。由于性激素可以刺激造血系统生成红细胞,因此,过低的性激素可引起贫血。轻度贫血不会导致不适,但中重度的贫血将会引起器官供氧障碍和心血管疾病的继发。

男性更年期症状

1. 整体症状

(1)身体脂肪增加,肌肉质量及强度下降,身高下降(骨质疏松症所引致),身体失去活力。

(2)眼睛容易疲劳,看书久后感觉头痛、头昏。

(3)睡眠比以前减少,早睡早醒。

(4)听力明显减弱。

(5)饮酒者酒量大不如前。

(6)牙齿松动,咬不动较硬的食品。

(7)对食物口味改变,爱吃甜、酸、辣、咸等重口味饮食,说明味觉有所减退。

(8)学习与工作精力不如以前,甚至有力不从心的感觉。

(9)全身乏力,骨骼和关节疼痛。

2. 精神神经症状

(1)情绪起伏不定、神经过敏、急躁、爱发脾气、倦怠,常有压抑感,记忆力、思考力和集中力减退,睡眠减少、失眠,兴趣减少。

(2)有麻木、刺痛感,常有不安或恐怖感,常有孤独感,缺乏自信心,易纠缠琐事,眩晕、耳鸣、眼花,感觉迟钝。

3. 性欲减退

性的兴趣减弱和性的能力下降。但是又有相当数量的人,在性能力下降和对原配偶性兴趣减弱的同时,滋生"移情"心理,发生"他恋"的行为。

顺利度过男性更年期

男性更年期是一种老化的过程，如果男性能够了解更年期的过程并在心理上加以调节，大部分的男性都能顺利应对更年期所带来的改变。

从生理方面来说，生活要有规律，防止过度劳累，要节制房事，以保养肾精；随季节气候变化，调整生活作息，锻炼身体。不健康的生活方式（如吸烟、酗酒等）、慢性病、恶劣的生存环境等，都容易诱发更年期提前到来。有些研究指出，吸烟及高胆固醇水平会增加男性更年期提早发生的风险。日本的一项调查研究显示，银行职员、教师、建筑师、企业中坚人士易出现更年期的症状。从事脑力劳动而很少锻炼身体的人，或者以前从事过激烈的体育运动却突然终止者，都容易提前诱发更年期。相反，那些外出机会较多或经常活动身体的人，更年期来得较晚。因此，应定期做运动，保持肌肉及骨骼质量。

从精神方面来说，要稳定情绪，消除顾虑，避免刺激，放宽胸怀，和乐待人。如果遇到心境不佳将要激动发怒时，要赶快换换环境或到户外散散步，用精神转移法来尽快除去不良的心理状态。另外，室外的活动锻炼，可以使思维部分受到的抑制得到休息，从而也可免除不良的思虑。比如，在工作之余散步，练太极拳，慢跑，钓鱼、养花、绘画等，这些活动都比较适合这一年龄层次的男性。若能在主观上做些振作性努力，尝试变革一下陈旧的生活规律，寻求一个新的、具有吸引自己注意力和重新点燃自己兴趣的事去做、去追求，无疑是有着积极的现实意义的。同时还要注意休息。因为充分的休息可以消除疲劳，使人体各种生理功能及神经系统调节到最佳状态，以预防或减轻更年期的各种症状。

中年以后应注意进补,但必须在医生的指导下用药,不可滥用补药。如果男士受到更年期症状困扰的话,医生会考虑用男性荷尔蒙补充治疗。目前较为理想的药物是口服睾酮类药物。但必须注意,补充睾酮可能加重潜伏的前列腺疾病,如前列腺增生和前列腺癌等。因此,在开始治疗前应详细检查。高龄男性发生前列腺疾病的可能性更大,应慎用。

在日常饮食中,要特别注意膳食平衡,多吃富含蛋白质、钙质和多种维生素的食物,少食含糖、含盐量高的食物。晚餐不要过饱。男性更年期会表现出精神方面的症状,如烦躁易怒、失眠头痛、记忆力减退、容易紧张等,多吃一些改善神经功能和心血管功能的食物,有助于安神养心。如核桃仁、大枣、龙眼、红枣、核桃仁粥,这些食品对治疗头痛、头晕、乏力、气急、手脚发凉发麻都有较好的效果。另外还要吃一些能改善性腺功能的食物,如虾、羊肉、羊肾、麻雀、韭菜、核桃等。这样可以从根本上减轻男性更年期的各种症状。

更年期如无明显的不适症状,则不用服药,完全可自然度过。

脑老化是个可怕的预兆

大脑是人高级神经的集中地,又称为人体的"司令部"。正常人约有 140 亿个脑细胞,在 16~20 岁达到最大值,25~30 岁开始慢慢死亡,每天死亡 10 万个左右,40 岁以后平均每天死亡 20 万个左右。人过中年,一般会出现脑老化的现象。脑功能下降刚开始和最典型的表现就是记忆力下降,多表现为对近期情景事物的忘却,之后就可能会发展到对早期事件的忘却;同时反应迟钝,行为缓慢,注意力不集中，从智力到体力活动都受影响。一般的老化往往是记忆最近事的功能减退比较明显，而对长久的往事尚可记忆犹新，如要发展到近期、远期的记忆力丧失，那就是脑动脉硬化发展到末期——痴呆了。"痴呆"就是脑功能退化的最严重阶段，是脑老化终点了。但老化在各人之间存在着相当大的差异，有的人过了 60 岁还丝毫没有这种感觉；而有的人还没到 40 岁，就感觉到脑功能衰退了。近年来，患有不同程度脑老化即脑功能退化的人数大量增加，对中老年人的身心健康有很大影响，如不加以预防，人脑的老化过程就会大大提前；如果预防得当，则可收到延缓衰老的效果。因此一定要提早预防，让绝大多数老年人真正身心健康地生活。

如果中年人注意讲究健脑之道，可以有效地延缓大脑的衰老过程。脑老化的预防措施有以下几种。

1. 坚定信念

一般人的思想总是认为，人到了中年，记忆减退是正常的事，就听之任之了。实际上思想具有改变现实的能力，如果这些人固守传统，自我认同了记忆力不行的说法，经常向大脑灌输"大脑不可避免会衰老"，这样就真的会衰老。正确的态度是坚信人到老年仍能保持良好的记忆力、敏捷的思维，这样才会不停地与脑老化做斗争，克服脑老化。

2. 多用脑，多输入信息

"用进废退"是生物界发展的一条普遍规律。锻炼大脑有助于刺激脑神经树突生长，增强大脑活力。人们常说"脑子越用越灵"，这是因为勤于用脑的人，大脑细胞不断接受外界信息的刺激，能使大脑增加释放脑腓肽等特殊生化物质，脑内的核糖核酸含量比普通人的平均水平要高 10%~20%。核糖核酸能促进脑垂体分泌神经激素——多肽组成的新的蛋白质分子，这种蛋白质被称为"记忆分子"，对促进记忆力和智力具有良好的作用。中年人追求新知，可以延缓大脑衰老。建议中年人常常挑选自己不熟悉的东西来做,自找难题,并克服困难,这样会使大脑"电路"更加灵敏和通畅;或者多做些思考问题的游戏,如下棋、猜谜、电子游戏等。

3. 重视营养

营养物质是发挥大脑思维、记忆等一切智力活动所必需的。蛋白质是大脑进行复杂智力活动的基本物质,大脑依靠蛋白质的兴奋与抑制作用,才能发挥记忆、思考、语言和运动等多种功能。含蛋白质较为丰富的食物有黄豆、核桃等。脂类物质也是大脑正常运转所必需的,在自然界中,人们经常接触的富含脂质的食物有芝麻、葵花子、瓜子、花生、杏仁、松子、枣子等。维生素 C 可使脑功能敏锐,促进脑细胞结构坚固,从而起到提高智力的作用。龙眼、枸杞、樱桃、茶叶等食物中都富含维生素 C。维生素 B_1 能促进脑细胞的兴奋抑制作用,预防精神障碍。核桃、芝麻、黄花菜等食物中都富含维生素 B_1。钙质能抑制脑神经异常兴奋,使脑神经活动保持正常。含钙丰富的食物有金针菜、芥菜、海产品等。牛奶和胡萝卜里也含有丰富的维生素 A、B_2 和钙质。因此,要延缓脑部的衰老,在饮食上要注意保证摄取足够的钙、维生素和其他能促进脑部活动的营养成分,从饮食方面增进脑部的健康。

4. 多与人交流

聊天会促进大脑的发育和锻炼大脑的功能。当然不是乱聊,而是谈论那些哲理比较强或逻辑性比较强、内容丰富的话题。这是因为,聊天时,为使听者认同自己的说法,势必要想方设法证明自己的观点,这就得动脑筋,不但要挖掘脑海中的"宝藏",而且要捕捉最新信息,还要运用美妙的语言艺术,并辅之以必要手势。不但如此,聊天时还可以将自己的喜悦与哀愁向别人倾诉,这样有助于及时调整自己的心态,保持心理健康。亲朋好友休闲之际聚会聊天,互通信息,交换思想,交流感情,其乐融融,使人处于平和、轻松和友善的气氛中。身心轻快、舒缓、愉悦，有利于消除紧张情绪，增强大脑的活力，开发人的智慧。

5. 预防脑功能受损

要尽可能地避免有害因子对大脑的损害，如烟和酒。长期过量饮酒会使脑细胞遭受损伤，导致记忆力和智力衰退。嗜烟也会加速脑细胞的衰老。另外还要积极预防动脉硬化和治疗糖尿病，这两种疾病对中年人的危害比较严重，尤其对脑的刺激较大，影响脑功能的正常发挥。很多慢性病、传染病，尤其是病毒性感染、高血压、肺心病、肾病等，都会相应的造成脑细胞损害，故应注意妥善防治。

6. 调整生物钟，养成生活好习惯

生物钟是人的大脑中存在的管理时间的神经中枢，它对人的体温、血压、脉搏，呼吸以及体内的激素、酶等各种受体都有明显的作用，并形成与昼夜同步的节律。白天正常的兴奋，晚上自然的抑制，一日之内，人的精神状态在上午 8 时、下午 2 时、晚上 8 时为最佳，两个小时后各有一次回落。因此中年人要养成良好的生活习惯，工作、学习、活动、娱乐以及饮食要有一定的规律，以免造成人体生物钟的紊乱、失调，对大脑产生危害。

7. 保证睡眠

人在工作时，脑神经细胞处于兴奋状态，能量消耗大，久之会疲劳。睡眠时脑细胞处于抑制状态，脑部的血液供应相对增多，可为脑细胞提供足够的能量——氧和营养物质，并使消耗的能量得到补充，恢复精力。因此，只有睡得足、睡得好，才能使大脑消除疲乏。相反，长期睡眠不好，或睡眠质量太差，会加速大脑的衰老，聪明人也会变糊涂起来。保证充足的睡眠，重新积累能量，有利于第二天的工作和生活。

8. 适当的性生活

中年人的性生活不完美，可能导致严重的失眠，从而使大脑功

能衰退。性生活之后，紧张的身心得以松弛，肌肉得以舒展，这对于睡眠极为有利；相反，性欲处于旺盛状态，得不到充分发泄，神经系统长时间处于亢奋状态，焦虑不安，心情烦躁，失眠必然接踵而来，也会直接影响大脑的功能。

9. 其他延缓大脑衰老的方法

也有专家提出采用"交替锻炼"的方法来延缓大脑的衰老，这类方法包括以下几种。

1）左脑和右脑交替运动

人的大脑有功能不同的左右两半球，左脑半球负责语言、数字、抽象思维等，因此日常学习和工作，主要运用的是左脑；右脑半球很少运用。要想使经常处于疲劳缺氧状态的左脑半球得到休息，办法之一就是要及时停止学习、工作或研究，欣赏一会儿音乐或花卉，设法让右脑半球兴奋起来，让左脑在"轮休"中得以"喘息"，使其不至于因过度疲劳、缺氧而导致早衰。

2）脑力劳动与体力劳动交替进行

脑力劳动会使大脑耗氧量急剧增加，大脑消耗的氧，需要血液大量、快速流动，才能得以源源不断地补充，而长时间从事脑力劳动，供氧量不足，必然会导致大脑疲劳和衰老。如果脑力劳动与体力劳动（或运动）交替进行，劳动（或运动）时就会增加血氧饱和度，加速血液流动，促使带着更多氧气的血液流经大脑，使疲劳的大脑得到更多的氧，从而恢复原有的功能。

市场上各种补脑保健品很多，价格各异，但真假难辨，许多保健品都做了夸大、不实的广告宣传。正常人不要乱吃各种补品、保健品、药品，以防发生副作用。补品也不是越贵越好、越洋越好，还要因人而异。在进补时应多听听神经内科医生、中医大夫、社区医生的建议。

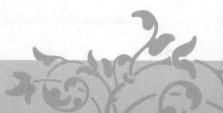

中年男性自我按摩保健法

1. 意守丹田法

丹田在脐下三寸处，意守丹田是指将意念集中于丹田（小腹），全副精神贯注于丹田，做到眼不乱看，心不乱想。当工作学习疲倦时，可以闭上眼睛，舌尖顶着上颚，排除杂念，使整个意识集中在脐下的丹田部位，时间灵活掌握。运用此法可消除疲劳感，使人感到精力充沛。

2. 强壮心脏法

劳宫穴位于从中指及无名指中间延伸至掌中的那一点。劳宫穴是疲劳蓄积的穴位。经常按压手心的劳宫穴，有强壮心脏的作用。做法是：可用两手拇指互相按压，也可将双手顶在桌角上按劳宫穴，时间自由掌握。

3. 十指梳搔头皮法

头为"诸阳之会"，脑为髓之海，乃诸阳经气的汇聚处。每日早晚以十指向后梳搔前额发际至枕后发际各 60 次，可促进血液循环，防治脑血管病变等。

4. 壮腰健肾法

扭摆腰部可以起到保健肾功能的作用，做法是：站立，两手在腰部交叉，上身向前方稍微倾斜，慢慢将腰部左右扭摆，渐渐加快，直至使腰部发热，每日早晚各做 1 次。

5. 按摩小腹法

按摩小腹可以强脾健胃。做法是：每晚临睡前，将右手放在丹田部位,先顺时针揉若干次(以36次为宜),再逆时针揉若干次(以36次为宜)。

6. 暖肾法

每晚临睡前,用手托阴囊,双手交替,轻轻按摩睾丸各80次,动作如手握球来回转动,具有暖肾效果,需每天坚持。

7. 搓脚心法

按摩脚心,能活跃肾经内气,防止高血压及动脉硬化,有益精补肾的作用。做法是:每晚用热水洗脚后,坐在椅子上,将一条腿屈膝抬放在另一条腿上,用手搓脚掌心,每次5~10分钟。双腿互换轮流着搓。

8. 催眠法

每晚睡前半小时,先擦热双掌,而后将双掌贴于面颊,两手中指起于迎香穴(迎香穴位于鼻翼外缘中点,旁开约1厘米处),向上推至发际,经睛明(睛明穴位于眼部内侧,内眼角稍上方凹陷处)、攒竹(攒竹穴位于眉头之间稍浅的凹陷中)等穴位,然后两手分别向两侧额角后往下,食指经耳门穴(耳门穴位于头部侧面耳前部,耳珠上方稍前缺口陷中),返回起点,如此反复按摩30~40次,可治疗神经衰弱症,促进睡眠。

9. 灸足三里法

足三里(足三里穴位于外膝眼下10厘米,用自己的掌心盖住自己的膝盖骨,五指朝下,中指尽处便是此穴)是一个能防治多种疾病、强身健体的重要穴位。经常灸该穴,有很好的保健功能。做法是:在足三里穴处放一块三角形的艾绒,用火柴点燃,约1分钟,以皮肤感到发热为度,7~10天内,双侧各灸1次。

10. 搓掌揉脸法

人到中年,经脉气血不足,面色少华。每天早晚双手搓掌至发热后,揉面部各60次,激发面部气血,使面部充盈红润,面肌富有弹性,有防老祛皱、精神焕发之功能。

11. 散步法

散步可以增加大脑中的氧,饭后散步有助于消化。如果身体过胖,饭前走 15 分钟可以减少食欲,有助于控制体重的增加。散步时间可以灵活掌握。

中年人的十种疾病信号

人到中年,要随时注意身体疾病预警信号,对照信号把握身体健康状况,早发现早治疗,避免失去最佳治疗时机。

(1)晨起头晕目眩,下蹲时感到胸闷、气短,午餐后嗜睡明显,以及常有倦怠乏力,出现阵发性视力模糊、恶心呕吐或平衡失调等异常情况,则可能是患了高黏血症。

(2)小便增多,尤其是夜尿增多,或小便频繁,尿液滴沥不净,可能是内分泌系统或泌尿系统出了问题,还可能得了糖尿病、前列腺肥大或前列腺癌。

(3)上楼梯或斜坡时心慌、气喘,经常感到胸闷、胸痛,这些都是高血压和脑动脉硬化的前兆,要小心是否患了高血压、脑动脉硬化症等。

(4)在饭后突然感到胸口闷痛,可能是患了胰腺炎、胆结石、胆囊炎或胃溃疡。

(5)近来酒量明显变小,稍喝几口便犯困、不舒服,第二天仍然头晕,这是肝功能失调引发的症状,要注意是否得了肝病、动脉硬化等。

(6)早起时关节发硬,并伴有刺痛,活动或按压关节时有疼痛感,要注意是否得了风湿性关节病。

(7)心悸(心搏过速)现象持续数小时或数天,则可能患了甲状腺功能亢进、高血压或贫血等疾病。

(8)近来咳嗽痰多,痰中有时带血丝,要注意是否得了支气管扩张、肺结核、肺癌等。

(9)脸部、眼睑和下肢常浮肿,血压高,大多伴有头痛,腰部持续性疼痛或发生波浪式的疼痛,有时甚至剧烈的、类似腰部风湿病的疼痛,就可能是肾脏疾病(如肾结石、肾盂肾炎)所致。

(10)食欲不振,吃一点油腻或不易消化的食物,就感到上腹部闷胀不适,且大便无规律,这是消化系统出现问题的前兆,要注意是否得了胃病、肝胆疾病或胃癌、结肠癌。

呵护你的肾脏

肾脏位于上腹部的后方,肾脏的功能之一是将机体在新陈代谢过程中产生的多种废物通过肾小球的滤过和肾小管的分泌功能,以尿液形式排出体外,以维持体液平衡及体内酸碱平衡,保持生命活动的正常进行。肾脏是人体重要的排泄和内分泌器官,具有内分泌功能,能够分泌肾素、前列腺素、激肽,来调节血压;能促进红细胞生成,刺激骨髓造血,分泌活性 $VitD_3$,调节钙磷代谢。而中医上"肾"的概念主要是从功能的角度来看,涵盖了人体的生殖、泌尿、神经、骨骼等各个组织、器官,起调节人体功能、为生命活动提供"元气""原动力"的作用。肾主闭藏精气,为元气之根,肾之精气既促进人体的生长发育,又促进生殖之精的化生。肾是生命之本。生命的衰退与肾有直接的关系,中年人尤其应注意肾的保健。要保持健康、延缓衰老，就应保护好肾脏功能。

人到中年要注重健肾

人到中年各种负担较重，身体各脏腑要付出巨大的能量，必然会出现记忆、运动、泌尿、生殖及内分泌等诸多功能的下降，这是不可抗拒的生理现象。当你觉得自己精神萎靡、腰酸腿疼、体力不支及睡眠不佳时，就要意识到自己体质下降，可能需要健肾了。

肾功能与衰老机制中的三大学说（即神经内分泌学说、免疫学说、自由基学说）有密切关系。如果神经内分泌失调，容易出现失眠多梦、精神疲乏、听力下降、健忘等；如果免疫功能紊乱，人体的抵抗能力就会下降，容易生病；如果内分泌失调、清除自由基的能力下降，就容易长色斑（如黄褐斑），皮肤就容易衰老，出现皱纹，变粗变黄，失去光泽。

保护肾功能的要领有以下几点。

1. 保持适度的运动、性生活和睡眠

适合自己年龄、体质的适量运动能强壮筋骨，促进营养物质的消化吸收，从而使肾气得到巩固。性生活要适度，不勉强，不放纵。充足的睡眠也是恢复精神的重要保障。

2. 少吃对肾有损害的药物

许多消炎药、止痛药、感冒药和中草药，如磺胺类、卡那霉素、链霉素等，对肾脏都有毒副作用，未经医师处方，最好不要私自乱服。特别是已有肾功能损害的患者，应尽量避免选用对肾功能有损害的药物。若患病需要应用时，要在医生的指导下，选用对肾脏损害最小的药物，用药期间还应注意多喝水。

3. 多饮水，不憋尿

适当多饮水能帮助人体将新陈代谢产生的废物排出，降低有毒物质在肾脏中的浓度,避免肾脏受损。人在生病发热时,因代谢增加,废物、有毒物质的产生也会增加,此时尤应注意多饮水,以助排泄。憋尿时尿液留在膀胱中,就如同下水道阻塞后容易繁殖细菌一样,细菌会经尿道、膀胱、输尿管逆行感染肾脏,从而影响肾功能。

4. 少吃高脂食品

人食用高脂饮食后,随着血脂的升高,肾脏中一氧化氮合成酶增强,大量产生一氧化氮,肾脏中超氧离子也随之增加。一氧化氮与超氧离子发生反应后,生成对肾脏细胞有毒性作用的过氧化亚硝酸盐,从而造成细胞凋亡,并导致肾小球硬化及肾小管间质损害。

5. 不要过量吃盐

长期高盐分的饮食,会加重肾脏负担,损害肾功能。此外,运动饮料含有额外的电解质与盐分,有肾病的人需慎用,否则容易病从口入。

6. 预防尿路感染

中老年人肾血流量不足,肾脏抵抗力降低。男性的前列腺增生、女性的盆腔疾病等都容易引起尿路感染,故应及时发现并积极治疗。临床中经常导尿或留置导尿管也易引起感染,故应尽可能避免使用。

7. 注意保暖

低温下血管收缩,血压上升,尿量减少,血液凝固力变强,容易损害肾脏功能。秋冬、初春季节,气温较低,更要注意腰部保暖,以免风寒侵袭。

8. 及时治疗感冒、扁桃体炎

如果反复感冒,感冒后出现高血压、水肿,小便有泡泡,喉部或扁桃体遇链球菌感染时,务必根治,否则容易导致肾炎。

9. 控制糖尿病和高血压

糖尿病会造成血管硬化,而肾脏是由数百万个肾小球组成的,血糖如果控制不好,肾脏会损坏得很快。老年人肾动脉常有内膜增厚现象,而高血压可加速这些病变的发生、发展,故应按时服药,控制血压升高。

男性补肾应该慎重

时下,名目繁多的补肾壮阳药物摆上药店的柜台,更多的补肾保健品广告充斥媒体版面,受中医"十肾九虚"观念的影响,补肾之风大行其道。尤其是中年阶段的男性,生理、心理、社会多方面的原因,使肾脏功能受到影响,甚至出现肾炎、肾病、肾结石等疾病,于是一些人盲目开始补肾。有的患者性功能出现障碍,误认为自己可能是肾虚,认为把肾补好,就能提高性生活质量。然而,肾功能好坏与性功能强弱没有必然联系,把肾补过头了,可能适得其反。

人们常说的肾虚多指中医上的含义。"虚"主要是功能低下、营养缺乏的结果。肾虚会表现出与肾相关的功能减退,比如脑子慢、性功能低下、容易骨折、贫血、憋不住尿、腰腿发软等。这些都是中年人常见的情况,但并不能一概而论,误认为凡出现上述症状就肯定是肾虚所致。现在一些男性保健品在商业宣传中有意无意地把中医所说的"肾"解释为西医中的人体器官,"疲劳就是肾虚","肾虚就要补肾",这实际上是在"挂羊头,卖狗肉",利用人们的知识局限和中医药传统理论中的一些"神秘性"来做庸俗的促销。由于男人对"肾虚"缺乏必要的了解,往往片面地将"肾虚"理解为"性能力降低",与西医所说的 ED(即勃起功能障碍)等同,所以给自己增加了不必要的心理负担。欧美国家的老百姓如果出现了性功能障碍,他们会去性治疗诊所,在专业人士的指导下进行性行为治疗。性健康问题不能简单地归结为肾虚和要补肾壮阳。实际上,影响性功能的因素很多,如糖尿病、心脑血管疾病、前列腺疾病、外伤等。如果一个人肾脏功能再好,得了上述疾病,也会或多或少地影响性生活质量。如果一个人只有肾脏疾病,如肾炎、肾病、肾结石,而没有其他疾病,则对性生活不一定有太大影响。除了疾病外,中年人的性功能减退还与心理压力有一定的关系。因此,盲目补肾的做法是不正确的。只有祛除了心理、社会和疾病因素,性功能障碍才会得到改善。俗话说,"是药三分毒",补肾的药对脾胃不好的人伤害比较大,如果本来不需要补肾的人吃了补肾药,不但营养物质不能补上,还给脏器平添了排毒的负担。另外,过分追求"补肾壮阳",也可能在短时间内起到一定作用,但从长远看,这不是件好事。

自然的肾虚不属于疾病的范畴,只有肾虚超过了一定的限度,引起了身体不适,如腰酸腿软、耳鸣不断,以致影响睡眠或听力,小便频数、失禁、难以控制等,影响到正常的生活工作,才能将肾虚当作疾病来治疗。在当前有一种趋向,即保健品中以补虚为主,补虚以补肾为主,补肾又以补肾阳为主,导致补肾壮阳之品被滥用。这是错误的,因为中医把肾虚分"肾阴虚"和"肾阳虚",肾阴虚的临床表现为:腰酸腿软,口干、烦躁,手心发热,爱出汗。肾阳虚表现为怕冷、疲倦、乏力、畏寒肢冷、腰膝酸软、阳痿不育、尿后不尽等症状。中医历来强调人体的阴阳平衡,如果在该补"阴虚"的时候补了"阳虚"或者反之,都会严重破坏人体平衡,加重病情。治疗肾阴虚以滋阴益肾为主,最常用的是六味地黄丸、知柏地黄丸;治疗肾阳虚以补肾助阳为主,常用金匮肾气丸、五子衍宗丸等。值得注意的是,肾虚的调理是一个长期的过程,不宜为了片面追求速效而使用含动物药材或西药激素类的药品,尤其不能使用这些药物来治疗性功能性疾病,否则会造成体内能量透支,肾精亏损、阳气耗竭,后果难以预料。

我们常吃的食物中有些就有补肾的功能,比如,猪腰花和牡蛎、核桃就含有大量的锌,对补肾有一定的好处。肾阴虚的,用桑葚子、枸杞煮粥，有不错的效果；肾阳虚的人适合吃的食物有海产品、韭菜子。药补不如食补，食补不如神补，追求健康、调理肾虚症状，要在营养、调节生活规律和体育锻炼上多下工夫。

要想肾精充盛、肾气健旺，保健按摩是一种有效的方法。

1. 按肾俞

肾俞穴位于第二、三腰椎间水平两侧二指宽处。两手搓热后，用手掌上下来回按摩 50~60 次，两侧同时或交替进行。对肾虚腰痛等有防治作用。

2. 揉丹田

丹田位于肚脐下约 5 厘米处，相当于石门穴位置。方法是将手搓热后，用右手中间三指在该处旋转按摩 50~60 次。能健肾固精，并改善胃肠功能。

3. 摩涌泉

涌泉穴位于足心凹陷处，为足少阴肾经之首穴。用右手中间三指按摩左足心，用左手中间三指按摩右足心，左右交替进行，各按摩 60~80 次，至足心发热为止，可益精补肾，舒肝明目，清心宁神，促进睡眠，强身，防早衰。对肾虚引起的眩晕、失眠、耳鸣、咯血、头痛有一定的防治作用。

4. 摩全耳

双手掌心摩擦发热后，向后按摩腹面（即耳正面），再向前反复按摩背面，反复按摩 5~6 次。此法可疏通经络，对肾脏及全身脏器均有保健作用。

5. 按摩腰部

两手掌对搓至手心发热后，分别放至腰部，用手掌上下按摩腰部，至有热感为止。早晚各 1 次，每次约 200 下。可温补命门，健肾纳气。

以上 5 法，早晚各 1 次，常年不断，必能见效。

健康的头发是青春焕发的前提

为什么男性易脱发

最近一项网上问卷调查结果显示，有 60% 的男性脱发者早在 25 岁之前就出现脱发现象，而在 30 岁以前出现脱发的比例竟高达 83.9%。此次问卷调研，大部分受访者的年龄在 45 岁以下，而 35 岁以下的占到 83%。那么，脱发是如何产生的呢？

正常人头皮上的毛发有 10 万~15 万根。毛发是从头皮下的囊状凹洞中往外生长，其下的微血管是毛发的营养供应基地。每一根头发都是独立的个体，有自己的生长环境及生长周期。从生长循环来看，每根头发的生长期为 2~4 年，之后进入静止期，数星期后自然脱落，旧毛发掉下来，新毛发就会接着长出来。因此，从人体正常的新陈代谢来看，掉头发是件正常的事，因为旧头发的掉落，才会让新头发有机会生长。正常的人体每天要掉落 50~100 根头发，新头发也会根据这个速度而生长，所以才会保持正常发量。夏末秋初时，处于休整期的毛发占了很大比例，这也是秋天掉发较严重的原因。这些正常死亡掉落的头发往往非常细软，这表明它们都"老"了。有的男性掉发速度特别快，但是新头发还是根据旧速度生长，因此经过一段时间后，顶上头发就越来越少了。

男性脱发比女性多见，且脑力劳动者多于体力劳动者。脱发病有家庭倾向。脱发与人体的内分泌功能（主要是雄性激素分泌）、精神神经状态、遗传以及某些药物有关。同为脱发，类型却有很多，比如男性型脱发、斑秃、先天性脱发、外伤型脱发等。男性型脱发是其中最为常见的类型，在男性脱发中，有95%以上属于这种情况。男性型脱发又可称为雄激素源性脱发、脂溢性脱发或早秃。其症状是：头顶部或前额部的头发脱落严重，通常出现发际后退或头顶后部秃发的现象，严重时仅在枕部及两颞部留有剩余头发。这也是我们常说的"谢顶"。而且在头发过早脱落的同时，常伴有头皮皮脂溢出、头皮痒、头皮屑较多等情况。

导致男性型脱发主要有以下三方面原因。

1. 雄性激素

男性型脱发也称雄激素源性脱发，其发生与体内雄激素有密切关系，是由患者头皮中的一种物质——双氢睾酮（DHT）的浓度升高造成的。DHT是睾酮（T）的代谢产物，由 5α-还原酶诱导生成。它与头皮中的雄激素受体结合后，进入细胞核内，控制头发的生长过程，缩短头发生长周期，使受累毛囊进行性微小化（退化），生长期和退行期毛囊的比例减少，并且已退化的毛囊很难再长出头发来。

2. 遗传因素

男性型脱发有遗传倾向，所以又称家族性脱发。脱发的遗传70%来自母亲，30%来自父亲。对许多患者的家庭成员调查发现，在一个家族中，患有本病者，男性比女性明显要多。男人秃顶的，他的女儿一般不秃顶，他的儿子有不少是秃顶的。女人有谢顶现象的，她的儿子一般都秃顶。

3. 心理因素

心理状态不正常与男性型脱发的发生互为因果，二者形成恶性循环。不正常的心理状态会影响人体神经系统及内分泌系统，从而改变与毛发生长有关的全身及局部因素，最终影响毛发的正常生长。临床上发现，有遗传因素的男性脱发者的年龄比父辈出现脱发的年龄提前，精神因素和营养状况等是导致脱发年轻化的"催化剂"。竞争的加剧，一些不良生活习惯，比如通宵上网、彻夜打麻将、嗜烟嗜酒等,都会导致植物神经功能紊乱,影响头发的生长发育。有研究表明,男性型脱发患者大多处于严重的抑郁和焦虑之中,主要表现为易倦、睡眠障碍、易激怒和焦虑等。

合理养护,拒绝秃顶

一头浓密的头发对于维护男性的形象起着重要的作用,不仅如此,它还影响着男性的心理状态与社交信心。脱发是男性中的常见现象,一天掉发 50~100 根应属正常现象,掉发超过 100 根便是脱发的信号。如果每天掉发超过 100 根,且持续 3 个月以上,就应该尽快前往医院皮肤科就诊。

男性型脱发患者头发脱落的过程可以持续几年甚至几十年,国际上一般采用"汉密尔顿脱发分级法"来判断出现脱发的严重程度。按照这种方法,共分为 7 级 13 型脱发,其中 1~5 级属于轻、中度脱发,此时毛囊没有完全萎缩,经过治疗仍有恢复机会;6 级以上则属于重度脱发,这时大部分的毛囊都已经萎缩,再进行治疗已经难以取得满意的效果。选择合适的治疗手段,抓住后天的治疗时机,养成良好的生活和饮食习惯,对抑制脱发能产生积极作用。

拒绝脱发最根本的方法还在于日常合理的护发与养发。

1. 勤梳头

人的头部发际附近有多个穴位。如果能以梳子对头部穴位和经脉进行具有"针灸"作用的按摩与刺激,将会起到疏通经络,调节神经功能,消除劳累和疲倦,以及清心明目、醒脑提神等多种作用。每日早、中、晚各梳头数十次。可边梳边按摩头皮,以增强发根部的血液供应和头发的营养。梳头时最好用木梳或牛角梳,头发湿润时不要梳刷,以免损伤发质。也可以用生姜摩擦头皮,让血液畅通。将生姜切成片,在脱落头发的发根处反复擦拭,每天坚持 2~3 次。

2. 洗发

头皮如果因出油造成了脱发，首先要注意的是清洁。一般人每周洗发 2~3 次即可，但"油皮人群"，以每周洗发 4~7 次为宜。洗发可除去灰尘、止头痒，有利于头部皮肤的呼吸。最好不要用太烫的水洗发。针对脱发的护理关键，就在于强壮头皮与毛囊，洗发用品宜选用优质洗发液（水），最好是弱酸性的，不可碱性太强，那会更刺激头皮；不宜用脱脂性较强的洗发液。洗发时应边搓边按摩。洗完后用厚毛巾轻拍头发，以将剩余的水分吸掉，最好让头发自然风干。

3. 合理饮食

脱发大多因精血不足、营养匮乏导致。头发生长需要的碘、铜、钴、铁等大量矿物质和胱氨酸，如果体内含量较少，制造毛发的原料缺乏，也易脱发秃顶。可多吃些对头发有滋补作用的食物，如含铁、钙和维生素 A 的食物；多吃富含蛋白质的食品、海产、蔬菜水果等。忌食过多的甜食、饮料、油炸食品和巧克力、奶油等富含脂肪的食品；忌食辛辣和刺激性食品，如辣椒、芥末、生葱、生蒜、酒及酒饮料等；适当注意少吃或不吃带有果壳类的食品，如瓜子、花生、葵花子等。

4. 防治脱发小窍门

如果头发发黄、脱落或斑秃，可用柚子核 25 克，用开水浸泡 24 小时后，每天用汁水涂抹头发及头皮 2~3 次，可以加快毛发生长。

食盐 15 克，加入 1 500 毫升温开水，搅拌均匀，洗头，每周 1~2 次。此法长期应用，可防止脱发。

枸杞子 15 克，大米 50 克。将枸杞子、大米洗净，放入砂锅中煮成粥，经常食用。

何首乌 30 克，大米 50 克，冰糖适量。将何首乌放入砂锅中煎取浓汁后去药渣，然后放入大米和冰糖，将米煮成粥即成，经常食用。

5. 消除压抑感

压力过大、精神状态不好,易造成头皮血液循环不畅,毛孔萎缩。精神压抑越深,脱发就越严重。防脱发应注重精神调节,缓解身心压力,建立良好的生活方式。平时生活要有规律,保持充足的休息和睡眠,保持愉快的心情。治脱发不能只靠药物,要对身体进行"综合治理",消除精神压抑感,避免烟酒过多。经常参加适当的体育锻炼,不仅是消除精神紧张的最佳良方,同时又是防止身体过度肥胖的重要措施。肥胖会引起内分泌的改变,从而影响毛囊的血液供应,阻碍毛发正常生长。调查显示,肥胖的人比正常体重的人易脱发秃顶,二者比例为 15:1。

患了男性型脱发,应该在发病初期及早到正规医院找皮肤科医生进行正确诊断,在医生指导下使用 5α-还原酶抑制剂等药品,进行综合治理。经过诊断确诊为轻中度的男性型脱发患者,首选治疗方法是口服保法止,它的作用原理是通过特定性地降低秃发部位头皮下的 DHT 浓度,从而促进头发生长并防止头发继续脱落。可内服的还有安体舒通、甲氰脒胍,但副作用较大,疗效也不显著。也有人尝试口服蜂乳或卵磷脂进行治疗。此外,中药当归、生地、首乌、柴胡、女贞子也可内服、外用。外用米诺地尔制剂是可以选择的另一种治疗方法。也可用 2%敏乐啶溶液涂抹在脱发部位,每日 2 次;或外用乙底酚、维生素 E,加入发乳中治疗脱发的。严重的脱发患者要考虑移植头皮缩减术、转移皮瓣等手术治疗。长出毛发 2~3 个月后,刮掉使其再生长,这样效果更好。男性脱发是一个长期的、进行性的疾病。要获得长期的治疗效果,需要长期坚持治疗。许多脱发患者仅用药 1~2 个月就丧失信心,自然是前功尽弃。

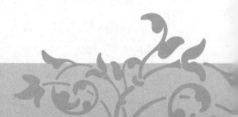

如何防止失眠

失眠（中医称不寐）是患者在相当长的时间里，对自身睡眠质量不满意，因此产生焦虑、烦躁和恐惧等情绪，从而形成的一种恶性循环。长此以往，会引起机体脏腑功能紊乱，大脑皮层植物神经功能失调，严重危害身体健康，影响正常工作和学习，故应予以高度重视，及早、及时彻底治疗。

全球有近 1/4 的人受到失眠困扰，我国亦有 10% 的人存在睡眠障碍。失眠并非老年人的"专利"，众多 35~55 岁的中青年人构成失眠主要人群。失眠虽然不是疾病，可绝对影响健康，关系着智慧与容颜。失眠已成了"悄然扩张的流行病"。

失眠的症状及危害

1. 失眠的症状

生理症状：失眠的生理症状主要表现为睡眠障碍、肌肉紧张性疼痛及植物神经功能紊乱。睡眠障碍表现为入睡困难，严重者甚至整夜无眠，夜间多次觉醒，不能再入睡，多梦、早醒等，醒后无清醒感，白天易困，晚上不眠，节律紊乱。肌肉紧张性疼痛表现为全身肌肉酸痛，并有头疼、头昏、头胀感。植物神经功能紊乱表现为心慌、胸闷、腹胀、腹泻、便秘以及其他消化泌尿系统症状等。

情绪症状：情绪紧张难受，感到生活压力增大，工作和学习是一种负担。控制力减弱，容易被激怒，自感力不从心，时常焦虑。

神经衰弱症状：病人容易兴奋又容易疲劳，记忆力下降，注意力难以集中,回忆增多且控制不住,脑子昏昏沉沉。

2. 失眠的危害

失眠会导致身体免疫力下降,对各种疾病的抵抗力减弱;引起记忆力减退,头痛;影响工作、学习和生活;经常失眠会使人过早衰老,缩短寿命,可引起老年痴呆症。

引起失眠的因素

失眠可以由各种不同的原因引起。一般来说,引起失眠的因素主要有以下几种。

1. 躯体、生理因素

各种疼痛性疾病,如心肺疾病、关节炎、夜尿症、胃肠疾病、肾功能衰竭、甲状腺功能亢进等常常引起失眠。任何躯体的不适均可导致失眠,包括一些本身与睡眠有关的疾病,如呼吸暂停综合征等。此外,高速跨几个时区的旅行(时差反应)以及由白班改夜班工作,由于体内生物钟尚未适应新的昼夜节律,也会出现失眠。

2. 环境因素

突然改换睡眠环境,如住院或住旅馆等,也可以引起失眠。噪声或光照,高温或严寒会影响睡眠;卧具过硬或过软,被褥过厚或过薄,也会影响睡眠。突然增加同睡者或是同睡者鼾声大,也影响睡眠。有的人对环境的适应性强,有的人则非常敏感、适应性差,环境一改变就睡不好。

3. 心理社会因素

从心理学的角度讲,有以下两个因素:

一是压力,如白天紧张,夜里便失眠。

二是思想活跃,不断左思右想,脑筋活动频繁,警觉性提高,难以入睡。

从社会因素来说，各种应激事件均可引起失眠。为自己或亲人的疾病焦虑、害怕手术，为考试或接受重要工作而担心，以及未遂的意愿等都是失眠的常见原因。

4. 精神疾病因素

抑郁症、强迫症、精神分裂症、老年痴呆、焦虑症、边缘性人格障碍等，均伴有失眠症状。

5. 药物因素

服用中枢兴奋药物可导致失眠，如减肥药苯丙胺等。最常引起失眠的药物有咖啡因、茶碱和各种兴奋剂，以及烟、酒精和食欲抑制剂。

6. 不良睡眠习惯

有些人喜欢睡前喝咖啡、茶或酒等刺激品，茶、咖啡、可乐类饮料中含有中枢神经兴奋剂——咖啡碱，晚间饮用可引起失眠。酒精干扰人的睡眠结构，使睡眠变浅；另外，一旦戒酒，也会因戒断反应而引起失眠。

7. 对失眠的恐惧引起的失眠

有的人对睡眠的期望过高，或有失眠的经历，害怕再次失眠，这种对睡眠的过分迷信，增加了睡眠的压力，容易引起失眠。

失眠的治疗

人的睡眠过程可分为三个阶段，即入睡期、熟睡期和做梦期。影响入睡的主要是心理因素，而生理因素则决定能否熟睡。大多数失眠都发生在入睡期，即上床后久久不能入睡。患有失眠的人，首先应分析是否由身体健康或精神问题所致。若长期失眠，则应尽快求医，作详细的检查，对症下药。

1. 养成良好的睡眠习惯

多数情况下，注意睡眠卫生就可以解决失眠问题，平日要养成良好的睡眠习惯，保持身心平衡。其实，由清醒至入睡，是一个自然和放松的过程，保持心境平静便容易入睡，心乱如麻则难以入睡。

日常生活中，应注意按时上床和起床，拒绝有损睡眠的物质，睡前不喝咖啡、茶等；避免睡前吃得过饱，以免睡觉时胃部仍在运转；避免睡前2~3小时做剧烈运动，适当的运动时间应在黄昏；注意卧室的环境，如温度、光线、通风等，找出令自己安睡的标准；睡前来个热水浴也不错，可以松弛神经。

另外，通过有效的药物治疗，也可以解决失眠问题。但不要随便吃安眠药。安眠药最大的作用是加速人们入睡，但却会影响我们熟睡期和做梦期的状态。使用小剂量的安眠药，短期治疗可起到一定的效果，同时也潜伏一定的危害性，不但会损害记忆功能，而且会引起对药物的依赖性、成瘾性，反而加重失眠症状，所以不可滥用药物治疗失眠症。

2. 失眠的自我按摩治疗法

按揉太阳穴（眉梢线与眼角线往外延伸的交点）：食指罗纹面按在两侧太阳穴上，按顺时针方向轻轻按揉100次。

梳理头部：用手指从前额到后脑方向，做梳头动作，单方向梳理20次。

搓手浴面：先将两手搓热，随后用掌心紧贴前额，用力向下擦到下颌，连续10次。

泡足踏石：取一些小鹅卵石铺于水盆底，倒入开水，待水温热时，放入双足，泡足踏石20分钟。每晚睡前做1次，长久坚持，失眠会不药而愈。

擦涌泉穴（足底心）：临睡前用热水洗足10分钟，然后用手掌侧面小鱼际肌紧贴足底，左手擦右侧足底，右手擦左侧足底，以足底心发热为佳。

男性怎样才能睡得好

良好的睡眠,可调节生理功能,维持神经系统的平衡。男性如何才能睡得好呢?

(1)营造好的睡眠环境。睡觉前先让房间通风,卧室内的温度控制在18~20℃为宜。为避免睡觉时喉咙或鼻子干燥,可以打开加湿器。卧室内维持适度的阴暗与安静,有助于达到深度睡眠的目的。

(2)选择合适的枕头也很重要。枕头的高度与软硬程度要依个人喜好确定,习惯侧睡的人,适合用质地较硬的枕头;仰睡者适用中等硬度的枕头;喜欢趴着睡的人,则适合用软枕。

(3)要养成按时入睡和起床的良好习惯。摸索和确定自己的生物钟,遵循睡眠与觉醒相交替的客观规律。

(4)睡前不要进行紧张的脑力劳动或剧烈的运动。晚饭应该吃些容易消化的清淡食物,不要吃得过晚、过饱。睡前不宜吸烟,不宜饮用浓茶或咖啡等刺激性饮料,也不要喝过多的水。睡前不宜观看让人紧张兴奋的比赛、电影等。

(5)洗个热水澡,或用热水泡泡脚,可以促进血液循环,提高睡眠质量。

(6)意守入静。每晚定时上床仰卧,双目微合,面部放松,口微张,舌舐上颚,呼吸平缓,两眼球自然向左右摆动,速度要缓慢,念着一个"睡"字,在5~10分钟内,就能进入梦乡。

中年男性应该如何控制体重

多年以前,肥胖的男性是非常令人羡慕的,他身上的赘肉证明他过着优裕的生活,表明了他的成功。直到今天,也有人认为"心宽体胖"，胖起来是一种无忧无虑的表现。实际上，日渐发福并不是一件好事，肥胖对人体百害而无一益，对心血管系统的危害最大，严重影响着人们的生活质量。男性极易患由于肥胖而引起的疾病，肥胖的男性患高血压和糖尿病的可能性是正常人的 3 倍；患高胆固醇的可能性是正常人的 2 倍；他们也更容易患心脏病和癌症。肥胖的正确理解应该是体内肌肉和脂肪之间的协调关系被破坏，身体脂肪占总体重的比例过大。正常人体有 300 亿~350 亿个脂肪细胞，当脂肪细胞的数量和体积增多后，就形成了肥胖。随着体重的增高，首先脂肪细胞的体积增大，然后数目开始增多。

目前诊断肥胖多采用体重指数（BMI）的方法，即根据体重（公斤）和身高（米），按公式 BMI=体重/身高的平方，计算出体重指数，并给出诊断结果。在中国，肥胖的诊断标准为体重指数大于 25。世界卫生组织的标准是：体重指数 18.5~25 为一般，大于 25 为超重，大于 30 为肥胖。在诊断肥胖时，还应考虑腰围与臀围的比例（WHR），WHR 大于 0.9 对健康是不利的。

肥胖的原因

办公室白领男性尤其面临发胖的危险。澳大利亚专家研究发现，男性坐着的时间与超重和肥胖有密切的关系，由于工作紧张而缺乏运动，坐着办公的时间越长，身体超重的可能性就越大，办公室工作已成为导致肥胖的一个因素。有的男性因为心情抑郁而从食物或酒精中寻求安慰，有的在压力之下饮食过量、消化不良，从而造成体重过重。几乎每一个男人在 30 岁以后总是要比以前重一些。一个男人随着年龄的增加，他的基因、荷尔蒙和变缓的新陈代谢都开始对他的体重产生影响。

许多人都是 40 岁之前苗条，到了 40 岁之后才长胖的。这是因为年轻时新陈代谢旺盛，吃进体内的热量会迅速燃烧，不容易累积成脂肪。可是到了中年以后，大多数人的活动量逐渐减少，基础代谢率降低，机体维持日常生活活动所需的能量随之减少，如果不减少摄入能量和不注意锻炼，则多余的热量就会转变为脂肪，就会越来越胖。如事业有成、应酬又多，食物热量长期摄入超标，发胖就是必然现象了。从这个角度来说，控制体重是一辈子的事，必须成为生活习惯的一部分，不能间断，这也是控制体重难的最根本原因。

发胖的预兆

身体发胖前往往会出现一些反常现象及预兆，如能及时发现，又能及时防范，就有可能减少肥胖的发生或加重。

1. 劳累

近来工作量明显加大，或与平时相比，近来总感到疲劳，多活动几下就气喘吁吁、精疲力竭，如果不是生病，就有可能是肥胖悄悄向你走来。

2. 胃口大开

突然胃口增大，总有饥饿感觉，特别喜欢喝水和饮料等，大多是发胖的前兆。

3. 贪睡

睡觉特别香，已经睡了足够的时间还想睡，或者经常哈欠连天，在排除过于疲劳的情况下，是肥胖到来的迹象。

4. 怕动

如果是爱运动的人，渐渐地不想再动了，甚至感到参加运动是一种负担，也可能是发胖的信号。

研究发现，发胖主要与运动和饮食有关。锻炼能明显抑制、减缓或逆转人体衰老过程，如能借运动延缓老化，提高日渐下降的代谢率,加上养成正确的饮食习惯,限制摄入食物热量,就完全可以避免发胖。避免发胖的方法主要有以下几种。

避免发胖的方法

1."见缝插针"多运动

不要期望某一次运动会减掉你身体某一部分的肥肉,减肥不能心急。其实,锻炼的机会到处都有,上班时步行一小段、爬几层楼梯,工作休息时做几节广播体操,都能消耗你多余的热量。骑自行车、跑步、游泳等有氧运动是消耗体内热量的最有效办法,可以大大加强心肺循环功能。实践证明,你做什么运动没关系,只要能使你的心跳加速至少持续 20 分钟。自古以来,人们就认为饭后散步是一种好的习惯,饭后 45 分钟左右,以每小时 4.8 公里的速度散步 20 分钟,热量消耗得较快,这个时间散步有利于减肥。如能在饭后 2~3 小时再散步一次,时间大约 20 分钟,那么,减肥的效果会更明显。

运动时要注意哪些原则呢?

运动种类要因人而异,不可勉强。每个人的年龄、体质不同,对不同种类运动的适应能力也千差万别。有的运动对降低体重见效快,但体质较为虚弱的人不宜经常进行。

要循序渐进。有的人不经常运动,肌肉关节都比较僵硬,必须要慢慢锻炼,切不可求快而伤害筋骨。如果在短时间内运动量增加很多,心肺功能也会负荷不了。

运动要持之以恒。运动要达到减肥效果,必须经年累月,持之以恒。为了不觉得单调,可以经常变换运动种类。如不借助器械,可做俯卧撑、半下蹲等,重复多组,每组约 20 次,数量依自己的承受力而定。推荐运动项目有:网球、长距离滑雪、游泳、高尔夫球、跳舞。

2. 合理安排饮食

宜吃含低脂肪(少于摄入量的 30%)、低蛋白(少于摄入量的

10%~15%)和较多碳水化合物(45%~60%)的食物。碳水化合物不仅提供运动时肌肉所需要的能量,还是纤维素的一个极好来源。纤维素能够加速食物通过消化道,减少热量和脂肪的吸收,使胰岛素水平稳定,抑制脂肪的贮存,降低血中脂肪和胆固醇的水平。

为了防止发胖,在饮食时要做到:①少量多餐;②要吃早餐;③晚餐少吃;④多喝水;⑤吃慢些;⑥少饮酒;⑦少吃富含脂肪的食物;⑧尽量在家吃饭。

减掉你的"啤酒肚"

"啤酒肚"的成因

很多男士大腹便便,人们俗称这些大肚子为"啤酒肚",也有人称为"将军肚"。假如再不锻炼,也许就会变成"蜘蛛人"。"蜘蛛人"的特征是大肚子、细胳膊、细腿。人类进入高度自动化时代以来,体力劳动减少,以车代步,上下肢肌肉很少运用,功能逐渐减退,大肚子、细胳膊、细腿的人会越来越多。人们常认为,啤酒肚是因为啤酒喝的多或营养过剩造成的,其实不然。德国学者研究发现,青少年有"啤酒肚",往往是因为营养过剩;而对于中年人而言,睡眠质量是主要因素,与男性基因遗传也有很大关系。一般来说,25岁以下的男性,深度睡眠阶段占睡眠总量的20%;25~35岁男性,这一比例为12%。随着年龄的增长,男性深度睡眠阶段也随之减少,35岁以上的男性只有5%以下。睡眠质量差,会导致荷尔蒙的分泌减少,荷尔蒙的缺乏会使体内脂肪组织增加并囤积于腹部,还会减少肌肉块的力量、质量和运动负荷量,肌肉少,脂肪的消耗就少,久而久之就会生成"啤酒肚"。成年人的大肚子属于"中心型肥胖",腰部又粗又大,不但会影响人的体形美,还给工作和生活带来很多不便。"啤酒肚"很可能成为影响健康的最危险的杀手之一,目前已证明有 15 种以上导致死亡的疾病与腹部肥胖有直接关系,其中包括冠心病、心肌梗死、脑血栓、肝肾衰竭等。

"啤酒肚"的消除

腹部肥胖的确定方法是:正常男性腹部(以右腹部脐旁 1 厘米处为测量点)的皮肤皱襞厚度为 5~15mm,大于 15mm 为肥胖,小于 5mm 为消瘦。测量时一般用卡尺比较准确。如没有卡尺,可用拇指和食指捏起皮肤皱襞,再用尺子测量皱襞上下缘的厚度。

1. 消除"啤酒肚"方法之一——拾豆

在吃完饭半小时之后,把一把黄豆撒在屋内的地板上,然后每次弯腰拾起一粒黄豆放在盒中,直至全部捡完。这是一种适合于中老年人的柔软体操运动,可消除腰部脂肪,使腰部重新健美起来,但要长期坚持才可见到效果。

2. 消除"啤酒肚"方法之二——腹部健美操

面向前坐在椅子上,上身挺直,双手紧握椅子两端,双脚并拢后上提,将该动作保持 10~20 秒钟,然后放下,重复做 100 次。

仰面平躺,双脚紧紧地并拢,且上抬 10 厘米,保持此动作约 10 秒钟,再把双脚放下,将这套动作重复做 50~100 次。

自然站立,左手轻按腹部,右手放在脑后,慢慢吸气收腹,同时左手向内压腹部,憋一会儿气,再呼出,使腹肌逐渐放松并向前拱起,反复做 10 次。

蹬车运动,仰卧,双手放在臀下,头、肩稍离地,收紧腹肌,双腿轮流用力向下做蹬自行车状,重复 12 次为 1 组,做 3~5 组。

驾车别伤身——有车族男性的健康要诀

随着经济的发展,轿车正迅速进入千家万户,有车族日渐庞大,但有些有车人士却因此出现了腰酸背痛、颈硬、前列腺炎等疾病,严重的甚至得了白血病。汽车作为代步工具,在给人类提供方便的同时,又给健康带来哪些隐患呢?

1. 车内有害气体中毒

买了新车就长时间开的有车族,都不同程度地出现了头晕、乏力等症状。专家认为,这是车内甲醛等有害物质过高所导致的中毒症状。安装在新车内的塑料材质的配件、地毯、沙发等,都可能含有甲醛、丙酮等有害气体,不经过释放期,人吸入过多,就会引起中毒。由于汽车市场需求旺盛,很多汽车刚刚下线,还未经过有害气体释放期就直接进入市场。北京市有关部门对 100 辆轿车抽检时发现,90%以上存在车内空气污染问题。甲醛和苯都属于促癌和致癌物,对感官刺激比较明显,轻度的表现是眼睛刺激、喉咙疼,中度的表现是昏迷抽搐、神志不清、视力模糊,更严重的会对人体的免疫系统、神经系统、造血系统产生危害。

解决这个问题最有效的方法是经常开窗换气,尽量使用自然风;定期清洗车内空调,避免车内空气二次污染;简化车内装修,必要的装修要选择环保材料;少用或不用化学物质对车内进行清洁。

2. 诱发冠心病

车辆行驶的速度越快,精神就越紧张,大脑皮层高度兴奋,肾上腺素类物质分泌增多,促使心跳加快。如车辆速度每小时超过 80 千米,心率会增至每分钟 100~110 次;车辆行驶速度每小时 120 公里以上时,心率会超过每分钟 110 次。若长时间高速行车,势必影响心血管功能，还容易诱发冠心病。

解决的方法是少开快车，平时多做一些放松练习，如深呼吸、握拳再打开手掌等；长途行车时，中间可停下来听听轻音乐、喝点水，回到家可以做做操、洗个澡、看看电视，有意识地调节一下。

3. 驾驶时间过长引发的疾病

1）颈椎病

司机在开车的时候，身体长时间保持一个姿势，眼睛盯牢前方，脖子挺直，容易导致颈部肌肉痉挛，发生颈椎微错位，压迫、刺激神经，出现头部、肩部、上肢疼痛、不灵活。开车时间越长，得颈椎病的概率越高。

建议开车时要保持体位正确。休息时多活动脖子。一般连续开车1个小时，活动1次脖子。遇红灯停车时，头部向左、右旋转各十余次，可预防颈椎病。

2）腰椎病

长时间保持一个姿势，肌肉呈静态紧张状态，而且上身重量压在腰椎上，很容易使腰部的肌肉疲劳。当腰肌长期疲劳而得不到放松时，就会使疲劳积累，进而转化为腰肌劳损。久而久之，很可能导致脊柱退行性病变，在腰部长出骨刺，腰椎增生，在汽车颠簸等外力的影响下，甚至诱发腰椎间盘突出。

驾驶座位不合适、踏板的距离调节不正确、背部倾斜的角度不合适，更加剧了腰椎病的程度。有车族最初感觉到的腰部疼痛一般都是腰肌劳损，都可以通过运动来缓解，甚至治愈。有车族应尽可能避免长时间驾车，趁休息时做几节体操，弯弯腰、踢踢腿或深蹲腿3~6次；自我按摩腰肌，用两个拳头指掌关节横向擦推和纵向抚摩腰肌各30~50次。采用针灸推拿等多种方法也可缓解此类不适。

3）脂肪肝

有车族患脂肪肝的主要原因是平时运动少，导致长期摄入能量多，消耗少，这些能量就会转化成脂肪在皮下沉积，同时也会沉积于肝脏,这样就形成了脂肪肝。另一方面,长期大量摄入酒精,也容易诱发酒精性脂肪肝。一般情况下,脂肪肝不会引起身体明显的不适,但是,如果脂肪肝得不到控制,就会发展成病毒性肝炎;再进一步,就会发展成脂肪性肝硬化,死亡率高达 25%。

建议有车族最好每天留出锻炼身体的时间。外出路途不远时,最好以步代车。少喝酒,当然酒后更不能开车。

4)肌肉痉挛

长时间手握方向盘,造成肌肉紧张;汽车的震动也会通过方向盘直接传递给人的手臂和手指,极易导致肌肉痉挛、萎缩,甚至使骨关节发生病变。同时,"有车族"的腿部力量通常比常人差,会过早地发生腿部衰老的现象。

建议开车时应戴上驾驶专用手套。长时间开车,应适当做做扩胸运动,或两手互相摩擦、上下推腕、伸屈肘关节、环绕腕关节等各 10~20 次;两手互拍互推。对于腿部的运动可采取甩腿、揉腿肚、扭膝关节、扳足趾等。

5)慢性前列腺炎

司机最常见的职业病为慢性前列腺炎。如果长期连续驾驶几个甚至十几个小时,因局部不透气,代谢产物堆积,血液循环不好,前列腺腺管阻塞,腺液排泄不畅,就会造成前列腺慢性充血,引致前列腺炎。由于长期坐着,小便时间不正常,导致长期的尿潴留,加速脏器的退化,又会造成前列腺增生。此外,驾车会引起阴囊温度增高,而高温对睾丸内的精子形成会产生不良影响。这是职业驾驶员生育能力降低的重要原因之一。

建议司机不要长时间连续驾驶,开车 1~2 小时后应停车运动一下,舒缓 15 分钟,散步、慢跑、做体操,通过运动腹部、会阴区和臀部肌肉,促进前列腺局部的血液和淋巴循环。另外还要及时上厕所,脑子里要多掌握"厕所地图"。

6）视力疲劳

烈日下驾车行驶的司机会遭到反射光的袭击，这种强烈反光造成的光污染会使人头昏心烦，甚至发生失眠、食欲下降、情绪低落等类似神经衰弱的症状；车的挡风玻璃板如质量粗糙、高低不平，则更会加重视力疲劳症状，应及时解决。

建议尽量避免在正午太阳强烈的时候驾车外出；驾车过程中，每间隔 1~2 小时就应休息片刻，用食、中两指指腹向鼻侧轮刮眼眶几圈，或用两手中指尖点按眉毛外侧上的凹陷处（新明穴）30~50次，或闭目养神片刻。

7）听觉损伤

开车时，发动机的运转、喇叭等产生不同强度的噪音，给驾驶者的听觉带来了一定的影响，不知不觉中导致听觉损伤、听力下降等症状。

建议佩戴防噪声耳塞，每天"鸣天鼓"（用两手掌紧蒙耳朵后突然放开）和拉耳垂各 5~10 次。

8）空调病

长期开汽车空调，浑浊不堪的空气会危害司机健康，导致头晕、恶心等。

建议每隔一段时间把车窗开启 5 分钟，让新鲜空气流入。

从运动中找到健康和乐趣

科技文明带给人们无数的方便与实惠，改变了人们的生活方式，但也带来了很多副作用。运动不足和饮食结构不合理，滋生了肥胖症、高血压、糖尿病以及阳痿、早泄、不育症等男科病。脑力劳动者更容易产生健康问题，有数据显示，有高达 68% 的办公室白领几乎从来不锻炼。他们每日的体力消耗较少，但工作压力并不轻，而且工作中经常保持一种固定姿势。不锻炼的直接后果便是容易造成疲劳、晕眩等现象。久坐使心肺活动不足，出现冠心病及呼吸系统疾病；长期伏案工作，严重者可导致脑部缺血、头晕，出现颈椎肥大、增生；久坐使体内营养供需不均衡，脑细胞过分疲劳、过分消耗，会导致肥胖或神经衰弱。治疗这些现代病的良方，只有多运动。不仅如此，运动还是减轻压力的良药。

制定合适的运动计划

1. 运动形式的选择

运动的形式可以根据个人体质和兴趣来选择。体质强、身体好的人可选择运动量较大的体育项目；体质弱、身体差的人可选择运动量较小的体育项目。运动在于持之以恒，想取得好的健身效果，要根据个人的实际情况和爱好来选择自己的健身形式，应尽量选择自己最喜爱的运动，最好是形式多样化一些，只有如此，才可能坚持下去而不会三天打鱼两天晒网。适合中年人的运动方式很多，如步行、散步、跑步、骑自行车、游泳、上下楼梯、做广播操、举哑铃、跳健身舞、打太极拳以及小球类运动和郊外远足、登山等。

2. 制定适合自己的运动计划

在具体的锻炼过程中，不能随心所欲地进行，需要根据自己实际的身体条件，选择适合自己的锻炼方式与运动强度。首先要有明确的远期目标和近期目标，运动计划的制订和实施都是围绕运动处方的目的进行的；其次，运动计划是根据每一个参加锻炼者的具体情况来进行制定和实施的，在实施运动计划的过程中要容易坚持。按照一套科学有效的健身计划进行锻炼，会比花高价购买保健品实用得多。

制定运动计划的基本原则有以下几点：

1）综合考虑自身因素

要考虑年龄因素，中年人因为工作忙碌，很少有运动的机会，所以要多从事低冲击有氧运动，例如打网球、做健身操、游泳、上健身房等。老年人因为生理功能下降，比较适合的运动方式以静态、负荷量不大的活动为主，例如步行、打太极拳、慢跑等。

要考虑身体的健康状况，如果有基础性疾病，就要按照治疗疾病的要求进行运动。就运动的方式来讲，和缓的有氧运动比激烈的无氧运动（例如短跑、举重）要安全。

2）科学搭配各种运动

运动类型的选择要多种多样。运动类型有轻快型、持续型、规律型。轻快型运动，可以有效地增加你的呼吸与心跳频率，如跳绳；持续型运动，是持续进行 15~30 分钟不间断的运动，如快走；规律型运动，就是有规律的运动，每周至少要运动 3~4 次，如游泳。

在运动项目的选择上要注意：选择全身都能得到活动的项目，如球类、爬山、打拳、做操等；选择增强心肺功能，保证心血管及呼吸系统健康的运动，如步行、慢跑、游泳等项目；选择锻炼肌肉力量的运动，预防局部肌肉衰弱导致的疾病，如使用拉力器、哑铃、健身球等健身器械；选择能融入自然、欣赏风景、呼吸新鲜空气、沐浴阳光的运动项目，可调剂精神、开阔心胸、清醒头脑、保持轻松，驱除脑力疲劳，保持良好的情绪。另外，找一个好的锻炼"伴侣"或者是参加集体活动，也是不错的选择。

3）掌握运动的持续性和渐进性

持续性和渐进性是制定运动计划的重要原则。坚持训练，肌肉就会得到持续的、有规律的刺激，使得其生长；训练强度不断增加，肌肉不断接受新的刺激，会迅速生长。一个有效的计划除了保证训练的持续性外，还要保证循序渐进地增加训练强度。

4）调整好运动频度和强度

频度是指一星期练几次。频度的设定取决于你训练后的恢复能力，恢复能力又取决于身体素质、睡眠和营养三个因素。不同的人疲劳和乳酸堆积的速度不一样，恢复能力也不一样，所以运动的频率也要因人而异，一般以每周运动 3~5 次，中间有间隔休息的时间较好。一方面能达到有氧运动的效果，另一方面也不会过度疲劳。另外，也可以采用交替式的训练，即第一次采取较激烈、较长时间的训练，第二次则采取较轻松、较短时间的训练，这样可以使身体比较有弹性地来适应运动的刺激。

强度是指运动中所承受的负荷水平。运动健身不可操之过急，不要突然心血来潮，长时间、超负荷的运动，反而对身体有害无益。可以用心率来确定适合的运动强度。最大安全运动心率=220-年龄，一般要求运动时心率达到最大安全运动心率的 60%~70%（即170-年龄）。如果情况良好，可逐渐增加，一切以身体能否耐受、有无不良反应、达到健康锻炼目的为度。

3.家务劳动能代替体育锻炼吗

家务劳动繁琐、累人，肢体不停运动，但实际上消耗的热量是很少的，属于一种轻体力劳动。虽然比完全不活动要好得多，但与体育锻炼的作用不同，所以说家务劳动不能代替体育锻炼，但可以将家务劳动和体育锻炼结合起来进行。如果家务劳动过于繁重，使人觉得精神和体力不堪重负，那么对身体则是有害无利的。

办公室运动处方

去健身房做运动已经是现代人的新潮流，去跑跑步、做一做器械、举举哑铃，让压力与烦躁都随汗水宣泄而出，大汗淋漓之后冲一个澡，这种畅快无与伦比。可是，受工作压力和经济条件的限制，去健身房做运动并不是每个中年男性都能尽情享受的。其实，随时随地都可以进行运动，并不一定要去健身房。另外，锻炼不一定非要安排一整段时间，把时间化整为零，合理安排，一样可以获得锻炼效果，增进健康。

从事脑力劳动的人，可以制定办公室运动处方，按照以下方式进行锻炼。

1. 腹肌的训练

头垂下，两手握住椅子的两侧往上提。下腹部用力，将身体弓起，保持这个姿势，停止呼吸 3~5 秒，再慢慢吐气，头抬起。这个动作做 5 次。

2. 肩膀向上牵扯运动

双手手指抓紧座位底部，紧贴椅背，脊背保持挺直，肩膀用力向上牵扯。此动作可强化肩膀力量。

3. 双手互相拉扯运动

手臂伸直，手腕不要屈曲，脊背保持挺直，双手手指互相握实，用整条手臂的力两手反方向互相拉扯。此动作可以强化肩、胸、腕部肌肉。

4. 肘部夹压椅背动作

坐的位置完全贴近椅背，脊背保持挺直，两肘用力向内挤压椅背，前臂与后臂屈曲成 90°，此动作可强化胸、背部肌肉。

5. 深蹲起

身体深蹲再站起，在反复蹲起的过程中，双手可以平举或随身体摆动，以收紧大腿肌肉为主。

6. 大腿内侧的伸展

椅子坐满，背部贴紧椅背，一只脚踏在椅子上，两手抱住膝盖，吸气、呼气时将脚往胸部靠，停 5 秒左右，脚放下，重复做 5 次，再换脚做 5 次。

7. 扶墙提踵

身体面向墙壁，双手扶墙提起脚跟，均匀呼吸，根据自己的情况定数量和组数。此动作可以锻炼脚踝和小腿肌肉。

8. 站立俯卧撑

双手撑在办公桌上，身体和桌子呈斜角，做俯卧撑。身体要绷直，俯身的时候大臂和小臂要成90°角，这样才能达到锻炼肩部及大臂肌肉的效果。

9. 头颈部运动

坐在沙发上，双手叉腰，头做绕环运动，正反方向交替做。双手扶头，用力向胸前压，然后放松，头尽量向上抬起，重复几遍。此动作对颈椎病可起到预防、缓解作用。

10. 腰部运动

站立，双脚分开，手叉腰，做转腰动作，按顺、逆时针交替做，次数不限。此动作可使内脏器官得到按摩，对肠胃病有一定的辅助疗效。

11. 下蹲运动

双腿分开，约与肩同宽，腿尖略向外，两腿略弯曲，双手抱住后脑部。然后，使臀部慢慢地下蹲，直到大腿与地面平行为止。随后再慢慢地复原。

此外，每天早晨步行、慢跑、爬楼梯、做操15~20分钟，上下班有意识步行1~2站路，饭后散步15~20分钟，晚上做些肌肉力量型练习，都是脑力劳动者健身的好方法。

床 上 晨 操

（1）仰卧，左腿做90°的屈膝动作，右膝伸直，脚跟离床10厘米，保持这一姿势，坚持1分钟。左右侧各做10次。

（2）仰卧，两腿屈膝侧倒，双臂侧伸，头向异侧方向转，让身体充分扭转，10秒钟后换方向再做。

（3）跪床，双手双膝平均承担体重。背直，头与脊柱成一条直线，慢慢将右膝抬起靠近胸部，抬头，并伸直右腿。然后改用左腿做这一动作。

（4）仰卧，双臂前举，收腹，上体和腿同时慢慢抬起，两手抱腿，头部伸展，稍停后还原，反复练习10次。要感觉全身肌肉的紧张与松弛。

（5）用手心左右来回擦额头及面部数十次。用手梳头，手掌浴面，手指搓耳。由轻到重，直至摩擦部位发热，以促进头脑血流畅通。

（6）自然坐在床上，两腿前伸成V型，双手放在膝盖上，上身右转，保持两腿伸直，足趾向上，腰部要直，目视右脚，慢慢数至10个数。然后顺转至左边，同样数到10个数，恢复原来的正面姿势。

（7）空中蹬车：仰卧，下背部着地，双肘支撑身体，双腿不断交替屈伸，做蹬自行车姿势。可锻炼腿部，使腹部扁平。

中老年健身操

1. 不对称体操

两臂侧平举，一臂做顺时针方向转动，另一臂做逆时针方向转动。或一臂前伸做旋转运动，另一臂划等边三角形。可锻炼身体灵活性。

2. 收腹举腿

身体仰卧，两臂伸直，双手握住头后的支撑物，上体固定不动，双腿伸直向上做收腹举腿运动。收腹举腿时，两腿伸直，膝盖不要弯曲。两腿尽量贴近胸部再放下，再举腿，依次进行。腿放下时，速度减慢。一组做10~15次，做2~3组，两组中间休息1~2分钟。可提高腰腹肌力，扩展胸部，增强呼吸功能。

3. 木偶动作

直立，双脚分开，双臂侧平举，肘稍屈。左手指朝上，右手指朝下,同时身体向左倾。继而右手向上转,左手向下转,同时身体向右倾。如此反复。可锻炼上臂及腰腹部。

4. 腹式呼吸

仰卧,解开腰带,放松全身,然后吸足一口气,有意识地使肚子鼓足,憋一会儿再慢慢呼出去。每次呼吸要深而慢,每口气的时间越长越好。可使胸腔、腹腔内的器官活动增加,有助于消食化痰,还能够帮助睡眠。

5. 收腹举腿

仰卧,两腿并拢,自然伸直,两臂于头后自然伸直。起坐时,两腿两臂同时上举下压,向身体中间靠拢,以胯为轴,使身体形成对折,然后恢复原状,连续做 10~15 次。每次练习做 2~3 组。可增加腰腹力量,提高身体的协调性。

6. 屈身控制

双脚分开,腿伸直,双手自然贴于臀部。背挺直,从髋关节处向前屈。保持此姿势 15 秒。进一步屈体,两手抓住小腿肚。保持腿直,不要紧抱膝盖,保持此姿势 10 秒。

7. 负重踢腿

身体直立,一腿支撑,另一腿绑上沙袋或别的重物,做前踢腿动作,或向身体侧方踢腿,或做屈伸动作。可锻炼小腿及大腿肌肉的力量。

8. 向后踢腿

直立,一腿站地,另一腿向后踢。可锻炼臀部、大腿、腹部及上背部。

9. 腰背上拱

仰卧,屈膝,双脚稳踏地面。双手置头后,腰背部朝上拱,保持此姿势,然后放平。可改善腹部外形,使腰部呈曲线。

10. 拍打身体

甩手并拍打身体的各个部位。拍打是一种很好的自我按摩,可以震动身体内部的经络和器官,使之放松,从而避免由于肢体僵硬和麻木造成的颈椎和腰椎病。

11. 转眼球

不失时机地转动一下眼球,以松弛眼肌和缓解视力的疲劳。

男性亚健康状态自测

记忆力减退,忘记熟人名字	10分
早上起床时,常有头发掉落	5分
精神紧张,焦虑不安	10分
感到情绪有些抑郁,会对着窗外发呆	5分
懒于交往,情绪低落	5分
工作效率明显下降,上司已明显表达了对你的不满	5分
味觉不灵,食欲不振;发酸嗳气,消化不良	5分
对城市的污染、噪声非常敏感,比常人更渴望清幽、宁静的山水	5分
晚上经常睡不着觉,即使睡着了,又老是在做梦的状态中,睡眠质量很糟糕	10分
性能力下降	10分
舌生白苔,口臭、口舌溃疡,反复发生	10分
免疫力在下降,流感一来,极易感染	5分
体重明显下降,眼眶深陷,下巴突出	10分
无名的火气很大,但又没有精力发作	5分

【测试结果】

如果你的累积总分超过40分,就表明健康已敲响警钟;如果累积总分超过60分,就需要坐下来,好好地反思你的生活状态,加强锻炼和营养搭配等;如果累积总分超过80分,赶紧去医院找医生,调整自己的心理,或是申请休假,好好地休息一段时间吧!

第二篇　远离疾病，享受健康

心脑血管疾病被称为人类健康的"第一杀手"，是当今世界上公认的头号公共性致命性疾病。世界卫生组织发表的一份公报说，心脑血管疾病每年在全世界导致 1 200 万人死亡。预防和治疗冠心病、降低其发病率及死亡率，已受到世界各国的关注。血脂、血压、血胆固醇过高，以及肥胖、吸烟、缺乏运动和食用果蔬不足等，是导致心脑血管疾病的主要原因。如果采取得当的措施，心脑血管病人中半数以上可以避免死亡。预防心脑血管疾病的措施既简单、有效，又不昂贵，如在食品中减少盐分、降低脂肪的含量，多食用水果、蔬菜，不吸烟，与此同时多参加体育活动。而治疗心脑血管疾病，则只要服食小剂量的阿司匹林和降压药等药品。对于40岁以上的中年男性来说，了解心脑血管疾病的常识，积极预防和治疗，是健康和长寿必不可少的功课。

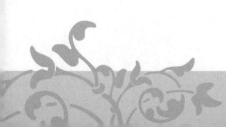

谨防心脑血管疾病侵袭

冠心病的防治

冠心病是心脑血管病中较常见的一种疾病,在我国已成为危害人民身心健康的常见病、多发病之一,其发病率在逐年增高,且有呈年轻化的趋势。心脑血管疾病的治疗必须多点协同抗击,从预防和治疗全面入手。

1. 什么是冠心病

冠心病全称为冠状动脉粥样硬化性心脏病,又称为缺血性心脏病。是由于冠状动脉发生严重粥样硬化,造成管腔狭窄或阻塞,或在此基础上合并痉挛、血栓形成而加重管腔阻塞,引起营养心脏的冠状动脉供血不足,心肌缺血、缺氧或发生梗死的一种心脏病。一般来说,冠状动脉狭窄程度≥50%,可称冠心病。

冠心病的主要临床表现是由于心肌缺血、缺氧而导致的心绞痛、心率失常和心力衰竭,严重者可发生心肌梗死,使心肌大面积坏死,危及生命和世界卫生组织(WHO)将冠心病分型为心绞痛、心肌梗死和猝死;心绞痛又可分为劳力型心绞痛和自发型心绞痛。其发病原因主要有两方面:一是高血压、肥胖、糖尿病、高脂血症、吸烟、遗传;二是生活节奏紧张,工作压力过大,运动少。冠心病的发病随年龄的增长而增高,程度也随年龄的增长而加重。有资料表明,自40岁开始,每增加10岁,冠心病的患病率增加1倍。

2. 为什么需要预防冠心病

冠心病的预防主要是针对易患人群,控制易患因素,防止动脉粥样硬化的形成。从儿童、青少年时期开始，就应该积极有效地预防可导致冠心病的危险因素的发生。冠心病的形成涉及不可逆转因素和可逆转因素，前者主要包括遗传、年龄和性别（男性超过 65 岁、女性超过 55 岁）；后者主要有高血压、高脂血症、吸烟、肥胖、体力活动少和心理精神因素等。在冠心病形成的众多因素中，高血压、高脂血症、吸烟、肥胖是主要致病因素。多年的临床与基础研究表明，冠心病的形成期较长，如果积极防治冠心病形成的危险因素，冠心病的病理基础动脉粥样斑块就可以消退，可降低冠心病的死亡率。

实际上，从 10 岁之后，人体动脉就在危险因素的作用下，开始出现血管内皮的功能异常，血管壁开始有脂肪的出现，逐步形成向血管腔内突起的动脉粥样硬化斑块。这种变化会毫无症状地隐藏几十年，一旦这种"斑块"破裂，继发血栓形成，在数小时内病情剧变，可能会产生致残甚至致死的结果。因此，如果有了高血压、糖尿病、高脂血症等危险因素，必须积极有效地控制这些疾病，预防发生猝死或心肌梗死。

许多中年人平时忙于工作，疏于运动，家庭和工作压力又大，加上过多地摄取动物脂肪及含胆固醇高的食物，如动物内脏、各类肉食、蛋黄等，使人体体内胆固醇含量增多，因此是患冠心病的高危人群，更应注意预防。人到中年，定期体检很重要，尤其是 40 岁以上的人，最好一年体检一次。如果突然变瘦，经常胸闷、憋气、心悸等，怀疑有冠心病，除常规作心电图、胸部 X 光以外，还需加作心脏彩色超声波，平板运动试验，核医学心肌扫描，动态心电图的观察等，以便做到早期发现、早期预防、及时治疗。

3. 冠心病的征兆

劳累或精神紧张时出现胸骨后或心前区疼痛，或紧缩样疼痛，向左肩、左上臂放射，持续 3~5 分钟。

体力活动后或饱食、寒冷、受惊吓时出现胸闷、心悸、气短,休息后缓解。

睡眠时需要高枕卧位;平卧时突然胸痛、心悸、呼吸困难,需立即坐起或站立方能缓解。

反复出现脉搏不齐,不明原因心跳过速或过缓。

性生活或排便困难时出现心慌、胸闷等不适。

4. 冠心病的防治

1)保持血压正常稳定

高血压与冠心病的发病率直接相关。冠心病的发病及其合并症所造成的死亡,是随着血压的升高而增加的。正常人的理想血压是120/80毫米汞柱。舒张压每增加7.5毫米汞柱,冠心病的危险就增加29%。同样,单纯性收缩期高血压(收缩压>140毫米汞柱)亦为冠心病的危险因素。高血压的防治首先应改变生活方式,包括保持正常体重,限制酒精和烟草,在膳食中减盐,适当增加动物蛋白质,保持适当钾、钙和镁摄入,以及在医生指导下服用降压药。高血压的药物治疗,应遵循个体化治疗原则,目前常用的降压药物有利尿剂(如双氢克尿噻)、β-受体阻滞剂(如美托洛尔)、钙拮抗剂(如氨氯地平)、血管紧张素转换酶(ACE)抑制剂(如卡托普利)、α受体阻滞剂(如特拉唑嗪)以及血管紧张素Ⅱ受体拮抗剂(如芦沙坦、缬沙坦)等。通常多主张两种不同的药物联合使用,以增强降压效果,并减少单独使用的副作用。

2)预防高脂血症

血脂异常是指总胆固醇、低密度脂蛋白胆固醇及甘油三酯升高,以及高密度脂蛋白胆固醇降低,无论哪项异常,都伴有冠心病发病率和死亡率的增加。预防主要采用膳食治疗和改善生活方式的方法。脂肪摄入量不得超过总热量的10%。饱和脂肪<30%,胆

固醇摄入量<300毫克/日。应多食瘦肉、禽肉、鱼(带鱼除外)、虾、豆类、豆制品、蔬菜、水果,少吃肥肉、奶制品、带鱼、动物内脏等。如血浆中低密度脂蛋白高者,要适当限制糖类的摄入,总热量亦需控制。减轻体重,避免超重,避免过度饮酒,适当增加体力活动和轻量运动,消除过度的精神紧张情绪等。如经6个月至2年充分的膳食治疗和改善生活方式而无效的,则应考虑药物治疗。药物治疗常用的有他汀类(如洛伐他汀、辛伐他汀、普伐他汀、氟伐他汀)和贝丁酸类(如非诺贝特、吉非罗齐)。

3)控制糖尿病

积极控制血糖,不仅可减少视网膜病和蛋白尿,而且可以减低血脂蛋白浓度,有益于预防冠心病。正常人高脂血症的发生率为20%~40%,而糖尿病患者合并高脂血症约占60%。糖尿病会导致脂质代谢紊乱,对动脉粥样硬化的发生有密切的关系。糖尿病高脂血症的治疗措施是:①胰岛素治疗;②饮食、运动及体重调节;③口服降糖药物应用;④抗血脂异常剂治疗。

4)适度运动

对于冠心病患者及高危人群来说,进行适度的活动是有益的。每周3次以上、每次30分钟以上的体育活动(方式自定)是预防冠心病的重要环节。所谓"适度"运动,是指运动的强度不会引起胸闷、胸痛、心慌、气急等症状,应禁止剧烈运动或出外旅游,避免长时间搓麻将和暴饮暴食。

5)少量饮酒

过量饮酒是冠心病的易患因素,因过量饮酒可以增加体重及收缩压,减低左室功能及引起心律失常。但少量饮酒可以通过凝血系统发挥防护作用。因此要以不饮烈性酒为宜,或以果汁、软饮料代酒。

6）戒烟

吸烟对心血管危害最重。烟草中的尼古丁可使心率加快，心肌耗氧量增加，外围血管和冠状动脉收缩，并使血压升高。另外，还可使血中一氧化碳浓度增高，导致血液携带氧的能力下降，诱发和加重动脉粥样硬化。研究表明，男性吸烟者的心血管病发病率和死亡率比不吸烟者增加 1.6 倍。

7）合理膳食

水果蔬菜有丰富的食物纤维，可促进胃肠蠕动，有降低胆固醇的作用，可预防便秘。黑木耳、洋葱、大蒜、香菇、姜、海藻等，都有不同程度的降脂作用，能扩张冠状动脉、降压、利尿、镇静，有利于预防冠心病。

8）心态平和

持久的精神压力是公认的致病因素之一，脑力劳动者大于体力劳动者，经常有紧迫感的工作较易使人患病。长时期精神紧张和焦虑、抑郁、情绪激动等往往是冠心病的导火索。要保持平和心态，疏导不良情绪。

9）合理用药

在养成良好生活方式的同时，必须将药物纳入心脑血管发病的预防中，构筑全面防线。复方丹参片、血脂康、藻酸双酯钠片、绞股蓝片、络欣通等，均能扩张心脑血管，疏通、软化血管，降低血脂、血液黏度，清除 PAF，清洁血液和动脉硬化斑块血栓，有效预防冠心病、高血压、高血脂的发生，降低发病率。长期使用抗血小板药物如阿司匹林（75 毫克），一日 1 次，可使反复梗死、中风或心血管死亡的危险性减少 25％。

5. 冠心病人的急救药品

1）硝酸甘油

心绞痛发作时，取 1 片嚼碎后舌下含服。

2）亚硝酸异戊酯

在出现心慌、流汗、气短等心肌梗死征兆时应急使用。但此药不可同时使用 2 支。

3）潘生丁

扩张冠状动脉，增加血流量和心肌供氧量，防止血栓。每日 3 次，每次 25~30 毫克。

4）心痛定

治疗和预防心绞痛发作，每次 1~2 片，每日 3 次，病情减轻后改为每次 1 片。

6. 防治冠心病的按摩方法

1）拍心前区

用右手掌或半握拳拍打心前区，一般拍打 6~8 次，拍打轻重以患者舒适、能耐受为度。

2）摩胸

以一手掌紧贴胸部由上向下按摩，用两手交替进行，按摩 32 次，按摩时不宜隔衣。

3）按压膻中穴

膻中穴在胸部，前正中线上，平第四肋间，两乳头连线的中点。在 1 分钟内，用右手拇指按顺时针方向按压 36 圈，逆时针方向按压 36 圈。

4）按压内关穴

内关穴位于手腕横纹上二指处、两筋之间，以一手拇指指腹紧按另一前臂内侧的内关穴位，先向下按，再作向心性按压，两手交替进行。对心动过速者，手法由轻渐重，同时可配合震颤及轻揉；对心动过缓者，用强刺激手法。平时则可按住穴位，左右旋转各 10 次，然后紧压 1 分钟。

7. 自我测试: 你得冠心病的危险性有多大

危险因素	个人情况	你的分数	得分
缺乏运动	如果你从事一份长期坐着的工作, 而又不喜欢锻炼	加 4 分	
	如果你仅仅是每天进行 1 小时以上的轻微运动, 像散步、骑车、做家务	加 2 分	
	如果你每周进行 3 次中、高强度运动, 像网球、游泳、足球、跑步, 每次至少 30 分钟	不加分	
家庭直系亲属中有人得心肌梗死或中风	家庭成员中有人在 55 岁以前中风	加 4 分	
	家族成员中有人在 55 岁以后中风	加 2 分	
	没有家庭成员中风	不加分	
体重指数超标	体重指数 >30	加 4 分	
	体重指数 25 ~ 30	加 2 分	
	体重指数 18 ~ 25	不加分	
高血压	血压超过 140/90 毫米汞柱, 未好好治疗	加 4 分	
	高血压, 但一直坚持服药, 血压控制在正常水平	加 2 分	
	没有高血压	不加分	
抽烟	每天抽 11 支以上	加 5 分	
	每天抽 1 ~ 10 支	加 4 分	
	以前抽过烟, 已经戒烟	加 2 分	
	从不抽烟	不加分	
糖尿病	有糖尿病, 没有按医生的嘱咐服药和控制饮食	加 4 分	
	有糖尿病, 但经过认真治疗, 血糖正常了	加 2 分	
	没有糖尿病	不加分	
压力	高度工作压力	加 4 分	
	一般工作压力	加 2 分	
	工作轻松	不加分	

【测试结果】

如果你得到 0~8 分,保持下去,再多加注意饮食和锻炼,你一定会远离冠心病,使心脏健康运作。

10~20 分,为中度危险。有中度危险,并不意味着一定患病,只是比低危人群更易得冠心病。这时,粥样斑块可能正在你的血管壁上逐渐沉积、扩大,你得马上开始行动了,要注意健康饮食和经常锻炼。如果抽烟的话,要马上戒烟。

21~29 分,你得冠心病的危险很高,应该马上去看医生。赶快痛下决心,努力改善生活方式,减少发病的危险性。

心绞痛的治疗

心绞痛是冠心病最常见的临床症状,也是发现冠心病的重要信号。它是由于患者冠状动脉粥样硬化、心肌供血减少,冠状动脉一时性供血不足所致。此时患者感到胸骨后压榨性疼痛(以胸骨中部、左乳头下方较为明显,有时可放射至左肩和左前臂、咽喉部,右胸部有压迫感或表现为呼吸受阻的不适感)、心悸,心电图也表现异常,但供血改善后疼痛消失。劳累、情绪激动、饱食、受寒、阴雨天气、急性循环衰竭等为常见的诱因。

上楼、急行或手持重物引起的心绞痛称为劳力型心绞痛,是一种较常见的典型心绞痛,又称稳定型心绞痛。患者在运动后,心脏负担加重,所以出现胸闷、憋气等不适感,部位在心前区、胸骨后,有拳头大小,严重的发作时多伴有出冷汗和呼吸困难症状。发病过程持续一两分钟,一般患者停下来歇一会儿、休息休息就好了,最长者持续 30 分钟。对于冠心病患者来说,要特别注意劳力型心绞痛,因为劳力型心绞痛虽然症状明显,但往往被患者忽视。许多人认为出现这样的情况,是年龄大了,体力不济,并未意识到这就是心绞痛。

与典型心绞痛相对的是变异型心绞痛。变异型心绞痛较少见，多在夜间或清晨醒来时发作。患者冠状动脉无病变或只有轻度粥样硬化，系冠状动脉痉挛所致。

心绞痛病人在早期往往是慢性的稳定型的心绞痛，如不及时采取措施，会发展为不稳定型心绞痛。不稳定型心绞痛，就是既有冠状动脉粥样硬化，又有动脉痉挛，是两者合并作用所致。更为严重的后果是心肌梗死。

心绞痛发作时，以自己感觉舒适的姿态坐着不动，会有好转。但如果条件允许的话，要接受医师的诊治，进行心电图检查。正确、合理地运用药物治疗心绞痛，不但能减轻发作时的疼痛，还能预防心肌梗死发作，防止病情恶化。

1. 心绞痛的治疗原则

心绞痛的治疗原则是改善冠状动脉的供血和减轻心肌的耗氧，同时治疗动脉粥样硬化。包括：

（1）去除心绞痛的诱因，如积极治疗高血压、糖尿病、慢性支气管炎、心律失常等。

（2）饮食上，吃饭要吃七成饱，以清淡饮食为好，限制饮酒及浓茶。

（3）心理上，正确认识疾病，消除恐惧、顾虑心理，积极配合医生治疗。

（4）注意保暖。

（5）药物治疗。

2. 治疗心绞痛的药物

（1）硝酸酯类化合物：如硝酸甘油、消心痛，作用迅速，疗效可靠，对上述三种心绞痛都能适用。

（2）β-受体阻滞剂：如心得安，主要是通过它的减慢心率、降低心肌收缩力的作用来减少心肌需氧量，以达到治疗心绞痛的目的。

这类药只适用于稳定型心绞痛，不稳定型者慎用，变异型者禁用。

（3）钙通道阻滞剂：如异搏停、心可定等，对上述三种心绞痛都有效。以变异型心绞痛疗效最佳，常为首选药物。

（4）抗血小板凝集药物：常用的有阿司匹林肠溶片、脉通、丹参片等。

另外，现在临床上有许多治疗冠心病、心绞痛的有效中成药，如复方丹参滴丸、冠心苏合丸。十年来的研究表明，复方丹参滴丸对于动脉粥样硬化有良好的防治作用，同时对动脉粥样硬化斑块有稳定和消退的作用；而使用冠心苏合丸的目的在于芳香开窍以止痛，只要在心绞痛急性发作时，用1~2粒放在舌面上含化或咬碎后马上吞咽，可以在半小时内收到效果。起效时间虽比硝酸甘油片稍慢些，但持续发挥作用的时间比较长。当病人在一段时间内心绞痛发作比较频繁时，可以每日3次连续服用冠心苏合丸或复方丹参片，疗程长短因人而异。但这类药也不宜久服，多服会耗伤人体的气血，对病情不利。

3. 心绞痛发作时治疗方法

（1）立即停止活动，安静休息。

（2）可使用作用较快的硝酸酯类制剂，如硝酸甘油片0.3~0.6毫克含于舌下，1~2分钟起作用。或消心痛片5~10毫克，含于舌下，3~5分钟起作用。也可将亚硝酸异戊酯放在手帕内压碎嗅之，10~15秒即可奏效。但它有头胀、头痛、面红、发热的副作用，高血压性心脏病患者忌用。

（3）若当时无急救药，也可指掐内关穴或压迫手臂酸痛部位，起到急救作用。

（4）必要时吸氧，也可考虑用镇静药。

（5）主动咳嗽可防心肌梗死，如果患者感觉心前区疼痛，或出现早搏，并感到胸闷等症状，则应及时躺下来休息，以减少心肌耗氧量。然后,采用主动的用力咳嗽方法,这样可以增加冠状动脉的血流量,改善心肌缺血症状。此外,用右手握拳轻叩左心前区几下,也可预防心肌梗死的发作。

经休息和用药,一般情况下心绞痛发作会很快消失。如果疼痛仍不缓解,并伴有其他症状时,应考虑心肌梗死的发生,要速请医生前来急救。

心肌梗死的预防与处理

心肌梗死又叫心肌梗死,是一种死亡率极高的心血管急症,是冠心病的一种急剧而严重的临床表现。由于某支冠状动脉病变处突然阻塞,使该支冠状动脉供血的心肌血液供应完全丧失,从而逐渐坏死并丧失收缩功能。简单地说,就是心肌的缺血性坏死。其基本原因是冠状动脉粥样硬化,其次为冠状动脉痉挛,较少见的病因为冠状动脉栓塞、炎症、先天畸形。它们造成冠状动脉管腔狭窄甚至堵塞,使心肌供血不足,而冠状动脉之间的侧支循环尚未充分建立,在此基础上,一旦血液供给急剧减少或中断,就会使心肌发生严重而持久的急性缺血、当缺血达 1 小时,即可造成心肌梗死。因此,救治越早,生存机会就越大。

心肌梗死主要是由于不良生活方式或营养因素长期作用的结果。其主要危险因素有:吸烟、高血压、高脂血症、高血糖。常见的急性心肌梗死的诱因有过度疲劳、激动、暴饮暴食、寒冷、低温、便秘等。心肌梗死常常来势急骤,突然导致"猝死",但 60%~80%的心肌梗死病人在发病前数天至数周内有先兆症状。抓住这些先兆症状,可以在治疗过程中取得更多的主动权。

1. 心肌梗死的先兆

初发性心绞痛,胸部有一种强烈的压榨性疼痛感;胸骨下内脏痛,描述为隐痛或压迫感,通常放射至背、下颌或左臂,疼痛与心绞痛不适相似。

心绞痛失去了原有的规律,改变了原有规律就意味着缺血程度有所改变,常为心肌梗死的先兆。如原来在剧烈的运动中才出现胸痛、胸闷症状,现在变为轻度运动就诱发胸痛、胸闷;原来疼痛发作每次持续 4~5 分钟,现在却持续更长的时间;休息后也不能缓解;用硝酸甘油类药物也不见效果等。

呼吸困难,有端坐呼吸等心力衰竭的症状,脸色苍白无血色,额头、上唇甚至整个脸部都会冒出冷汗,伴有明显的恶心、呕吐等消化系统症状。

突然出现虚脱,或突然昏倒,意识不清,但很快苏醒。

原有心肌梗死已经复原,又出现新的心绞痛发作。

平时血压正常或原有高血压,但近期有时血压突然下降(又非药物所致)。

上述症状一旦发生,须认真对待。如症状 15~30 分钟仍不见好转,那就必须及时请医生诊治。

近年来,出现了很多非典型症状的心肌梗死,即有些心梗患者(尤其是老年患者)可以无典型的胸痛症状,或者感觉不到疼痛,如我国小品演员高秀敏因心肌梗死而突然去世。这种患者由于没有典型的心肌梗死症状,在临床上易漏诊,从而延误治疗。

2. 心梗的非典型症状

缺乏心肌梗死的先兆症状,即无心肌梗死前的心绞痛出现;胸痛的部位和性质不典型;无疼痛。

首发症状是休克、心力衰竭、心律失常、晕厥、呼吸困难或急性胃肠道症状,如恶心、呕吐等。

患有冠心病、高血压、糖尿病、高脂血症的中老年人,一旦有上述症状出现，一定要及时就医。

3. 在家里发生急性心肌梗死，应采取的措施

让病人情绪稳定，周围的人不要大声说话，以免增加患者心脏负担，加重心肌缺氧症状。

让病人就地安卧，不要翻身，给病人吸氧、口含硝酸甘油。心跳呼吸骤停者则应立即进行人工呼吸和胸外按摩。

马上拨打 120，用急救车送医院治疗。

如出现脉搏消失、抽搐等症状，应立即按猝死抢救。

4. 心肌梗死的预防措施

40 岁以上，有冠心病家族史、高血压、高脂血症等冠心病危险因素的人，尤其是已患这些疾病的人，即使目前无心绞痛等冠心病表现，也要按时服药。

合理调整饮食，适当控制进食量，禁忌刺激性食物及烟、酒，少吃动物脂肪及胆固醇较高的食物。

不明原因的突发性头痛、胃痛、牙痛等，应及时就诊，接受心电图检查，排除不典型的心绞痛，预防心肌梗死的发生。

不抬过重的物品。

避免各种诱发因素，如紧张、劳累、情绪激动、便秘、感染等。

参加适当的体育活动。

不在饱餐或饥饿的情况下洗澡；洗澡时水温最好与体温相当，洗澡时间不宜过长。

注意保暖，持续低温、大风、阴雨天气要在医生指导下，适当加服扩冠药物进行保护。

当病情突然变化时，应采取简易应急措施。

阿司匹林有抗血小板聚集作用，根据病情和需要，每次饭后可服 0.3 克，或心得安 10~20 毫克，每日 3 次。

动脉粥样硬化的防治

动脉硬化是动脉的一种非炎症性病变，可使动脉管壁增厚、变硬，失去弹性和管腔狭小。动脉硬化有三种主要类型：第一种是细小动脉硬化，是小动脉病变，主要发生在高血压病人；第二种是动脉中层硬化，是中型动脉病变，常见于四肢动脉，尤其是下肢动脉，管壁中层变质和局部钙化，不产生明显症状，对人体危害性不大；第三种是动脉粥样硬化，其动脉内壁有胆固醇等脂质积聚，看起来似黄色粥样，故称为动脉粥样硬化。

动脉粥样硬化是动脉硬化中最常见、最重要的类型。动脉粥样硬化的主要病变特征为动脉某些部位的内膜下脂质沉积，并伴有平滑肌细胞和纤维基质成分的增殖，以后逐步发展形成动脉粥样硬化性斑块。它虽然进展缓慢，但最终会导致血管腔的过分狭窄，局部供血不畅或中断。有的脂质斑块还可脱落，随着血液流动至血管狭窄处，堵塞血管而发病。发病种类随堵塞点不同而异，在脑部称作脑梗塞，在心脏处即称作心肌梗死。也可导致远端肢体缺血坏死，甚至猝死。

长期以来，动脉硬化被视为一种老年病，可近年来在中年人中发病率明显升高。动脉硬化是许多严重疾病的病理基础（诸如冠心病、脑血栓、中风偏瘫、痴呆症等，都是由动脉硬化演变而成的）。

1.动脉粥样硬化的病因

脂质代谢紊乱、血液动力学改变、动脉壁本身发生变化。

高脂血症（血中胆固醇、甘油三酯及脂蛋白含量增加）患者易发生本病。

高血压病患者易得动脉粥样硬化，是因为高压血流长期冲击动脉壁，引起动脉内膜机械性损伤，造成血脂易在动脉壁沉积。

糖尿病、肥胖。糖尿病病人动脉粥样硬化的发病率较无糖尿病者高2倍。超标准体重的肥胖者易患本病，体重迅速增加者尤其如此。

吸烟增加冠状动脉粥样硬化的发病率和病死率，且发病率与每日吸烟支数呈正比。

从事体力活动少、脑力活动紧张、经常有紧迫感的工作的人，较易患本病。

常进食较高的热量、较多的动物性脂肪、胆固醇、糖和盐者，易患本病。

2.动脉粥样硬化的特殊信号

动脉粥样硬化一般在40岁以上逐步形成。当动脉硬化到一定程度时，它可以在人的眼、鼻等器官上出现异常变化，成为一种特殊信号，为医生诊断提供参考，也可提醒人们及早发现。

1）耳垂皱褶

美国医学家在尸体解剖中发现，凡死于冠心病者，双侧耳垂上都会出现小小的斜行皱褶，这与动脉硬化有密切关联。这是因为当动脉出现硬化时，耳朵同其他组织一样，得到的血液供应也比较少，而耳垂是耳朵上唯一多肉的部位，对缺血尤为敏感，因此在耳垂上出现皱褶，是动脉硬化的一个特殊信号。

2）耳鸣、耳聋、眩晕等症

如果出现不明原因的耳鸣、耳聋、眩晕等症状，预示可能患有早期的动脉硬化。这是因为，耳的听觉感受器位于内耳，内耳感受器的微细结构与大脑组织一样，不耐受缺血和缺氧，一旦动脉硬化发生，内耳血液供应因动脉硬化、狭窄而缺血。一般情况下，耳鸣、耳聋、眩晕等症状会在循环系统未有症状表现之前发生。这一现象可视为动脉硬化或将要发生冠心病的先兆。

3）角膜老年环

血液循环中的异常物质（胆固醇、磷脂、甘油三酯等脂质）很容易沉积在角膜组织内,在眼角膜周围会出现一圈白色的环,叫角膜老年环。有资料表明,绝大多数的脑动脉硬化患者可出现角膜老年环。

4)外耳道长毛

英国的医学家发现,冠心病男性患者中,约有 3/4 的人外耳道带毛(女性无此体征)。明显外耳道长毛,对预测男性动脉粥样硬化有一定的准确率。

5)眼睑黄色瘤

有的人因血脂高,在眼睑内侧的皮肤上会出现一侧或对称性的黄色斑块,医学上叫作眼睑黄色瘤。这种黄色瘤初起如米粒大,稍高出皮肤,发展比较缓慢。这也是动脉粥样硬化的信号之一。

2. 动脉粥样硬化的防治

1)一般治疗

①合理饮食。

饮食调养是预防动脉硬化的主要措施。摄入的热量必须与消耗的能量相平衡,以保持标准体重。如果超重,就不仅要减少热量摄入,食用低脂(脂肪摄入量不超过总热量的 30%,其中动物性脂肪不超过 10%)和低胆固醇(每日不超过 500 毫克)的膳食,而且还应该增强体力活动,加强能量消耗。

应限制高胆固醇、高脂肪食物的摄入量,以减少脂类物质在血管内沉积。如尽量少吃或不吃肥肉、蛋黄及动物内脏等食物,一星期内吃猪、牛肉不超过 3 次,其他时间最好是吃鸡或鱼。不要吃鸡皮,因为鸡皮所含脂肪比例高。同时还要注意避免高糖饮食,因为高糖饮食同样会引起脂肪代谢紊乱。应多吃豆制品、黑面包、糙米、蚕豆、豌豆、胡萝卜、蔬菜、水果及含纤维素较多的食物。石榴汁中的抗氧化物含量在所有果汁中最高,对动脉硬化有很强的预防和抵抗作用。食用油以植物油为主。饮食宜清淡,不可吃得太饱,最好戒烟忌酒。

吃饭要定时,两顿饭之间不要吃零食。如果非吃不可的话,可吃些苹果、生胡萝卜、饼干或其他不提供脂肪含量的食品。

口渴时最好喝天然果汁、脱脂牛奶和水。尽量少饮咖啡和含咖啡因的刺激大脑、心脏和循环系统的饮料。

已确诊有冠状动脉粥样硬化者,严禁暴饮暴食,以免诱发心绞痛或心肌梗死。合并有高血压或心力衰竭者,应同时限制食盐和含钠食物。

合理安排工作和生活,生活要有规律,保持乐观、愉快的情绪,避免过度劳累和情绪激动,注意劳逸结合,保证充分睡眠。

②加强体力和体育锻炼。

身体运动有利于改善血液循环,促进脂类物质消耗,减少脂类物质在血管内沉积,增加纤维蛋白溶酶活性及减轻体重,因此应坚持力所能及的家务劳动和体育锻炼。体力活动应根据原来身体情况、原来运动习惯和心脏功能状态来规定,以不过多增加心脏负担和不引起不适感觉为原则。

2)药物治疗

降血脂药物,如消胆胺、安妥明;烟酸,不饱和脂肪酸,如益寿宁、血脂平及心脉乐等;藻酸双酯钠。

抗血小板药物。抗血小板聚集和黏附的药物,可防止血栓形成,有助于防止血管阻塞性病变和病情的发展,如阿司匹林、潘生丁、抵克立得。

扩张血管药物。解除血管运动障碍,可用血管扩张剂。

中草药,如泽泻、首乌、大麦须根、茶树根、水飞蓟、山楂、麦芽、桑寄生、虎杖、参三七、葛根、黄精、决明子、灵芝、玉竹、蒲黄、大蒜、冬虫夏草、绞股蓝等,均有降血脂作用。

心力衰竭的防治

心力衰竭即心功能不全，是由于心肌病变或心脏负担过重，使心肌收缩能力减弱，心脏排血量减少，以致不能满足身体代谢的需要，同时静脉血液向心脏回流受阻，引起脏器淤血，因而产生一系列的症状和体征。心力衰竭（简称心衰）是多数器质性心脏病几乎不可避免的结局。一旦患有心脏病，就应警惕心力衰竭的发生，器质性心脏病可使心肌收缩力减弱、舒张功能减退、压力负荷过重、循环血量过多、回心血量不足、血液分流等而发生心力衰竭。感染（病毒性上感和肺部感染是诱发心力衰竭的常见诱因）、过度疲劳、情绪激动、食盐摄入过多、输液过多或过快、出血与贫血、电解质紊乱、药物影响等，都可诱发或加重心衰。

心力衰竭轻重程度不一，临床表现不同，轻者仅活动时感觉心慌、气短、胸闷、乏力，夜间阵发性呼吸困难或咳嗽；中度者出现夜尿多、下肢水肿、腹胀、喘憋、紫绀、出冷汗、恶心、呕吐、运动耐量明显下降、动则气喘等；严重者不能从事任何体力活动，不能平卧，下肢及全身浮肿，即使在休息状态下亦感到心慌、气短、胸闷等。心脏病人一旦出现心力衰竭，死亡率为 40% 以上，因此心力衰竭严重危害心脏病人的身心健康。

1. 减轻心脏负担

休息。让患者安静休息，坐在靠背椅上，两下肢垂下，以减少心脏回血量，减轻心脏负荷。

控制钠盐摄入。减少钠盐的摄入，可减少体内水潴留，减轻心脏的前负荷，是治疗心力衰竭的重要措施。

利尿剂的应用。用以减少血容量，减轻心脏负担，消除器官淤血和水肿。常用的利尿剂有噻嗪类，如双氢克尿塞、氯噻酮；袢利尿剂如速尿、丁苯氧酸；保钾利尿剂如安替舒通等。

血管扩张剂的应用。通过扩张容量血管和外周阻力血管，从而减轻心脏前后负荷，减少心肌耗氧，改善心功能。可分为静脉扩张剂，小动脉扩张剂，小动脉和静脉扩张剂等。

2. 加强心肌收缩力

洋地黄类药物的应用：常用制剂如西地兰、地高辛、洋地黄叶、洋地黄毒甙等。应用洋地黄要注意其毒性反应，可表现为食欲不振、恶心、呕吐、视力模糊、黄视、绿视及各种心律失常。

3. 心力衰竭如何自我预防

去除或限制基本病因，积极预防和治疗原发性心脏病，如严格控制高血压、心绞痛，高血压是心力衰竭的罪魁祸首。应用药物或手术方法改善冠心病的心肌缺血状况，积极预防和控制感染性心内膜炎，治疗甲状腺功能亢进，控制心律失常，控制由溶血性链球菌所致的扁桃体炎、咽喉炎等感染灶，预防和控制风湿活动，以及呼吸道感染及其他部位的感染。治疗贫血并消除出血原因等。

祛除各种易导致心衰的诱因。避免过度疲劳和情绪激动；过度肥胖者应控制饮食，饮食要高营养，易消化，低盐，少吃多餐，生活有规律，忌烟酒。防止寒冷，以减轻心脏负担。

中老年人应多学习自我保健的常识，了解心衰早期的临床表现。如劳动后出现心慌气短、夜间憋醒、呼吸困难、原因不明的下肢浮肿等，均可能是早期心衰的症状，应及时就医，明确诊断，及时治疗。

高血压的防治

高血压是一种以体循环动脉压升高为主要表现的临床综合征，是一种以动脉压升高为特征，伴有心、脑、肾等器官异常的全身性疾病。所谓血压，是指血液在血管内流动，对血管壁所产生的侧压力。一般用血压计在肱动脉上测得的数值来表示，以毫米汞柱或千帕斯卡为单位。平时说的血压包含收缩压和舒张压。收缩压是指心脏在收缩时，血液对血管壁的侧压力；舒张压是指心脏在舒张时，血管壁上的侧压力。医生记录血压时，如为 120/80 毫米汞柱，则 120 毫米汞柱为收缩压，80 毫米汞柱为舒张压。世界卫生组织建议使用的血压标准是：正常成人收缩压应小于或等于 140 毫米汞柱（18.6 千帕），舒张压小于或等于 90 毫米汞柱（12 千帕）。如果成人收缩压大于或等于 160 毫米汞柱（21.3 千帕），舒张压大于或等于 95 毫米汞柱（12.6 千帕）为高血压；血压值在上述两者之间，亦即收缩压在 141~159 毫米汞柱（18.9~21.2 千帕）之间，舒张压在 91~94 毫米汞柱（12.1~12.5 千帕）之间，为临界高血压。高血压是世界上最常见的心血管疾病，也是最大的流行病之一，严重危害着人类的健康，因此提高对高血压病的认识，对早期预防、及时治疗有极其重要的意义。

1. 高血压的危害

高血压可以引起全身多个器官的损害。当今世界人类主要的疾病如脑梗塞、脑栓塞、冠心病、心力衰竭、心功能不全、肾功能不全等，都与高血压有着密切的关系。不仅如此，高血压还有着高致残率、高致畸率的特点。

高血压对心脏的损害：心脏是维持血压的重要器官，而血压长期升高又会损害心脏，导致心脏的结构和功能发生变化。这是由于血压长期升高，心脏的左心室泵血阻力上升，左心室长期处于超负荷状态，因代偿而逐渐肥厚、扩张，心肌耗氧增加，心肌重量增加，但无相应的供血增加。同时高血压又常常与冠状动脉粥样硬化并发，高血压患者患冠心病的概率是血压正常者的两倍。

高血压对肾脏的损害：高血压病人若不控制血压，5~10 年甚至更短时间就可能出现肾小球动脉硬化，继而肾实质缺血、萎缩、纤维化,肾功能逐步减退。高血压一旦对肾脏造成损害,又可以因肾脏对体液平衡调节障碍以及血管活性物质等代谢障碍,而加剧高血压的严重程度。随着血压的增高及不能控制的肾动脉硬化的逐渐加重,可影响到肾小管的吸收、排泄,致使体内产生或代谢的一些毒性物质不能排泄出去,造成毒物在体内堆积,称之为尿毒症。这时患者要进行血液透析和腹膜透析,严重者必须经过肾移植才能拯救生命。

高血压对脑的损害:长期高血压可使脑部的小动脉严重受损,易于破裂出血或痉挛,导致脑血栓的形成,使头痛头晕加重,发生一过性失明、半侧肢体活动失灵等,也可发生脑出血。

2. 高血压病的临床表现

高血压根据起病缓急和病情进展情况,临床上分缓进型高血压病和急进型恶性高血压病两种。

1)缓进型高血压病

缓进型高血压病比较多见,一般起病隐匿,病情发展缓慢,病程长达 10~20 年。这种高血压患者中约 5%无自觉症状,大多数患者在早期仅有轻微的自觉症状,如血压升高和神经系统功能失调(头痛、头昏、头胀、失眠、心悸、健忘等)。随着病情的发展,症状逐渐增多并明显,如手指麻木和僵硬,走路时出现下肢疼痛,或出现颈背部肌肉酸痛紧张感。如果血压长期未能得到良好的控制,就会导致心、脑、肾等主要器官受到严重的损伤,能引起脑卒中(中风)、冠心病、肾功能衰竭等严重后果。这些器官受损可以是高血压直接损害造成的,也可以是间接地通过加速动脉粥样硬化性疾病产生而造成的。当出现心慌、气短、胸闷、心前区疼痛时,则表明心脏已受损;出现夜间尿频、多尿、尿液清淡、食欲不振、恶心等症状时,表明肾脏受损;出现神志不清、呼吸深沉不规则、大小便失禁等,提示可能发生脑出血;如果逐渐出现一侧肢体活动不便、麻木甚至麻痹,应当怀疑是否有脑血栓的形成。

2）急进型恶性高血压病

所谓急进型高血压，也称恶性高血压，占高血压病的 1%，是指病情一开始即为急剧进展，或经数年的缓慢过程后突然迅速发展。无论有无症状，如果收缩压超过 26.7 千帕（200 毫米汞柱）和（或）舒张压超过 18.6 千帕（140 毫米汞柱）；或血压虽为中度增高，但并发了急性左心衰竭、主动脉夹层动脉瘤、急性心肌梗死或急性脑血管病，则均属此型高血压。急进型恶性高血压发病时有乏力、口渴、多尿等症状。视力迅速减退，眼底有视网膜出血及渗出，常有双侧视神经乳头水肿。迅速出现蛋白尿，血尿及肾功能不全。也可发生心力衰竭，高血压脑病和高血压危象，病程进展迅速，多死于尿毒症。急进型高血压是临床高血压的一种紧急情况，若不及时降压治疗，常可危及生命。

3. 哪些人易患高血压

高血压的发生不是由单一原因引起的，而是由很多因素共同决定的。这些可能引起高血压的因素，称为高血压的危险因素，具备高血压危险因素的人是易患高血压的人。高血压危险因素有以下几点。

1）父母患有高血压者

调查发现，高血压患者的子女患高血压的概率明显高于父母血压正常者。高血压是多基因遗传，有明显的家族史，双亲血压都正常的子女，患高血压的概率只有 3%；而双亲血压都高于正常的子女，患高血压的概率为 45%。

2）肥胖、高脂血症、摄入动物脂肪较多者

肥胖的人发生高血压的概率比体重正常的人高 2~4 倍，并且血液中过量的胆固醇和脂肪会引起动脉粥样硬化，广泛的动脉粥样硬化又会导致高血压。动物脂肪中含有较多的饱和脂肪酸，对心血管系统是有害的,因此摄食动物脂肪多的人比食用植物油、鱼油的人易患高血压。

3)摄入食盐较多者

高钠可使血压升高,低钠有助于降低血压,因此多吃盐的人容易患高血压。而高钙和高钾饮食可降低高血压的发病率。

4)环境与职业

从事紧张度高的职业,如会计、司机、记者,其高血压的患病率比从事其他职业者高。这说明高血压病在从事注意力高度集中、长期精神紧张的工作而又缺少体力活动者中易发生。

5)长期吸烟、饮酒者

吸烟可加速动脉粥样硬化,引起血压升高。尼古丁会影响降压药的疗效,吸烟者易患恶性高血压,且易死于蛛网膜下腔出血。饮酒量也与患高血压的概率呈正比。饮酒量越多,血压水平就越高,长期大量饮酒还可引起顽固性高血压,酒精也使患者对降压药物的敏感性下降。

4.血压控制日常手册

高血压又可分为原发性高血压和继发性高血压。原发性高血压又叫做高血压病,是指病因尚未十分明确,而以血压持续升高为主要临床表现的一种疾病,95%的高血压都是原发性高血压。继发性高血压则是某些疾病(如肾炎、甲亢、脑病等)的一种症状,因此也称为症状性高血压。如果发现了血压增高,那么就有必要请专业医生做出正确诊断,以明确到底是原发性高血压还是继发性高血压。

高血压病从本质上来说,是一种生活方式疾病,是由多基因遗传与环境多种危险因素交互作用而成的一种全身性疾病。预防高血压,要消除和控制与高血压病发生有关的危险因素,培养健康的生活方式。其基本内容有以下几点。

1）定期测量血压

定期测量血压是早期发现高血压的有效方法。判断血压是否升高，应连续数日多次测血压，有两次以上血压升高，方可谓高血压。对有高血压家族史的人，从儿童时期起就应定期检查血压。对无高血压家族史的人，应从 40 岁起定期测量血压。

2）及时控制临界高血压

当血压在 18.7~21.3/12~12.7 千帕（140~160／90~95 毫米汞柱）之间时，称为临界高血压。临界高血压多无症状，但必须予以重视。处在临界高血压的人，5 年死亡率较血压正常者高 2 倍。对于临界高血压，首先应用非药物疗法。如采取理疗、针灸等方法，均可收到良好效果。

3）改进膳食结构

①限制食盐摄入量。许多研究证明，摄盐量与高血压发生率成正相关，终身低钠的人群，几乎不发生高血压。世界卫生组织建议每人每日食用钠 5 克以下，而我国人群每日每人平均摄钠量为 7~20 克，远高于世卫的标准。具体做法是：每天按照每人 5 克（或 7 克）食盐的量，用小勺或啤酒瓶盖称量出全天用量，做饭时只用称量好的食盐；尽量少吃盐渍的食品，如咸鱼、咸肉等；使用低盐酱油、低钠盐；做菜时，菜熟九成再放盐，也可使菜更有咸味。

②增加钙、钾的摄入。钙可降低血压，我国营养学会建议每人每日补充 600 毫克钙质，但我国大部分人群达不到这个标准，主要是因为在我国人民的膳食结构中，动物性食物，尤其是奶及其副食品少，钙的来源不足。因此，多喝牛奶是增加钙的有效措施。也可增加富含钙的其他食物，如豆制品及海产品等。增加膳食中钾的摄入，也有益于防治高血压。含钾多的食物有蘑菇、莲子、花生、黑瓜子、葵花子、核桃仁、黑枣、红枣、芹菜、大葱、油菜、菠菜等。

③增加优质蛋白质。优质蛋白质一般是指动物蛋白质和豆类蛋

白质。有研究表明，某些鱼类蛋白有一定的降压作用。中国营养学会建议：成人每人每月摄入谷类 14 千克，薯类 3 千克，蛋类 1 千克，肉类 1.5 千克，鱼类 500 克。

④保持脂肪酸的良好比例。应使总脂肪保持在总热量的 30% 以下，具体措施是保持以植物油为主的食用油，人体必需的主要是植物油中含的不饱和脂肪酸，减少含饱和脂肪酸较多的肥肉或肉类食品，控制胆固醇、饱和脂肪酸的含量。

4）合理膳食

国家"九五"攻关课题《原发性高血压的社区综合防治》宣传手册中介绍了合理膳食的口诀：

合理膳食要牢记，一二三四五六七：

一袋牛奶二两米，三份蛋白四言句；

五百克菜六克盐，七杯开水喝到底。

"一"指每天 1 袋牛奶（或羊奶、豆奶）；

"二"指每顿 2 两（100 克）主食，每天 300～500 克主食；

"三"指每天 3 份高蛋白，每份蛋白是指：一两瘦肉，或半两黄豆，或二两豆腐（或鸡、鸭、鱼虾），或一个鸡蛋；

"四"指 4 原则：有粗有细，不甜不咸，三四五顿，七八分饱；

"五"指每天 500 克新鲜蔬菜水果，以绿色、红黄色蔬菜为宜；

"六"指每人每天盐的食入量以 6～9 克为宜；

"七"指每天喝 7 杯水（200 毫升一杯）。

5）有氧运动

缺乏体育锻炼易使脂肪堆积，体重增加，血压升高。体育锻炼可达到增加热量消耗的目的，还可使紧张的精神放松。体育锻炼最好采用有氧运动方式，有氧运动是指机体主要以有氧代谢方式提供能量、运动时间较长的耐力性运动项目。它的特点是强度低，有节奏，不中断，持续时间较长。有氧运动能使锻炼者呼吸加深加快，提高肺活量,改善心脏功能,防止心脏病的发生,改善心脏血液供应状况。慢跑、散步、游泳、骑自行车、打球、跳健身操等有氧运动均对稳定血压有很大好处。最简便的方法是每天步行 3 千米,时间在 30 分钟以上;每周运动 5 次以上, 以运动后心率加年龄的数值为 150~170 为宜。

6)限制酒精摄入量

酒精已被公认是高血压的发病因素,青年人不要养成饮酒的习惯,已有饮酒习惯的人要减少饮酒量。适量饮酒一般是指每天不超过半瓶啤酒,或 200 克葡萄酒,或 50 克白酒,或 250 克黄酒。有高血压危象倾向的人,应坚决戒酒。

7)保持情绪稳定

所有保健措施中,心情是最关键的一项。良好的心境可以抵抗不利因素,使机体免疫功能处于最佳状态,对抵抗病毒、细菌及肿瘤都至关重要。消除刺激、放松精神、稳定情绪,均有助于减轻心理社会因素对高血压的影响。

高血压要早治。一经确诊,则血压应尽量控制在正常范围内。年轻、轻度的患者应将血压控制在 135/85 毫米汞柱以下,老年患者控制在 140/90 毫米汞柱;单纯收缩压升高者也应将收缩压控制在 140 毫米汞柱以下。即使是轻度高血压,在认真改变生活方式的基础上,也往往需要服用降压药。服药前应向医生咨询,从小剂量开始,逐步达到治疗量;当血压降至理想水平时,再把用药量逐步减到最小剂量;即维持量。治疗高血压要持之以恒,血压降至正常后,应坚持用药,大多数病人需终身服药。除了靠药物控制和降压外,有些食物也可使血压下降,如常吃芹菜、大葱、香蕉、牛奶等。如果血压高时用药,降至正常就停药,三天打鱼,两天晒网,不但无益,而且有害。一般血压控制目标最好设定为 130/80 毫米汞柱。

心律失常

心律失常是指心脏冲动的频率、节律、起源部位、传导速度与激动次序的异常，它是心血管系统中最常见的疾病之一，在人群中的发病率是非常高的，每个人都可能遇到。正常人的心脏跳动是由"窦房结"指挥的。心脏的激动起源于窦房结，窦房结发出信号刺激心脏跳动，这种由窦房结信号引起的心脏跳动，称为正常的"窦性心律"，频率每分钟为 60~100 次。我们所说的心率，即每分钟心跳的次数就是由此而来的。当激动的产生或传导发生异常时，就使心脏活动的频率和节律发生紊乱，称为心律失常。它是由心脏本身疾患或全身性因素及其他器官障碍等原因引起的，使心脏搏动发生速率变化及节律不规则。

1. 心律失常的分类

广义的心律失常包括病理性和生理性两大类。病理性的包括病理性早搏、房颤、室颤和各种房室阻滞等，常见于各种原因的心脏病人。生理性的主要指窦性心律不齐和功能性早搏。一般情况下，生理性心律不齐对心脏正常工作影响较小，很少出现症状；但个别人可感到心慌、气短，偶有心脏突然下沉或停搏感。

2. 心律失常的症状

正常人的心脏非常稳定地按照一定的节律跳动，正常情况下，一般不会感觉到心脏的跳动，但一旦心脏的跳动失去了原有的规律，就会感到不舒服。心律失常的临床表现为心跳不规则、心慌、头晕、胸闷、疲乏等。有的感到"心脏忽然停顿一下，像乘电梯一样有一种坠落感"，有的感到心脏突然猛烈冲击胸部，更多的是觉得胸口闷，心里很慌乱，这些都是心律失常的表现，严重时可产生晕厥、心源性休克，甚至心搏骤停而危及生命。

3. 心律失常出现哪些症状应引起高度重视

如心律失常病人突然出现严重的憋气、心悸、呼吸困难、不能平卧、心前区剧痛，应引起高度警觉，警惕冠心病、急性心肌梗死、心功能不全、休克的发生。如果恶心呕吐、视物模糊、头痛、抽搐，应怀疑有高血压危象及高血压脑病的可能。如果出现这些症状，则提示病情较重、较急，多由器质性病变所致，不容忽视，应立即就医。

4. 引起心律失常的因素有哪些

许多疾病和药物都可引起和诱发心律失常。一般来说，可分为以下三类。

（1）心脏本身的因素：这是最重要且常见的一种原因，如冠心病、心肌炎、风湿性心脏病、高血压性心脏病等。

（2）全身性因素：心脏以外的其他器官，在发生功能性或气质性改变时，也可诱发心律失常，如各种感染、中毒、电解质紊乱（高血钾症、低血钾症）、酸碱中毒以及药物影响。

（3）生活因素：饱餐、情绪激动、劳累、体位改变、吸烟、寒冷刺激、剧烈运动、情绪变化等，都可能引起心律失常。

5. 心律失常的危害

心律失常的后果取决于其对心脏血流动力学的作用，对脑、冠状动脉、肾灌注的影响，对血压、心室功能、心率（或快或慢）的影响，还取决于其持续时间和有无基础心脏病。

可导致血液循环失常：当发生心律失常时，心房和心室收缩程序改变，能使心排血量下降30%左右，引起病人心虚、胸闷、无力等症状。

较严重可致窦性停搏、窦房阻滞和心动过缓，出现心动过速综合征（又称慢–快综合征）

可导致猝死：发生猝死最多的原因是心律失常，其中以室性心动过速、室颤及传导阻滞引起猝死的发生率最高。

6.心律失常的治疗

心律失常应早发现、早诊断、早治疗。如果出现心跳不规律、心动过速、心慌等症状，首先要查清引起这些症状的病因，确定是属于病理性心律失常还是生理性心律失常。只有标本兼治，才能从根本上治愈心律失常。

窦性心律失常是最常见的一种心律失常，是由于来自窦房结的信号不完全规整所致的。这种心律失常大多数属于呼吸性窦性心律失常，也有的是受精神因素影响。窦性心律失常以儿童、青少年最常见，成年人也不少见。过度疲劳、睡眠不好、环境突然改变等都可能导致，它是一种正常的生理现象，不是病。

心律失常患者应消除导致心律失常的因素，如果心律失常是由于心脏病或其他疾病引起的，应着重解决这些基础性疾病。不管是病理性还是生理性心律失常，都要保证充足的睡眠，中老年患者，每天睡眠时间不应少于 8 小时。饭后不宜立即就寝，否则可能出现心脏骤停，对缓慢性心律失常患者有潜在危险。就寝时间最好安排在饭后 2~3 小时。睡眠的姿势应采取右侧卧位，双腿屈曲。

心律失常期间，不宜过度紧张、疲劳，不宜进行重体力劳动以及激烈的体育活动，可以适当地散步、骑自行车、练太极拳，以使静脉气血流通，有益于健康。严重心律失常以及原发病为急性心肌梗死、风湿热活动期、心肌炎急性期等的患者，必须休息治疗。

心律失常患者饮食要清淡，但要富于营养。饮食要适量，不宜过饱，避免饭后心动加速。要戒烟戒酒，因为烟酒对心血管系统有刺激与损害作用。

需要注意的是，生气所引发的心律不齐的心电图比一般心律不齐的心电图更加混乱，也更加不稳定。研究表明，突发性心脏衰竭所造成的猝死，容易发生在人们有强烈情绪反应的时候。学会控制自己的情绪，培养乐观、向上的生活态度，可以帮助挽救那些容易发生心律不齐的病人的生命。如果你胸中怒火燃烧，快要爆发了，不妨试试下面的方法：

（1）转移注意力法，即把注意力转移到其他事物上去。如到户外散步，下棋，钓鱼；或打开收录机，听几首自己喜爱的歌曲，心里的怒气自然会渐渐地消除。

（2）躲避法，对使你发怒的事或人置之不理，立即离开生气的现场和激惹你生气的人。

（3）宣泄法，找知心朋友或其他自己信赖的人，诉说自己内心的不平，以求得安慰、疏导与调节，将怒气释放出来。

测一测你的血管年龄

项　　　　　　目	得分
1.过于较真	1分
2.最近情绪压抑	1分
3.偏食肉类	2分
4.爱吃方便食品及饼干、点心	1分
5.爬楼梯时胸痛	2分
6.缺少体育锻炼	2分
7.手足发凉、麻痹	2分
8.血压高	2分
9.每天吸烟支数乘以年龄的数值超过400	1分
10.胆固醇或血糖值高	2分
11.亲属中有人死于脑卒中、心脏病	2分

【测试结果】

以上各项总分之和越多，表明血管年龄越高：总分在 0～6 分者，血管年龄尚属正常；总分 6～12 者，比生理年龄大 10 岁；总分达到 12～18 者，比生理年龄大 20 岁。

远离肝脏疾病

脂肪肝要治疗吗

脂肪肝被称为现代"富贵病"，随着经济发展水平的提高，脂肪肝的发病率逐年增加。在脂肪肝的发病人群中，中年人占有很大比例。中年人往往是单位的骨干、精英、中流砥柱，工作压力大，缺少运动，酒局饭桌上的油腻食品让他们的身材日渐膨胀，脂肪肝也就不知不觉地影响到了他们的健康。脂肪肝不是一种独立的疾病，它是由多种因素引起脂肪在肝脏内的过度蓄积，从而导致肝脏形态和功能上的改变。正常肝脏里脂肪类含量为整个肝重的 4.5%~5%，其中 60% 为磷脂，其余为中性脂肪、胆固醇、胆固醇脂等。当脂肪含量超过肝脏重量的 5% 或组织学上肝细胞半数以上有脂肪变性时，肝脏动员和利用脂肪的能力减退，或脂肪的代谢产物脂肪酸分泌、排泄障碍，使肝内脂肪越积越多，便形成了脂肪肝。

肝脏是人体最大的消化腺，具有分泌胆汁，储存肝糖原，进行糖蛋白和脂肪的代谢及解毒等重要功能。脂肪的消化、吸收、氧化、转化及分泌等过程都离不开肝脏。脂肪肝虽然是良性病变，常无临床症状，但重度脂肪肝可致肝功能异常，肝纤维化发生率达 25%，约有 1/4 的患者可发生肝硬化。脂肪肝所致的冠心病、高血压病、糖尿病发病率明显高于非脂肪肝者。除此之外，还可导致肝肾综合征、肝脑综合征、肝癌等。单纯性脂肪肝是脂肪性肝病的早期表现，如早期诊断、早期治疗，可以阻止脂肪肝的进一步发展，甚至可以使其逆转。因此，脂肪肝的预防及早期治疗非常重要。

1.脂肪肝的分类

一般而言,轻度脂肪肝大多无自觉症状,中、重度脂肪肝患者表现为轻度至高度肝肿大,有些伴肝区疼痛或压痛,部分患者可有食欲减退、恶心及轻度的全身症状。最常见的脂肪肝应属酒精性脂肪肝和营养失衡性脂肪肝,营养过量与不足均可导致脂肪肝,约半数肥胖者可发生脂肪肝。脂肪肝按病因不同,可分为以下5类。

1)酒精性脂肪肝

饮酒是最容易引起脂肪肝的因素。由于酒精进入人体后,主要在肝脏分解代谢,它对肝细胞有毒害作用,使脂肪酸的分解减弱,在肝内堆积。另外,过量的酒精进入人体内,还会刺激肝细胞,直接影响肝脏对脂肪的代谢和利用,促使脂肪肝的发生。一般来说,男性每天饮酒超过40克、女性超过20克,5~8年都会出现酒精性的脂肪肝。如果光喝酒不吃菜,酒精在代谢时变成了乙醛,对肝脏的危害就会更大。

2)肥胖、过食性脂肪肝

由过食肥肉及油腻食物而导致;或摄入的热量过多,又不爱运动,这样的人不仅容易得脂肪肝,也容易得其他的病,比如说糖尿病、脂肪性肝炎等。

3)营养缺乏性脂肪肝

如果长期摄入蛋白质不足,会造成肝脏蛋白质合成障碍,从而转化为脂肪,形成脂肪肝。有的人减肥时禁食或者是少食,使肝脏得不到足够的营养,也可以反射性地产生脂肪肝。

4)肝炎后脂肪肝

有的肝炎病人在治疗阶段过量吃糖或滴注葡萄糖液过多,过度休息,盲目保肝,也可能导致脂肪肝。

5)药物性脂肪肝

药物,尤其是激素类的药物也可以引起脂肪肝,如四环素、巴比妥类及含铝、汞等药物,它们能抑制脂肪酸的氧化和减少蛋白质的合成,使脂肪在肝内积聚。

此外,还有糖尿病性脂肪肝、妊娠性脂肪肝和不明原因的隐源性脂肪肝。可见脂肪肝的成因并非单纯地由于脂肪吃得过多。麻醉、中毒、吃摇头丸都可能导致脂肪肝。

2. 脂肪肝的治疗

由于脂肪肝发病机制复杂,目前还没有特效药物。因此,基础治疗就十分重要,包括运动治疗和饮食治疗。对于脂肪肝的治疗,必须做到以下几点。

1)足够重视

脂肪肝如不及时治疗,远期后果是可怕的,所以必须端正态度,认真对待。

2)祛除病因

根据所患脂肪肝的不同性质,采取不同的措施,如肥胖、过食性脂肪肝就应控制体重,减少油脂的摄入;酒精性脂肪肝,就应立即戒酒等。

3)调整饮食,营养均衡

脂肪肝最主要的是饮食治疗。食物安排要多样化,以谷类为主。采用高蛋白、低糖和高维生素饮食。常吃奶制品、豆类及其制品,选用去脂牛奶或酸奶。忌食煎炸食品,不吃巧克力。每天食用新鲜绿色蔬菜 500 克。忌用动物油,植物油的总量每天不超过 20 克。不吃动物内脏、鸡皮、肥肉及鱼子、蟹黄。多吃兔肉。经常吃鱼、虾等海产品。多吃降脂食品如燕麦、小米等粗粮,黑芝麻、黑木耳、海带等。吃水果后要减少主食的食量,每天摄入的盐量以 5~6 克为限。保持大便通畅。吃荤后不立即饮茶。肥胖性脂肪肝患者要常饮绿茶,每天上下午各用绿茶 6 克泡开水,坚持长期饮用。也可每天用山楂 30克、草决明子 15 克,加水 1 000 毫升代茶饮。海带绞股蓝汤效果也不错，即用海带 50 克，绞股蓝 30 克，黄精 30 克，姜黄 15 克（后三味中药药店有售），水煎成汤，每日 1 剂，连续饮用 3 个月以上。

4）生活有规律

饮食定时定量，尤其要控制晚餐摄入量。建议稍胖的人可以按照 2:2:1 的分量分配三餐。一般来说，晚餐时间最好不要超过晚上 8 点，并尽可能取消点心。

5）每天适量运动

散步、慢跑、游泳、骑自行车、打羽毛球等有利于控制体重，也是不可少的。进食量与体力活动要平衡，保持合适的体重；渐进性减重可以使肝脏的脂肪沉积、炎症等病理改变得以改善。这里强调渐进或缓慢减轻体重，专家建议每周体重下降不应超过 1 200 克。

基础治疗可能是单纯性脂肪肝唯一有效的治疗选择，对于基础治疗 3~6 个月以上、改善不明显的病人，可使用相关药物。如果脂肪肝引起肝功能异常，或者转氨酶升高时，应在医生指导下服用以下护肝药物。

维生素 Bt：促进肝脏的脂肪代谢，促进脂肪的 b-氧化，从根本上消除体内或脏器内多余的或存积的脂肪。

熊去氧胆酸：具有消炎、利胆、细胞保护、调节免疫、抗脂质过氧化等作用，被广泛推荐用于防治非酒精性脂肪性肝炎。在肥胖性脂肪肝治疗中，于采取低热卡饮食的同时加用熊去氧胆酸药物治疗，可改善血脂紊乱，促进肝组织脂肪病变和炎症坏死的消退，使血清转氨酶明显下降。

生物膜保护剂：必需磷脂（易善力）和多不饱和卵磷脂，可减少肝细胞的脂变，保护和修复受损的肝细胞膜及其伴随的炎症和纤维化，但对不能戒酒者慎用。

中药：大、小柴胡汤对脂肪肝有治疗效果。比较有效的药物还有胆宁片、血脂康、绞股蓝总甙等。

脂肪肝患者如果出现下列症状时,要视作病情波动或恶化,应立即就医检查:

①黄疸出现或相对稳定的低黄疸骤然升高。

②出现高度疲乏或高度食欲不振现象。

③高度腹胀,腹围增加,出现腹水;或下肢水肿,颜面浮肿。

④近期出现难以控制的低热,伴中性粒细胞升高。

肝脏"杀手"名单

1. 肝炎病毒

肝炎病毒是肝脏的头号杀手,病毒对器官的影响是最直接、剧烈的,它们常将患者拖入肝炎——肝硬化——肝癌的死亡之路。目前,科学家已发现甲、乙、丙、丁、戊、庚等 6 种型号的肝炎病毒,其中尤以乙、丙、庚等型号肝炎最为严重。

2. 其他疾病

很多疾病会造成肝脏的损害,如糖尿病。这是因为肝脏是糖代谢的场所,糖尿病人糖和脂类代谢紊乱,对感染抵抗力差,容易患脂肪肝,感染病毒性肝炎。另外,口服降糖药对肝脏有一定副作用,有的可引起药物性肝损害。

3. 药物

长期滥用药物可加重肝脏负担,这是由于临床所用的绝大多数药物都是通过肝脏的代谢作用将药物降解、灭活或转化为更易排泄的产物,肝脏既是药物代谢的主要场所,也是药物毒性反应的主要靶器官,所以肝脏常易遭受药物的损害。因不当用药造成的肝损害已占据所有药品不良反应的近 10%,严重的还引起了急性肝坏死、肝功能衰竭甚至死亡。

对肝脏有损害的药物有以下几种:

（1）抗生素药物：如红霉素、氯霉素、先锋霉素、利福平、磺胺等，对肝脏都有不同程度的损害。四环素则可造成肝脏毒性反应，引起胆汁淤滞型的肝损害。

（2）解热镇痛药：止疼片、扑热息痛、甲氟酸、羟基保泰松、吲哚美辛（消炎痛）、布洛芬等，不但可以引起过敏反应，而且还会造成胆汁淤滞或肝炎型病变。阿司匹林、非那西丁若过量用药，也可造成肝炎型病变。

（3）抗感冒药：很多常用的高效抗感冒药中都含有扑热息痛（乙酰氨基酚），如泰诺、百服宁等；此外，抗结核类的药物以及减肥药对肝脏功能的损害都比较严重，超剂量、长期服用同一种药都会造成不同程度的肝损害。

（4）营养药物、补药、清热药以及中草药：多吃都会对肝脏造成损害。

4. 食物污染

残留在蔬菜、瓜果上的农药，某些防腐剂、香精、食品添加剂，水源污染，变质食物中含有的黄曲霉毒素，以及水煮鱼之中的回收油等，都可给肝脏带来不良影响，长期慢性毒害作用的积累完全能使肝脏功能受损。此外，有的食物同吃会产生毒素，也应引起重视。

5. 酒精

酒的主要成分是酒精，约90%以上的酒精成分在肝脏内代谢，酒精中的乙醇有直接刺激、损害肝细胞的毒性作用，可使肝细胞发生变性、坏死，导致严重的肝损伤、酒精性肝硬化和酒精性脂肪肝，严重的会导致死亡。

6. 恶性情绪

"悲伤心，怒伤肝"，肝脏和内分泌腺功能休戚相关，可促使某些激素的合成、转变和分解。长期处于紧张、焦虑状态或经常动怒，会导致血液循环障碍，影响肝的血液供应，从而使肝细胞因缺血而死亡。

肝硬化的防治

肝硬化是一种常见的、由不同病因所引起的肝脏慢性进行性、弥漫性疾病。其特点是一种病因或数种病因反复、长期损伤肝细胞，导致肝细胞变性和坏死。广泛的肝细胞变性坏死后，肝内结缔组织再生，出现纤维组织弥漫性增生。同时肝内肝细胞再生，形成再生结节，正常肝小叶结构和血管形成遭到破坏，形成假小叶。经过一个相当长的时期（数年甚至数十年），肝脏逐渐发生变形，质地变硬，临床上称这一生理病理改变为肝硬化。

1. 肝硬化的病因

肝硬化在我国比较常见，以 20~50 岁男性多见，大多数为肝炎后肝硬化，少部分为酒精性肝硬化和血吸虫性肝硬化。引起肝硬化的病因很多，主要有以下几种。

1）病毒性肝炎

最常见的是由乙型病毒肝炎、丙型病毒肝炎及丁型病毒肝炎引起的，通常经过慢性肝炎阶段演变而来。急性或亚急性肝炎如有大量的肝细胞坏死和纤维化，可以直接演变为肝硬化。甲型和戊型病毒性肝炎不发展为肝硬化。在我国，病毒性肝炎所致的肝硬化最为常见。

2）慢性酒精中毒

长期大量饮酒（每日摄入乙醇 80 克达 10 年以上时），乙醇及其中间代谢产物（乙醛）的毒性作用引起酒精性脂肪肝或酒精性肝炎，继而发展为肝硬化。

3）胆汁淤积

持续肝内胆汁淤积或肝外胆管阻塞时，导致肝细胞炎症及胆小管反应，可能引起原发性或继发性胆汁性肝硬化。

4）代谢障碍

由于遗传或先天性酶缺失，致使代谢产物沉积于肝，引起肝细胞坏死和结缔性组织增生，如肝豆状核变性、血色病、抗胰蛋白酶缺乏症和半乳糖血症等。

5）肝脏淤血

慢性充血性心力衰竭、慢性缩窄性心包炎和各种病因引起的肝静脉阻塞综合征，使肝细胞缺氧而坏死、变性，终致肝硬化。其中由于心脏引起的肝硬化，称心源性肝硬化。

6）化学毒物或药物

长期服用某些药物，如双醋酚酊、甲基多巴、四环素等；或长期反复接触某些化学毒物，如磷、砷、四氯化碳等，均可引起中毒性肝炎，最后演变为肝硬化。

2. 肝硬化的早期征兆及症状

肝硬化大多起病隐匿，在硬化的早期甚至更长的时间里，没有明显的症状，而到严重阶段症状才明朗化，但此时大多错过了治疗的最好时机。因此，了解肝硬化的早期征兆，对发现隐匿性肝硬化有一定的意义。

1）肝硬化的早期征象

慢性出血，上消化道出血，输液后腹水、浮肿，慢性胆囊炎、胆结石，慢性腹泻，食欲减退、节律性上腹部疼痛、便血，以及雌激素增加出现的症状，如面颊小血管扩张及局部发红，上身出现蜘蛛痣，手掌及大小鱼际发红，皮肤黑色素沉着，阳痿等。

2）肝硬化的症状

许多轻度肝硬化病人没有症状，多年来表现健康。临床上将肝硬化分代偿和失代偿期。多数患者在肝功能代偿期有乏力、食欲减退、消化不良、恶心、呕吐，右上腹隐痛或不适，腹泻，体重减轻，白细胞及血小板低下等症状；在肝功能失代偿期，可出现严重腹胀、低热,并出现腹水,严重的可出现黄疸、出血、意识障碍。代偿期肝脏常肿大(也有明显缩小的),表面平滑,中等硬度,常有脾肿大;失代偿期有面色灰暗,色素沉着,面部和颈部及手臂有毛细血管扩张和蜘蛛痣,肝脏坚硬,表面可触及结节。此外,其他慢性肝脏疾病的症状也会发生,如肌肉萎缩、指头卷曲、皮肤蜘蛛痣、女性化(男性乳房增大)、颔下唾液腺增大、脱发、睾丸缩小(睾丸萎缩)以及神经功能不正常(周围神经病)等。

2.肝硬化的危害及治疗

肝硬化往往因并发症而死亡,主要有肝性脑病,上消化道大量出血,并发消化性溃疡,急性出血糜烂性胃炎,贲门黏膜撕裂综合征,静脉曲张破裂出血,其他并发症还有原发性肝癌、肝肾综合征、肝肺综合征等。绝大多数肝纤维化和早期肝硬化都是可以逆转的,可以基本治愈或完全治愈。临床上肝硬化采取综合治疗,早期以保养为主,防止病情进一步加重。首先针对病因治疗,酒精性肝硬化者必须戒酒。代偿期乙型及丙型肝炎,肝硬化期间采用抗病毒治疗;失代偿期除了保肝、恢复肝功能外,还要积极防治并发症。

4.肝硬化患者的生活调理

1)静养

中医认为,当机体剧烈活动或情绪激动时,肝脏把其所贮存的血向机体外围输送,以供机体需要;当机体休息时,机体外围血液需求量相对减少,部分血液归藏于肝,以达到养肝和恢复肝功能、提高肝脏自身免疫力的目的。肝硬化患者平时应注意休息,肝功能代偿期病人可参加一般轻体力工作,失代偿期或有并发症者应绝对卧床休息。

2)合理饮食及营养

合理饮食及营养,有利于恢复肝细胞功能,稳定病情。食物要多样化,合理食用蛋白质,供给含氨基酸的高价蛋白质、多种维生素、

低脂肪、少渣饮食。严禁食用油炸食品和干果类食品，因为这类食物容易划伤食道静脉，引起上消化道大出血，以致危及生命。降低饮食中钠的含量是肝硬化治疗的重要部分和普遍原则，可以有效地减少发生腹水和出血的机会。此外，肝硬化患者必须绝对禁酒。

3）改善肝功能

治疗肝纤维化和早期肝硬化可以采用黄芪、丹参、促肝细胞生长素等药物，合理应用维生素 B、维生素 C、肌苷、益肝灵、甘利欣、茵栀黄、冬虫夏草、灵脂及猪苓多糖等药物。

4）积极防治并发症

肝硬化失代偿期并发症较多，如肝性脑病（肝昏迷），上消化道大出血，气管炎，肺炎，肠道感染，自发性腹膜炎，革兰阴性杆菌败血症，原发性肝癌，肝肾综合征等。应根据病人的具体情况，选择行之有效的方法，如血氨偏高或肝功能极差者，应限制蛋白质摄入，以免发生肝昏迷；避免使用易致肝损害的药物；有水肿或轻度腹水的病人，每日饮水量应限制在 1 000 毫升~1 500 毫升等。应尽量延缓疾病的发展过程，控制症状和并发症，使病人生命得到延续，生活质量得以提高。

远离糖尿病困扰

糖尿病是以持续高血糖为其基本生化特征的一种综合病症，是由于人体内胰岛素绝对或相对缺乏，或拮抗胰岛素的激素增加，或胰岛素在靶细胞内不能发挥正常生理作用而引起的葡萄糖、蛋白质和脂肪代谢紊乱的一种代谢综合征。这是一种常见的内分泌疾病，其特征为血循环中葡萄糖浓度异常升高及尿糖，血糖过高时可出现多饮、多食、多尿、体重减轻、头晕、乏力等症状。随着发病时间的延长，身体内的代谢紊乱如得不到很好的控制，就可能导致眼、肾、神经、血管和心脏等组织、器官的慢性并发症，以致最终发生失明、下肢坏疽、尿毒症、脑卒中或心肌梗死，甚至危及生命。

糖尿病在西医上叫作甜性的多尿，中医上称为消渴，就是消瘦加上烦渴。它是环境因素和遗传因素长期共同作用，引起人体免疫功能障碍的结果，是慢性、全身性的代谢性疾病，久病可引起多个系统损害。现在，它已经成为继心血管疾病和肿瘤之后的人类健康第三大杀手。糖尿病通常分为 1 型糖尿病（胰岛素依赖型糖尿病）和 2 型糖尿病（非胰岛素依赖型糖尿病），其中 95% 为 2 型糖尿病。

1. 血糖的调节

血糖是指血液中的葡萄糖，血糖的含量是反映体内糖代谢状况的一项重要指标。血糖浓度的正常值在 3.89~6.11 毫摩尔/升之间，当血糖的浓度高于 8.89 毫摩尔/升，超过肾小管重吸收的能力，就可出现糖尿现象。正常人血糖能保持一定水平，主要依靠肝脏、激素及神经系统三者的调节，它们对血糖的调节主要是通过对糖代谢各主要途径的影响来实现的。血糖的根本来源是食物中的糖类，当人们饥饿时，肝脏就会将贮存在其内的糖原分解为葡萄糖，释放入血循环中，供给细胞组织的需要；进食后，血糖升高，肝脏又把血糖转变成肝糖原而贮存在肝中，以备需要。调节血糖的激素在控制血糖中占非常重要的地位。胰岛素是体内唯一降低血糖的激素，来源于胰腺，由胰岛内的 β 细胞产生，并释放入血液。它能促进组织细胞摄取和利用葡萄糖，促进肝细胞和肌肉细胞将葡萄糖合成糖原，促进糖类转变为脂肪，抑制糖的异生。使血糖升高的激素有胰高血糖蜜、肾上腺素、糖皮质激素及生长激素。体内多种激素相辅相成，共同形成一个糖代谢调节系统，维持着血糖的动态平衡。此外，神经在调节血糖方面也起重要作用，调节血糖有两套神经，其一为交感神经,它兴奋后就会使血糖升高,例如人们在发脾气和情绪激动时,血糖会升高;其二是迷走神经(又叫副交感神经),它兴奋则使血糖降低。正常时这两套神经作用保持在平衡状态。血糖过高或过低,都会引起疾病。糖尿病就是因为胰岛素缺乏而引起血糖过高的。

2.糖尿病发病先兆

由于糖尿病无症状期较长,以及隐性糖尿病较多,一旦症状出现,疾病已经较重了,因此捕捉其发病先兆,是早期发现糖尿病的一个重要途径。

1)口干、口黏

许多病人常有口干、口渴、口黏,口腔内有烧灼感,或口腔黏膜出现淤点、淤斑、水肿;有的病人舌体上可见黄斑瘤样的小结节。或出现不易治愈或经常复发的牙龈炎、牙周炎、牙龈出血及牙痛等。

2)肥胖

逐渐肥胖,体重递增,是糖尿病发作前的信号,但糖尿病一旦发病,即逐渐转为消瘦。

3)视力障碍

糖尿病由于代谢紊乱而导致微细血管病变,可引起白内障,导致视力下降;有时也会引起急性视网膜病变,引起急性视力下降。临床上发现上述进行性眼底改变、视力退化者,应高度警惕糖尿病的潜伏。

4)手足麻木

糖尿病可引起末梢神经炎,出现手足麻木、疼痛以及烧灼感等;也有的人会产生走路如踩棉花的感觉。在糖尿病的晚期,末梢神经炎的发病率就更高。

5)疲倦无力

糖在血液中滞留而不能被人体利用,人体不能用葡萄糖作为营养,就会导致疲倦无力。

6)尿路感染

糖尿病引起的尿路感染,菌尿起源于肾脏;而一般的尿路感染多起源于下尿道。尽管给予适宜的抗感染治疗,但急性肾盂肾炎发热期仍比一般的尿路感染发热期延长。

7)皮肤病变

糖尿病引起的皮肤病变有多种,病变范围广,种类多,对全身任何部位的皮肤都有损害,如皮肤瘙痒症,无汗或多汗症,硬肿病,环状肉芽肿,皮肤细菌感染,真菌感染等。不要放过糖尿病的任何蛛丝马迹,若出现皮肤异常,应及时到医院检查。

8)高血脂及动脉硬化、冠心病的进行性进展

糖尿病人脂肪代谢失常,累及心血管系统,往往同时伴有高血脂、动脉硬化,而且发展速度较快。故中老年人,凡有不明原因的血脂高、动脉硬化、速度发展较快的冠心病,都应警惕糖尿病的潜在可能。

3.糖尿病的并发症

糖尿病的危害主要来自并发症,糖尿病的高并发症发生率,导致了高致死率和高致残率。研究表明,糖尿病发病后10年,有30%~40%的患者至少会发生一种并发症。糖尿病的并发症主要有以下几种。

1)急性并发症

当糖尿病病情控制不理想时,容易发生糖尿病的急性并发症,有时可能危及患者的生命。

(1)低血糖反应:低血糖症又称胰岛素休克、胰岛素反应、低血糖休克、低血糖反应等。大多数发生于胰岛素治疗过程中,由于饮食与运动的配合不当所造成。轻度低血糖时,可有心慌、手抖、饥饿、出冷汗等表现。严重时可昏迷,甚至死亡。

（2）酮症酸中毒（1型糖尿病）：它是由于胰岛素严重不足造成的。酮症酸中毒大概占急性并发症的80%，是最常见的一种急性并发症。血糖明显升高，尿中出现酮体，血气有酸中毒，严重者昏迷，若抢救治疗不及时，可危及生命。

（3）非酮症高渗性昏迷（2型糖尿病）：见于2型糖尿病患者，其症状的特点为多尿、脱水、休克、意识昏迷，但呼吸无特殊变化。血糖异常升高，但尿中可不出现酮体，血渗透压升高，容易昏迷、死亡。

（4）乳酸酸中毒：乳酸毒症的发生，有原因不明的原发性者；也有因脱水、休克而造成血液循环障碍，体内无充足的氧气来进行正常的代谢，以致缺氧的代谢产物——乳酸大量增加的续发性者。其次，乳酸毒症也会影响体内酸碱平衡，甚至危及生命。

2）慢性并发症

糖尿病的慢性并发症是由于血糖长期控制不好，日积月累而引起的一种改变，包括大血管、微血管和神经病变，可使人们的健康水平和劳动能力大大下降，甚至造成残废或过早死亡。其并发症主要有以下几方面。

肾脏：蛋白尿、感染、肾功能衰竭；

心脏：冠状动脉栓塞、心绞痛、心衰、心律不齐；

大脑：脑充血、脑栓塞、半身不遂；

眼睛：白内障、青光眼、视网膜病变、视力下降、失明；

足：麻木、缺血、无力、溃疡、截肢。

4. 糖尿病的治疗

糖尿病是一种非传染性疾病，虽有一定的遗传因素在起作用，但起关键作用的是后天的生活和环境因素。糖尿病为终身性疾病，有的患者症状不明显，对疾病抱着无所谓的态度而不予重视；有的患者对漫长的病程及多种并发症和功能障碍产生焦虑、抑郁等情绪,对疾病缺乏信心。因此必须进行糖尿病营养健康教育,糖尿病营养健康教育的目的是使患者及其家属了解糖尿病发病的基本知识,了解营养知识,明白药物治疗、饮食疗法、运动疗法的针对性、长期性,加强自我保健意识,接受规范的长期治疗,控制疾病的发展,提高生命质量。

首先要从饮食上加以控制。以维持标准体重为准,做到"热量控制,结构调整"。人群饮食控制目标为:

(1)"二高"(高复合碳水化合物、高粗纤维),主食提倡食用粗粮、杂粮,饮食中应增加纤维含量,每日饮食中纤维素含量不宜少于 40 克。纤维素可促进肠蠕动,防止便秘,同时可延缓食物的消化吸收,降低餐后血糖高峰。病情控制较差者要注意维生素 B 和维生素 C 的补充。

(2)"四低"(低糖、低盐、低脂、低胆固醇),忌食葡萄糖、蔗糖、蜜糖及其制品;少食胆固醇含量高的食品,如肝、脑、肾等动物内脏类及鱼子、蛋黄等,胆固醇的摄入量应低于每日 300 毫克。

(3)"一平"(蛋白质),每日摄取的蛋白质中,动物蛋白应占总量的 1/3,以保证必需氨基酸的供给。食用含不饱和脂肪酸的植物油,忌食动物脂肪,以减少饱和脂肪酸的摄入,其量应少于总热量的 10%。

(4)"二忌",即忌烟酒。

糖尿病人应该知道自己的标准体重,并计算出每日所需热量。标准体重的计算是:标准体重(千克)=身高(厘米)-105,标准体重上下浮动 10%的范围就是理想体重范围。然后参照理想体重和活动强度计算每日所需总热量。成年人休息者每日每公斤标准体重需要热量 105~125 千焦;轻体力劳动者 125~146 千焦;中体力劳动者 146~167 千焦;重体力劳动者 167 千焦以上。热能摄入适当,将体重长期维持在正常水平,对控制血糖是至关重要的。

对糖尿病的饮食治疗可采用食品交换法，即将食品分为谷类、肉类、脂肪、奶类、水果和蔬菜共六类，谷类中大米 25 克、生面条 30 克、绿（红）豆 25 克各为一个单位；肉类中瘦猪肉 25 克、瘦牛肉 50 克、鸡蛋 55 克各为一个单位；脂肪类豆油 9 克、花生米 15 克各为一个单位；奶类中牛奶 110 毫升、奶粉 159 克、豆浆 200 毫升各为一个单位；水果类中苹果 200 克、西瓜 750 克各为一个单位；蔬菜类中菠菜 500~750 克、萝卜 350 克各为一个单位。每类食品中，等值食品可互换，营养值基本相等。病人可据此制定食谱。此法可使食物的选择性增加，便于病人掌握。

适量运动有利于控制高血糖，运动是一种降糖疗法，尤其是餐后的运动更能使血糖下降。运动能消耗更多能量，加速血糖分解代谢，提高胰岛素的降糖作用，使高血糖降低。运动要讲究科学和艺术，循序渐进、量力而行，运动的原则是定时定量。糖尿病患者在餐后半小时到 1 小时活动为宜。

一般而言，体育锻炼应根据糖尿病患者的年龄、体力、病情及有无并发症等情况长期、有规律地进行。体育锻炼方式包括步行、慢跑、骑自行车、太极拳、游泳等有氧活动。运动要适度，不要过于疲劳，不宜参加剧烈的运动。用胰岛素治疗者，应根据胰岛素的使用情况来决定运动量和运动时间，最好每日定时活动；进行计划外的运动前，应减少胰岛素量或根据运动量在运动前加餐。如运动后血压上升，感到头晕；或血糖上升、有尿酮体出现时，应减少运动量或暂停运动。

如果经过饮食治疗和运动疗法以后，血糖仍不能达标，就要使用药物治疗。对糖尿病具有治疗作用的药物，可以分为胰岛素和口服降糖药两大类，它们对不同类型的糖尿病人有其各自相应的适应证。对于胰岛素依赖型糖尿病，由于患者体内的胰岛素量不足，所以只有补充相应数量的外源性胰岛素，才能使病情得以控制，医学上称为"替代疗法"。这种类型的糖尿病以越早使用胰岛素越好，不可久拖不决。对于大多数非胰岛素依赖型糖尿病人，口服降血糖药物有很好的治疗效果。糖尿病患者选用哪一种药物，一定要根据患者病情，在医生指导下用药，病人自己不可随意滥用。

慢性病发病的原因与人们不良的生活方式有关。改变不良的行为习惯，建立健康的生活方式，是预防这些慢性病的最有效的途径。控制血糖是治疗糖尿病的关键，目前糖尿病还不能根治。有些糖尿病病人经过一段时间的正规治疗，血糖可以降至正常，甚至不用药也可维持血糖在正常范围，但这并不意味着糖尿病已被治愈，如果放松治疗，糖尿病的症状就会卷土重来。所以，糖尿病病人要做好打持久战的思想准备，长期坚持饮食治疗、运动治疗和糖尿病监测，必要时采用药物治疗，使血糖始终控制在满意水平。

5. 自我测试：你得糖尿病的危险有多大？

危险因素	个人情况	评分	你的分数
直系亲属中有糖尿病史	是	加 2 分	
	否	不加分	
体重	超过理想体重 10 千克	加 4 分	
	未超过理想体重 10 千克	不加分	
高血压	是	加 4 分	
	否	不加分	
抽烟	是	加 2 分	
	否	不加分	
缺乏运动	是	加 4 分	
	否	不加分	
每天锻炼 30 分钟，每周锻炼 3 次以上	是	不加分	
	否	加 2 分	
饮食中的脂肪	每天都有	加 4 分	
	每周都有	加 2 分	
	少吃或不吃	不加分	

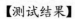

【测试结果】

如果你的总分少于 8 分,说明得糖尿病的危险性很低,希望你保持现在的生活方式。

总分为 8~16 分,已经是中度危险,你应该了解糖尿病的基本知识,避免糖尿病的发生。

总分高于 16 分,说明你患糖尿病的危险性很高,应及时调整饮食和生活习惯,必要时去医院做健康检查。

健康生活从颈椎开始

你是否时常感到脖子酸痛,颈背发麻,身体僵硬?如果出现这些症状,当心颈椎病已经悄悄来临。颈椎病通常是年轻时不良生活习惯造成的, 长时间用电脑或伏案工作, 久而久之颈椎就出现了问题。如果抓住治疗时机,往往用简单的治疗方法就可以解决;如果讳疾忌医,贻误治疗时机,后果就严重了。

1. 颈椎病的病因

颈椎病是由于颈椎间盘退行性病变、颈椎骨质增生所引起的一系列临床症状的综合征。颈椎的退行性病变是一个长期、缓慢的过程,可发生于任何年龄,以 40 岁以上的中老年人为多。颈椎病具有发病率高、治疗时间长、治疗后极易复发等特点。

颈椎病的发病原因很多。随着年龄的增长,颈椎及椎间盘会发生退行性改变, 而椎间盘的退行性变化是颈椎病发生发展中最基本和最关键的基础。其次是外伤因素,在椎间盘蜕变的基础上,头颈部的外伤更易诱发颈椎病的产生与复发。病人往往在轻微外伤后突然发病,而且症状往往较重,如果合并骨折、脱位,就会给治疗增加更大困难。第三是慢性劳损，各种超过正常范围的过度活动，使椎间盘受到来自各方面的牵拉、挤压或扭转，如工作姿势不当，长期伏案工作；枕头的高度不当或垫的部位不妥等，都会造成颈椎损伤。第四是咽喉部炎症，咽部的细菌、病毒等炎性物质，可以播散到颈椎部的关节及周围的肌肉和韧带，使这些组织痉挛、收缩、变性，破坏局部的完整性和稳定性，最终引起内外平衡失调，导致颈椎病。第五是环境因素，寒冷、潮湿的环境可造成局部肌肉的张力增加，肌肉痉挛，增加对椎间盘的损害。

2. 颈椎病的主要症状

颈椎病可分为颈型、神经根型、脊髓型、椎动脉型、交感神经型和其他型。

颈型颈椎病是颈椎病中较轻的一种，是由于头颈部长期处于单一姿势，造成颈部肌肉、韧带和关节劳损所致。主要症状为：颈部易疲劳，颈项强直、疼痛，不能长久看书和写字；晨起常感到颈部发紧、发僵，活动不灵活等症状。

神经根型颈椎病是颈椎病中最常见的一种，约占 60%，是由于颈椎蜕变、增生，刺激和压迫颈部神经根而引起的病症。主要症状为：疼痛向上臂、前臂和手指放射，手指有麻木过敏、异样感，手指活动不灵，肩胛、上臂、前胸区有疼痛感。

脊髓型颈椎病是一种比较严重的颈椎病，它是由于颈椎间盘向后突出、椎体骨质增生等原因，对颈部脊髓直接压迫而引起的。主要症状：早期为单侧或双侧下肢麻木，以后发展为肌力虚弱，行走困难，大小便功能障碍，甚至各种类型的瘫痪。

椎动脉型颈椎病也较为常见，它是在颈椎蜕变的基础上，引起椎动脉供血不足，从而引起一系列病症。主要症状：眩晕，还伴有恶心、呕吐，颈部转动时，突然发生四肢麻木、软弱无力而跌倒，猝倒是这种病特有的症状。

交感神经型颈椎病是由于颈椎退行性改变,骨质增生刺激或压迫了颈部交感神经所引起的病症。主要症状:头晕,头颈、面部发麻疼痛、枕部疼痛,眼睑下垂,眼窝肿痛,视物模糊,甚至失明。心跳加快,心动徐缓,心前区疼痛,肢体发冷。

其他型,如颈椎病引起的失眠健忘症等。

3. 保护好自己的颈椎

掌握颈椎病的防治知识,增强保健意识,采取积极的保健方法,才能防止、延迟颈椎病的发生,减轻患者病变的程度,减少痛苦。

出现颈、肩、背疼痛,脖子转动不灵活,上肢麻木酸胀、肌肉萎缩,头晕、头疼、恶心、呕吐、耳聋、耳鸣、视物不清等颈椎病症状,而又无其他确诊疾病时,应及时去正规医院检查颈椎。

脑力劳动者应多参加室外活动,以提高软组织的耐受力、抗损伤力和免疫功能。避免长期同一姿势工作,应定时改变头部体位;工作一段时间之后,做头及双上肢的前屈、后伸及旋转运动,这样既可缓解疲劳,又能使颈部肌肉发达,增强颈肩顺应颈部突然变化的能力。体力劳动者应劳逸结合,避免颈部疲劳。

注意保暖、防潮,特别是颈肩部的保暖;避免头颈负重物;坐车时不要打瞌睡,以免闪伤、挫伤颈部。

正确姿势是最好的预防方法。伏案工作者要纠正不良姿势,注意端正头、颈、肩、背的姿势,谈话、看书时要正面注视,保持脊柱的正直。站立时收腹挺胸,双肩撑开并稍向后展,双手收拢并自然下垂,膝盖内侧稍微夹紧。行走时双手微微向身后甩,双脚尽量走在一条直线上,行走时脚跟先着地,脚掌后着地。

防止各种外伤事故,及早、彻底治疗颈肩、背部软组织劳损,防止其发展为颈椎病。

有些食物对颈椎病的预防和治疗有帮助,可对症进食。如多吃鱼、虾、鸡蛋、黄豆、猪骨等钙、磷丰富的食物,可防治颈椎病椎体骨质增生、退化和疏松等。多吃胡桃、山萸肉、生地、黑芝麻等，可起到强壮筋骨、推迟关节蜕变的作用。

4. 颈椎病患者自我保健法

1) 颈椎保健操

前俯后仰：坐位（或自然站立，双目平视，双脚略分开，与两肩平行），双手叉腰，头颈仰起，眼睛看天，逐渐加大后伸幅度；然后缓慢向前胸部位低头，同时呼气，双眼看地。做此动作时，要闭口，使下颌尽量紧贴前胸，交替进行，动作徐缓，各做 20 次。

旋肩舒颈：取站位或坐位，双手置两侧肩部，掌心向下，两臂先由后向前旋转 20~30 次，再由前向后旋转 20~30 次。

左右旋转：双手叉腰，头轮流向左右旋转，动作缓慢，做 15~20 次。

回头望月：站立，体位同前，头颈转向身后，观看身后天空。如此反复，左右交替，注意速度要慢。

波浪屈伸：自然站立，双目平视，双腿略分开，与肩平行，双手自然下垂，下颌往下前方波浪式屈伸。在做该动作时，下颌尽量贴近前胸，慢慢屈起，双肩往后上下慢慢运动。下颌屈伸时要慢慢吸气，抬头还原时慢慢呼气。

肩部运动：双手搓肩背，由慢到快，至发热为止。或两腿分开与肩相平，两上肢放松，然后甩起左手拍打右肩，同时右手拍打腰部；再甩起右手拍打左肩，左手拍打腰部。两手协调交替拍打各 50 次。

耸肩：站立，双手自然下垂，双脚分开与肩同宽，双侧肩膀做反复上耸及下落动作 30~50 次。

手臂运动：两手臂上下前后摆动，或做扩胸运动，每天早晚各 50 次。

2) 热敷疗法

热敷可改善血液循环，缓解肌肉痉挛，消除肿胀，以减轻症状。在热水袋里灌半袋热水，温度不宜太高，局部温度应保持在 50~

60℃。睡前把热水袋放在后颈部,热敷时间每次 15~20 分钟,每日 2 次。急性期病人疼痛症状较重时,不宜做温热敷治疗。

3)选择合适的床、枕头和睡姿

颈椎病患者应选用对颈椎有好处的床。一般来说,用被褥铺垫的松软合适的木板床, 可维持脊柱的平衡状态, 有利于颈椎病患者,并且较为经济实惠。 弹簧合理排列的席梦思床垫,可起到维持人体生理曲线的作用,也较适宜颈椎病患者。如果颈椎病是由于寒潮引起,还可使用电热毯,以利于放松和缓解痉挛的肌肉、关节,在一定程度上可起到缓解颈椎病症状的作用。

睡觉时枕头是维持头颈正常位置的主要工具。应选择符合颈椎生理曲度要求的枕头,避免枕头太高或太低。一般来说,枕头高以 8~15 厘米为宜;或按公式计算:枕高=(肩宽−头宽)÷2。枕头太高会使头部前屈,增大下位颈椎的应力,有加速颈椎蜕变的可能。

良好的睡姿应该是使胸、腰部保持自然曲度,双髋及双膝呈屈曲状,此时全身肌肉即可放松,最好采取侧卧或仰卧,不可俯卧。良好的睡姿,有利于维持脊柱的生理曲度,缓解关节的疲劳。

腰椎间盘突出症的治疗

随着年龄的增长,人们常常感到自己腰酸背疼。除了腰肌劳损、腰扭伤外,腰椎间盘突出症是引发中老年人腰痛的又一常见原因。腰椎间盘突出症是骨科临床常见病, 它是指腰椎间盘发生退行性改变,纤维环中的纤维变粗,发生玻璃变性,以致最后破裂,使椎间盘失去原有的弹性,不能担负原来承担的压力。在过度劳损,体位骤变,猛力动作或暴力撞击下,纤维环即可向外膨出,从而使髓核经过破裂的纤维环的裂隙向外突出。

1. 腰椎间盘突出的常见病因

1) 腰椎间盘的退行性改变

椎间盘在成人之后逐渐缺乏血液循环，修复能力也较差，因经常受体重的压迫，腰部又经常进行屈曲、后伸等活动，易造成椎间盘较大的挤压和磨损，长期慢性积累性劳损会导致腰椎间盘的退行性改变。蜕变的腰椎间盘纤维变性，弹性减低、变薄，在此基础上，遇到一定的外力或椎间盘压力突然增高，即可使纤维环破裂，髓核突出。

2) 不良姿势

身体的不良姿势引起的腰部损伤是腰椎间盘变性的主要原因，如长期的前倾坐姿及反复的弯腰、下蹲，突然的腰部负荷增加，尤其是快速弯腰、侧屈或旋转，会严重破坏纤维环。

3) 腰部外伤

在腰椎间盘突出患者中，约 1/3 有不同程度的外伤史。常见的外伤形式有弯腰搬重物时腰部的超负荷，各种形式的腰扭伤，腰部受外力撞击等。此外，进行腰穿检查或腰麻后，也有可能产生椎间盘突出。

4) 受寒受潮

寒冷或潮湿可引起小血管收缩、肌肉反射性痉挛，也可能造成蜕变的椎间盘破裂。

5) 腰椎间盘内压力突然升高

剧烈咳嗽、打喷嚏、大便秘结、用力屏气时，也会引起腰椎间盘突出。

2. 腰椎间盘突出的症状

腰椎间盘突出症的发病多数在扭伤、弯腰抬重物或劳累之后，主要表现为腰痛伴坐骨神经痛。疼痛部位较深，难以定位，一般为钝痛、刺痛或放射性疼痛。表现为腰痛,一侧或双侧下肢疼痛;或一侧下肢痛、麻。疼痛常向臀部、大腿、小腿外侧及足底放射。腿痛重于腰背痛是椎间盘突出症的主要体征之一。疼痛主要是由于椎间盘突出后,刺激了纤维环外层和后纵韧带中的窦椎神经纤维所产生的。咳嗽、喷嚏、用力排便时,均可加重疼痛;行走、弯腰、伸膝起坐时牵拉神经根,也使疼痛加剧。屈髋、屈膝卧床休息时疼痛减轻。疼痛多为间歇性,病程长,其下肢放射部位感觉麻木。急性发生时疼痛常剧烈难忍,一般止痛药无效,并于活动、弯腰、久站、咳嗽、打喷嚏和排便时疼痛加剧,卧床休息时好转。严重者有明显跛行,也可使脊柱姿势改变,腰椎间盘突出后,90%以上的患者有不同程度的功能性脊柱侧弯。侧弯能使神经根松弛,减轻疼痛,是减轻突出物对神经根压迫的一种保护性措施。

如果只是洗脸、起床叠被或弯腰拿了点东西,就突然腰扭伤,而且这种扭伤反复发作,那就要注意了,它可能是腰椎间盘突出症的信号。

3. 腰椎间盘突出患者的日常保养

腰椎间盘突出症的治疗关键是解除神经刺激或压迫,消除神经炎症,促进神经修复和腰椎功能恢复。患者日常保养的目标为减缓疼痛,减轻痛苦,尽快恢复正常的生活、工作和减少复发次数。

患者应睡硬板床或质地较硬的床,减轻腰椎负担。可弯曲髋关节侧卧,或者在腿下面垫上垫子屈腿仰卧。

避免久坐,坐着工作时应注意桌椅的高度,定时活动腰部、颈部,定时伸腰、挺胸。经常按摩腰腿部,或做一下体操,以缓解腰部肌肉的紧张。

减轻腰部负荷,避免过度劳累,避免弯腰提重物,如捡拾地上的物品不要直接弯腰取物,宜双腿下蹲、腰部挺直,动作要缓慢。

突然坐起常会伤到腰部,因此睡醒后应先在床上将腿屈起,向两边活动活动,然后再用胳膊支撑上身起床。

积极锻炼腰背肌，增加脊柱的稳定性。腰部肌肉力量增强，有利于保护椎间盘。功能锻炼可采用五点式的方法，即把头部、双肘及双足跟作为支撑点，使劲向上挺腰抬臀法。锻炼应循序渐进，逐渐增加，避免疲劳。

腰部保暖要做好，防寒、防潮，避免受凉。寒热交接的季节，轻微的风邪即可造成腰椎病的复发。可用红外线频谱仪照射腰部或做腰部热敷，以促进局部组织血液循环，减轻水肿症状。

当腰腿痛急性发作、疼痛剧烈时，应立即卧床休息。如果不能平卧，可侧卧或俯卧。在三四天内，应避免做向前弯曲的动作，如弯腰穿鞋、拖地、洗头等。

发作时，可贴"消肿止痛膏"和口服"腰腿康复丸"。大号"消肿止痛膏"贴腰部，小号贴环跳、承山、委中或者足三里穴位。"腰腿康复丸"具有补肾壮骨、祛风除湿、舒筋通络、活血消肿、止痛镇痛之良效。30天为一疗程，内外兼施，1~3个疗程便可痊愈。

也可在医生的指导下作骨盆牵引。理疗、推拿和按摩都可使痉挛的肌肉松弛，减轻腰椎间盘的压力，但应注意强力的推拿按摩往往是弊大与利。

4. 腰椎间盘突出患者的保健法

俯卧位，用双手撑起身体，肘关节伸直，坚持3分钟后复原1分钟，重复6~8次。使腰部下沉，腰椎尽量恢复到原来的正常生理曲度。

坐位或立位，双手掌用力向下推摩到骶尾部，然后再向上推回到背部，重复12~24次。

采用俯卧位，沿腰背部顺行向下至小腿进行揉摩，以放松身体，舒通经络，使气血得以畅通。

用掌部自腰脊部开始向下至小腿进行拍打，以舒筋活血、兴奋、松懈肌肉，使腰腿肌肉得到放松舒展。

俯卧，腹下放一个枕头，双手紧扣于背后，将双腿、头部和肩膀尽量提起，坚持 1 秒钟，然后放下松弛，重复 6~8 次。

直立，双脚微微分开，手放腰背部，四指并拢。手指向后，以双手作支柱，尽量将腰以上身躯向后弯，双膝要保持挺直。维持 1~2 秒钟，然后回到开始位置。

两脚分开，比肩稍宽，两手叉腰，拇指在前，两腿始终伸直，膝关节稍屈。腰部自左、前、右、后作回旋动作，重复 12~24 次；再改为腰部自右、前、左、后作回旋动作，重复 12~24 次。

俯卧，头转向一侧。两腿交替做后伸动作，或两腿同时做后伸动作；也可两腿不动，上身躯体向后背伸。然后还原，每个动作重复 12~24 次。

坐在一个特制的固定练功车或健身器上，作蹬车活动，模拟踏自行车，重复动作 2~4 分钟。

静悄悄的流行病——骨质疏松症

原发性骨质疏松是以骨量减少、骨的微观结构退化为特征的，致使骨的脆性增加以及易于发生骨折的一种全身性骨骼疾病。骨质疏松症是骨质加速流失所导致的结果。骨是由钙盐沉积在骨基质上而形成的，有一定的强度和弹性，钙质从骨骼组织中流失，就会导致骨骼严重减少，使得骨骼疏松、变脆、变弱，因而容易骨折。骨质疏松症已经成为一个世界范围的健康问题。目前全球约 2 亿人患有骨质疏松，其发病率已跃居常见病、多发病的第 7 位。其中每年约有 5 000 万人因此而发生骨折，有近千万人因此而死亡。

1. 骨质疏松症的病因

1）年龄

一般情况下，年龄越大的人，骨的质量越差。年龄超过 30 岁以后,制造骨组织的速度会开始相对减慢,被分解的骨组织比新制造的骨组织多,因此导致骨质慢慢流失。

2)体形

一般认为体形瘦小的人,峰值骨量也低于正常人,发生骨质疏松症的危险性明显高于其他体形的人。

3)激素

目前已知的与骨质疏松症直接相关的激素有以下几种:①雌激素;②降钙素;③生长激素;④甲状腺激素;⑤皮质醇激素;⑥甲状旁腺激素;⑦雄激素;⑧活性维生素 D_3。

4)不良生活习惯

如过度饮酒、吸烟和缺少运动。

5)营养不良,缺乏钙质

过高的蛋白质摄入量,雌激素相对于黄体酮(促进骨骼生长的主要物质)过剩,会导致骨骼中的钙质流失;缺乏骨骼生长所需的营养物质,包括钙、镁、维生素 D、锌、硅、磷、硼等,均会导致骨质疏松。

6)药物

类固醇、化疗、抗痉挛药物都可导致骨质疏松。

7)内分泌疾病

甲状腺亢进、癌症及发炎性肠疾也能导致骨质疏松。

2. 骨质疏松症的症状

1)腰酸背痛

腰酸背痛是骨质疏松症早期出现的症状,常局限某部位,后来可能散布全身。疼痛沿脊柱向两侧扩散,或伴四肢放射痛、带状痛、肢体麻木、无力,或伴肌肉疼痛等。直立时后伸或久立、久坐时疼痛加剧,夜间和清晨醒来时加重,弯腰、肌肉运动时加重。一般骨量丢失 12%以上时,即可出现骨痛。

2）驼背，脊椎变形、体形改变，身材变矮

脊椎椎体前部几乎多为松质骨组成，容易压缩变形，使脊椎前倾，形成驼背。有的患者出现身高明显降低的现象；有的关节变形，行动受限，甚至长期卧床，无法行动。

3）易发生骨折

这是骨质疏松症最常见和最严重的症状，一般骨量丢失 20% 以上时，易发生骨折。脊椎骨特别容易骨折，因为在脊椎骨的构造中，枝状骨的含量比皮质骨高出许多。此外，股骨的上端（大腿骨）是支撑体重的主要位置，腕骨则是在跌倒时常被用来承受冲击的部位，因此，这两处骨骼也容易发生骨折。此外，发生骨折后常会因长期卧床而并发生肺炎、褥疮、静脉炎，严重者可引起死亡。

4）皮肤明显变薄，牙齿突然变得尖锐，或者出现明显的脱钙

头发、皮肤、牙齿、指甲都是骨骼外在的表现，如果患了骨质疏松，也会出现明显异常。

3. 骨质疏松症的防治

现代医学认为，骨量的丢失年龄段女性为 35 岁以上，男性为 40 岁以上，骨质疏松的防治也宜早不宜迟。预防保健很重要，不要认为预防骨质疏松的工作还未轮到你，也不可认为自己年迈来不及了，保护骨骼的工作任何时候都不嫌迟。

1）祛除病因

引起骨质疏松的原因很多，防治时首先要祛除病因，特别是由激素、药物及内分泌原因引起的。所以，要尽量减少导致骨质疏松的因素，有针对性地防治。

2）多运动

千万不要小看运动在防治骨质疏松症中的重要作用。人体的骨组织是一种有生命的组织，人在运动中会不停地刺激骨组织，骨组

织就不容易丢失钙质,骨质疏松症就不容易发生。长期循序渐进地运动,不仅可减缓骨量的丢失,还可明显提高骨盐含量。另外,经常运动的人不容易摔跤,这就有可能有效地预防骨折的发生。对骨质疏松症比较有意义的锻炼方法是散步、打太极拳、跳舞、练健身操、做广播体操以及游泳。一般情况下,每周运动 3~5 次,每次 30 分钟。走路是最简易的锻炼方式,年轻人运动中的最高心率最好控制在每分钟 120~130 次,老年人应为 100 次左右。

3)摄取足够的钙质

人体内的钙有 99% 存在于骨骼内,当膳食钙的供给量不足时,就会从骨骼中摄取,以补充不足,从而引起骨质的损失。钙的吸收除受年龄的影响外,也受体内激素水平的影响。如钙吸收正常,每日给 1.00~1.50 克即可;对 65 岁以上老人,每日 0.75~2.5 克。

在我们常吃的食物中,乳类及乳制品中含钙较高,而且最容易被消化吸收,可以作为补钙的首选食品。如牛奶的含钙量约为 120 毫克/100 克,若每日喝 500 克奶,就可获得 600 毫克钙。除此之外,海产品、海带、虾皮、紫菜、豆类及豆制品中也含有丰富钙质。要注意的是,通过饮食防治贵在持之以恒,短时间内暴饮暴食不但对身体无益,反而有害。

钙被人体吸收和利用,还有其他条件。如果没有维生素 D 的参与,人体对膳食中钙的吸收还达不到 10%。长期饮酒、吸烟,长期饮用咖啡或茶,都会影响钙的吸收与利用。酒精有干扰维生素 D 的代谢和加速钙排出的作用;尼古丁和咖啡因,可加速钙的排出。所以,中老年人有烟酒嗜好者,更易得骨质疏松症。

如果通过饮食不能满足需要,在必要时可补充钙剂。有效钙含量:碳酸钙中为 28%,而葡萄糖酸钙中仅占 11%。因此,补充钙剂时,应注意选择钙吸收率高及钙的有效含量高的制剂。

4）晒太阳

经常晒太阳，对防治骨质疏松症是非常必要的。户外活动时，阳光中的紫外线照射，可使人体皮肤产生维生素 D。而维生素 D 是骨骼代谢中必不可少的物质，可以促进钙在肠道中吸收，有利于骨钙的沉积。

5）减少食盐摄入量

钙质可以随着钠在尿液中被排出，因此要适当减少食盐摄入量。

4. 自我测试：你是潜在骨质疏松症患者吗？

有骨骼疾病的家族病史	①是	②不是
曾经因为轻微的碰撞或者跌倒就伤到自己的骨骼	①是	②不是
经常连续 3 个月以上服用可的松、强的松等激素类药	①是	②不是
肤色白皙，骨架较小，体脂肪较少	①是	②不是
40 岁以上	①是	②不是
对乳品过敏	①是	②不是
经常过度饮酒	①是	②不是
每天吸烟超过 20 支	①是	②不是
是否有阳痿或缺乏性欲这些症状	①是	②不是

【测试结果】

如果你的回答有超过 5 个以上"是"，说明你可能存在患骨质疏松症的危险，但这并不证明你就患了骨质疏松症。是否患有这种病症，需要专业医师进行骨密度测试来得出结论。你可以把你的测试结果交给医生寻求指导，他会建议你是否有必要进行治疗。

痔疮的防治

痔疮是人类常见的一种疾病，人们对痔疮的认识已有几千年的历史了。在传统意义上，痔被定义为直肠下端或肛管的静脉丛发生一处或数处扩张或曲张。关于痔的新概念是在近代出现的，认为痔是直肠海绵体（即肛垫）增生。肛垫是直肠肛门正常解剖的一部分，普遍存在于所有年龄的男女性及各种族人群中。肛垫向远侧（肛缘侧）移位，伴有肛垫中纤维间隔的破裂，致使位于肛垫内一些间隙中的静脉丛淤血、扩张、融合，甚至出现细小的动静脉交通，局部形成团块，这就是痔。痔不是曲张的直肠上静脉终末支，而是移位的肛垫，合并出血、脱垂、疼痛、嵌顿。血管仍然是构成痔的主要成分。

1. 痔疮的病因

痔疮的发病一般与以下几种因素有关。

1）生理结构的缺陷和直立体位

人体站立或直坐时，肛门位置低，由于重力和脏器的压迫，影响血液回流，肛垫内一些间隙中的静脉丛容易淤血，所以经常站立或坐位的人容易患痔疮。

2）便秘

排便时间过长，憋便、蹲厕过久，可使腹压增高，肛门直肠部充血，痔静脉曲张，肛管随粪便下移，可导致肛垫向远侧（肛缘侧）移位，久之容易产生痔疮。

3）运动不足

如果运动不足，肠蠕动减少，粪便下行迟缓，会形成习惯性便秘，从而导致痔疮的发生。

4）感染

感染性肛窦炎、肛周脓肿、肛腺感染、痢疾、肠炎、肠道寄生虫病等，均可引起直肠下部周围组织发炎，使痔静脉管壁变脆，继发血管扩张充血而引起或加重痔疮。

5）饮食因素

饮食过多、过饱或常吃精细、肥腻食品，或大量饮酒及食用辣椒、姜、葱等刺激性食物，容易生湿积热，下注肛门，引发痔疮。

6）腹压增高

肝硬变、门静脉血栓炎、腹腔肿瘤如结、直肠肿瘤等，都会压迫腹腔内血管，形成痔疮。

7）遗传因素

痔疮在有血缘关系的人群中发病率较高，可能与遗传因素有关。

2. 痔疮的分类及症状

发生部位是痔疮分类的依据，痔疮分为三型：发生在肛管齿线（齿线位于肛管皮肤和直肠黏膜交界的部位）以上的痔疮，即痔核位于肛门里面黏膜的，称为内痔；发生在齿线以下的痔疮，即位于肛门口内侧附近的，称为外痔；齿线上下均有而且互相连接在一起的，称为混合痔。

内痔是肛垫移位及病理性肥大，包括血管丛扩张，纤维支持结构松弛、断裂。一般不痛，以便血、痔核脱出为主要症状。根据内痔病变程度和临床表现，又可分为三期：一期，肛门稍有瘙痒，分泌物较多，偶有便后手纸带血或滴血；二期，痔核较大，用力排便时，痔核脱出于肛门外，便后可自行回到肛门内，便后手纸带血、滴血、射血不等；三期，大便困难，便后擦不干净，有坠胀感，会射血，痔核脱出后不能自行还纳，甚至咳嗽、用力、走路时也会脱出于肛门外，必须用手送回肛门内。

外痔是指血管性外痔，即肛周皮下血管丛扩张，表现为隆起的

软团块。以疼痛、肿块为主要症状,肛门周围长有大小不等、形状不一的皮赘。根据其病理特点不同,又可分为血栓外痔、炎性外痔、静脉曲张型外痔及结缔组织型外痔或皮赘外痔四种。其中以炎性外痔最多见,常由肛缘皮肤损伤和感染引起,主要表现为肛缘皮肤皱襞突起,红肿热痛、水肿、充血明显,有压痛,排便时疼痛加重,并有少量分泌物,有的可伴有全身不适和发热。

3. 痔疮的危害

俗话说"十人九痔",痔疮的发病率很高,肛门直肠疾病的发病率为59.1%,而痔疮占所有肛肠疾病中的87.25%。工作性质需要久站、久坐、少活动的人为高发人群,如机关工作人员、汽车司机、教师、民警、售货员等。痔疮最主要的症状是便血和脱出,大便时反复多次的出血,会使体内丢失大量的铁,引起缺铁性贫血。贫血较重时,就会出现面色苍白、倦怠乏力、食欲不振、浮肿、心悸、兴奋、烦躁等症状。痔疮的另一个主要症状是内痔疮脱出,脱出于肛门外的内痔疮,会逐渐形成血栓,出现痔疮核变硬、疼痛,难以送回肛门内,称为嵌顿痔疮。长时间的痔疮核嵌顿,会出现坏死、感染,出现肛门周围脓肿、肛瘘等疾病,或引发其他疾病。因此,若发现患有痔疮,应尽早治疗,以免治疗复杂化。

4. 痔疮的预防

1)预防便秘

正常人每日大便一次,大便时间根据个人习惯不同而有差异。正常排出的大便是成形软便,不干不稀,排便时不感到困难,便后有轻松舒适的感觉。要养成定时排便的习惯,最好的排便时间是每天早晨,这对于预防痔疮的发生,有着极重要的作用。可在清晨喝一杯凉开水来刺激胃肠运动,预防便秘。当有便意时,不要忍着不去大便,因为久忍大便会引起习惯性便秘。痔病患者坐马桶较蹲坑为好。排便时蹲厕时间过长,或看报纸或过分用力,这些都是不良的排便习惯,应予以纠正。如果发生便秘,可以采用合理调配饮食,养成定时排便的习惯加以纠正;也可服用治疗便秘的药物。对于顽固性便秘,应尽早到医院诊治,切不可长期服用泻药,否则会导致胃肠功能紊乱,加重便秘。应在正规医院的专科医师指导下正确治疗。

2)改变饮食结构

多吃粗粮,如谷类、玉米;多吃蔬菜,如菠菜、瓜类、萝卜等;多吃成熟的水果,如苹果、香蕉、梨等含维生素和纤维素较多的食物;摄入适当的蛋白质,如牛奶、禽蛋。高脂肪、高蛋白食物可使大便排泄缓慢,从而导致便秘。另外,还要有足够的水,每日饮水量应达2 000~3 000毫升。蜂蜜具有润肠通便、润肤养神的作用,可防止便秘。不饮酒,避免食用辛辣刺激性的食物,如辣椒、芥末、姜等。

3)保持良好的生活习惯

长期从事久坐、久立的工作,要注意经常变换体位,做到劳逸结合。保持肛门周围清洁,每日温水熏洗,内裤一天一换,洗净后一定要在阳光下晒干。

4)及时治疗引起痔疮的疾病

肠道慢性疾病,如腹泻、痢疾、肠炎等,以及腹腔肿瘤、肝硬化都可引起痔疮,此时应首先治疗这些基础性疾病,这些疾病缓解后,痔疮症状是可以改善的。

5)运动预防

适当地从事体育运动,能促进循环,消除便秘,增强肌肉力量,这些对痔疮的防治有着重要的作用。防治痔疮的运动有以下几种:

提肛运动。全身放松,将臀部及大腿用力夹紧,配合吸气,舌舔上腭,同时肛门向上提收。提肛后稍闭一下气,然后配合呼气,全身放松。每日早晚2次,每次15下。

自我按摩法。临睡前用手自我按摩尾骨尖的长强穴,每次约5分钟,可以疏通经络,改善肛门血液循环。

交叉起坐运动。两腿交叉,坐在椅子上,全身放松;两腿保持交叉站立,同时收臀夹腿,提肛;坐下还原时全身放松,连续做 10~30 次。

6)热水浴

坚持热水坐浴,以 30~40℃热水加少量食盐,每次 15~20 分钟,每晚 1 次。

5. 痔疮的治疗

1)药物疗法

口服中药,以减少或停止出血,缩小痔核,减少脱出,减轻或消除症状。治疗便血,实证者服用中成药地榆槐角丸;虚证者用补中益气丸或归脾丸或人参养荣丸;湿热下注大便不爽者用脏连丸。治疗痔块脱出不易回纳者,用中成药补中益气丸。治疗便干、便秘者,可用中成药麻仁润肠丸、新清片、清宁丸等通便。

口服西药:口服通便药,如双醋酚丁或酚酞,睡前服。便血可口服安络血,也可肌注维生素 K_3 或止血芳酸。

2)外治法

外治法是指肛门局部给药的方法。这种方法由于直接作用于痔局部,比口服药物疗效更好,药物经直肠吸收后,可直接进入大循环而不经过肝脏解毒。这样还减少了药物对胃、消化道和肝脏的副作用。

栓剂:常用的栓剂有很多种,如化痔栓、痔疮宁栓、红霉素栓、消炎痛栓等,睡前纳入肛门。以上栓剂各药店均有出售。

外敷药法:消痔散、五倍子散、九华膏、黄连膏等外敷。

熏洗法:苦参 30 克、黄檗 30 克、五倍子 30 克、蛇床子 20 克,煎水熏洗,每日 1~2 次。也可用朴硝、花椒以 10∶1 的比例加开水冲泡熏洗。

3)手术疗法

外科手术疗法,是目前治疗痔疮最可靠的方法。其特点是手术中及术后痛苦较轻，创面愈合快，疗效肯定。当痔经非手术疗法失败或痔周围支持的结缔组织广泛破坏，痔出血，血栓形成，痔脱出引起症状或嵌顿等，应采取手术治疗。

4）激光疗法

采用激光切除痔核，适用于各类痔疮，其特点是出血少，见效快。

5）胶圈套扎疗法

将特别的乳胶圈套在痔根部，使痔缺血坏死脱落。

6）液氮冷冻治疗

适于痔块稳定无感染者，使用冷冻机、液态氮作冷冻剂，把痔核冻成块，让其坏死脱落。

保护好你的前列腺

前列腺是男性特有的生殖器官，是男性最大的附属腺体。它主要由腺体组织、平滑肌和结缔组织构成，位置在膀胱和尿道交界处，环绕着膀胱的出口，像卫兵一样排列在膀胱的前面。它虽然只有核桃大小，在人体器官中并不引人注目，但它在男性生殖繁衍中扮演着不可缺少的角色。它可以生产前列腺液，每天可分泌 0.5~2 毫升较稀薄的乳白色液体。前列腺液是男子精液的重要组成成分，包括蛋白、脂类、无机盐、精胺、胆固醇等。精液中除了精子以外，液体成分中，大部分是前列腺液，占精液总量的 13%~32%，它含有果酸和氨基酸，是精子活动的能源。

前列腺的生理功能主要可概括为四个方面，即具有外分泌功能，它可分泌前列腺液；具有内分泌功能，阻止良性前列腺增生症的发病；包绕尿道，具有控制排尿功能；具有运输功能，当射精时，前列腺和精囊腺的肌肉收缩，可将输精管和精囊腺中的内容物经射精管压入后尿道，进而排出体外。

与人体许多组织器官不同，前列腺在人的一生中是不断生长变化的。受雄激素的控制，青春期前一般只有杏仁大小，青壮年时期核桃大小。中年之后，前列腺开始迅速增大，到老年甚至可以长成鹅蛋大小。前列腺器官虽小，但它带给男性的问题、麻烦却不少。根据流行病学调查，20 岁以上男性，31%~40%患有慢性前列腺炎。40~50 岁的男性，8%可以从显微镜下发现前列腺增生。50 岁时前列腺的发病率接近 50%，60 岁时发病率接近 60%，40 岁前后是前列腺增长最快的时期。目前，前列腺疾病已经成为威胁男性健康的第一大疾病，发病率呈上升和年轻化的趋势。

揭开前列腺炎"难治"之谜

前列腺炎是 50 岁以下男性最常见的泌尿系统疾病。前列腺炎的常见症状为尿急、尿频、尿痛、尿不尽、尿等待、血尿，早期伴有少许白色液体滴出；在腹部、会阴部或直肠内出现疼痛等。严重的前列腺炎可导致精液质量下降、生育能力降低，甚至引起部分人不育。同时，慢性炎症还常引起人体性功能的异常，如阳痿、早泄等。但对大多数患者而言，仅是暂时的躯体不适，并没有恶劣后果。前列腺炎的治疗应该尽量简单化，没必要采用复杂昂贵的方案治疗。本病的预防非常重要，需要医生与患者的密切配合，尤其重要的是患者的自身调护。

1. 前列腺炎的分类

前列腺炎按病因可以分为以下几类。

1）一般感染

一般感染即由一般细菌感染引起的前列腺炎，医学上称为非特异性细菌性前列腺炎。又可分为急性细菌性前列腺炎和慢性细菌性前列腺炎。急性细菌性前列腺炎是指前列腺非特异性细菌感染所致的急性炎症，较少发生，但症状来势凶猛，主要表现为尿急、尿频、尿痛和直肠及会阴部疼痛，多有恶寒发热、全身酸痛等症状。肛门指检可发现前列腺肿胀，触痛也十分明显。急性炎症时药物容易透入前列腺，针对性使用抗生素效果很好。慢性细菌性前列腺炎是前列腺非特异性细菌感染所致的慢性炎症，多发于25~50岁青壮年男子。主要表现是尿频、尿急、夜尿增多，伴尿痛或下腹部、会阴部疼痛不适，尿道口滴白等。对于慢性炎症，抗菌药物难以渗透入前列腺，治疗较为困难，因此，慢性前列腺炎病程较长，常易复发。慢性前列腺炎的治疗费用并不高。

2）特发性非细菌性前列腺炎

这种前列腺炎的发病原因不明，症状类似于一般的前列腺炎，有前列腺疼痛、排尿异常、尿道口有前列腺液溢出等症状，前列腺液白细胞可增多，但细菌培养发现无细菌生长。在诊断此种前列腺炎时，必须排除其他非细菌性因素，如滴虫、霉菌、衣原支原体等。

3）非特异性肉芽肿性前列腺炎

此型临床上主要表现为尿频、尿痛，尿道灼热，下腰部或会阴部疼痛等症状，病情发展快，有前列腺溢液增多、急性尿潴留等伴随症状，是网状内皮系统增生后产生的溶解度差的物质所引起的一种异物反应或过敏反应。

4）特异性前列腺炎

此型常常是由特定的病原体，包括淋菌、真菌和寄生虫（如滴虫）等侵犯前列腺而引起的感染。对付这类前列腺炎，通常必须采取特殊的治疗方法才能见效。

5）前列腺痛和前列腺充血

此型有持久尿频、尿急、排尿困难和前列腺部不适，但前列腺液中无脓细胞，也无明显感染病理改变，属非细菌性前列腺炎的一种。

2. 前列腺炎的感染途径

感染性的前列腺炎常常由于尿道炎、附睾炎、精囊炎引起，最常见的原因是细菌、病毒、滴虫、支原体通过位于后尿道的前列腺腺管开口进入前列腺。也可由其他部位的感染通过血液循环至前列腺引起。皮肤疖肿或扁桃体、呼吸道、肠道有炎症时，细菌也可通过血液途径侵入前列腺，造成前列腺炎。前列腺邻近的直肠、结肠、膀胱、尿道等发生炎症，也可通过淋巴管道引起前列腺炎。

非感染性前列腺炎常常由于饮酒；按摩过重；性生活不正常，如性生活过频、性交被迫中断、过多的手淫，或性生活过度节制；直接压迫会阴部，如骑自行车、骑马、长时间久坐等；以及感冒受凉等引起，使前列腺反复充血而发炎。

3. 前列腺炎的治疗

1）中西医结合治疗

前列腺感染的急性期，对抗生素比较敏感，可服用西药；在慢性阶段以后，服用中药治疗的效果比较好，所以目前对前列腺炎的治疗，应采用中西医结合的方法，取长补短，常可收到满意的效果。

（1）抗生素治疗。

目前，西医对前列腺炎，特别是急性前列腺炎，主要靠抗生素治疗。抗生素药物自血液弥散入前列腺液，大部分对引起前列腺感染的病菌是有效的，但由于不能穿越前列腺上皮的脂膜而进入前列腺腺泡中达到治疗作用，所以治疗效果不是很明显。

根据能弥散进入前列腺的抗菌药高低水平的不同，把抗生素作了分类。高水平的有红霉素、三甲氧苄氨嘧啶、氯林可霉素等；中等水平的有林可霉素、氯霉素；低水平的有氨苄青霉素、先锋Ⅰ号、强力霉素、卡那霉素、土霉素、青霉素 G、多粘菌素 B、利福平及多数磺胺药等,患者可在医生的指导下,选择药物品种、用量等。

　　治疗初期应及时选用足量、高效的广谱抗菌药物,以控制病情发展。对于不能用复方新诺明者,可每天用庆大霉素 3~5 毫克/千克体重,或妥布霉素 3 毫克/千克体重,分 3 次肌肉注射,以后根据细菌培养和药敏试验选药,病情好转后可改用口服药物如氟哌酸等,继续治疗 30 天。目前多用头孢类抗生素,临床可用伏乐新,每次 1.5 克,每日 2 次,溶于 100 毫升液体中静脉滴注;或先锋 V 号,每次 2.0 克,每日 2 次,静脉滴注。

　　目前的慢性前列腺炎中,85%以上为非细菌性前列腺炎,这些患者不需要采用抗生素静脉滴注。

　　(2)中药治疗。

　　中药对慢性非细菌性前列腺炎的治疗疗效确定,在临床上已被广泛应用。中医治疗本病,首当辨证治疗。

　　血瘀型:出现前列腺腺体硬韧有压痛,前列腺液量少,白细胞中度升高,小便涩滞,小腹下坠胀痛,腹股沟及睾丸阴茎胀痛等症状,可用凉血活血、行气通络、清热解毒、化瘀通络药物,如赤芍、红花、败酱草、黄檗、牛膝、王不留行等。

　　湿热型:出现腺体饱满,前列腺液量多,白细胞大量,多膀胱刺激症状如尿频、尿急、尿痛、尿后余沥、尿道灼热等,可用清热利湿之品,如滑石、甘草、车前子、蒲公英等。

　　脾肾亏虚:出现虚弱和神经衰弱症状,如尿道口滴白、头晕眼花、腰膝酸软、阳痿遗精、失眠多梦等症状,治疗时应在活血通络药物基础上加用健脾益肾之品,如党参、黄芪、枸杞子等。

　　中药多具有整体调节作用,可清热解毒、活血化瘀、固精导浊,能抑制或杀灭病原微生物,减轻炎性反应,改善临床症状及微循环和组织供血,改善盆底肌群的慢性充血过程,解除炎性梗阻,畅通前列腺的腺管,缓解盆腔慢性充血,提高机体的抗病能力,抑制病原微生物的繁殖，减少了再次复发的可能。

2）局部灌注给药或注射疗法

前列腺注射疗法对顽固难治的前列腺炎确有疗效，它是将抗生素经会阴部直接注入前列腺的治疗方法。也可向输精管内注射药物。抗生素可选用庆大霉素、卡那霉素、先锋霉素，单独或联合应用。这种治疗方法的优点是对患处直接用药，药物很容易扩散并被吸收；缺点是穿刺较为疼痛，可造成周围组织损伤并引起血尿，反复多次的穿刺可造成前列腺纤维组织增生、前列腺硬化等不良后果。因此在采用这种治疗方法时一定要慎重，只有当其他方法都无效时，才考虑应用，且每周穿刺不超过 2 次。

3）贴脐疗法

人的脐部有独特的透皮吸收的能力，还有敏感的神经分布，有利于药物直接吸收入血液产生效果。药物主要选用活血化瘀、散寒止痛类的，如麝香、白胡椒等。

4）物理疗法

物理疗法是借助于物理因素所产生的热力作用，对机体组织器官和致病因子发生作用，以调节机体本身的内因，使深部组织充血，改善血液循环，加强局部组织的滋养，加速炎性产物的吸收、清除，来恢复正常生理状态的一种治疗措施。它包括超声波疗法、短波疗法、超短波疗法、微波疗法、直流电药物离子导入法以及磁疗法。

5）坐浴疗法

坐浴疗法是最方便简单的治疗方法，它不需要购买医疗设备，患者自己在家中就可以操作，是值得推广的有效的家庭治疗方法。盆内倒入 40℃左右的水，坐入盆中，每次坐浴 10~30 分钟，水温降低时再添加适量的热水，使水保持有效的温度，每天 1~2 次，10 天为 1 疗程。热水中还可加适量苍术、广木香、白蔻仁等中药。如插入前列腺栓后再坐浴,可促进药物的吸收,提高疗效。

6)按摩疗法

按摩疗法疗效肯定,操作简便。患者取下蹲位或侧向屈曲卧位,便后清洁肛门及直肠下段后,戴上手套,涂上润滑剂或肥皂,轻轻插入肛门,在直肠前壁离肛门边缘 4~5 厘米处可触到前列腺,用中指或食指按压前列腺体,手指先从两侧向中央沟按摩,再向上下按摩,每次按摩 3~5 分钟,以每次均有前列腺液从尿道排出为佳。按摩时用力一定要轻柔,每次按摩治疗至少间隔 3 天以上。如果在按摩过程中,发现前列腺触痛明显、囊性感增强,则可能是慢性前列腺炎出现急性发作,要及时到专科门诊就诊。按摩治疗只是一种配合治疗手段,不能完全代替其他疗法。

前列腺炎的治疗多采用综合疗法,即各种治疗方法配合使用。慢性前列腺炎患者,若病情较轻,而前列腺液检查异常,则通过口服中药,并配合前列腺按摩和热水坐浴,症状即可减轻;若病情较重,前列腺液检查白细胞数较多,细菌培养阳性,则可选择适当的理疗,如直流电药物离子导入、微波治疗等,并选用联合口服抗生素,常可取得满意疗效。

注意性生活健康,保持个人卫生,对预防前列腺炎也十分重要。男性应该洁身自好,固定一个性伴侣;上洗手间前应该用肥皂或洗手液在流动的水下洗手;内衣内裤以及床上用品等都要经常清洁,并用消毒液消毒,或在阳光下晒干。

前列腺增生的防治

前列腺增生曾叫作前列腺肥大,多发生于 50 岁以上的老年人。前列腺一般在 40 岁开始发生增生的病理改变,50 岁后出现相关症状。其发病率在 50%以上,且随年龄增长呈递增趋势。所谓增生,是指由于实质细胞数量增多而造成的组织、器官的体积增大，是各种原因引起的细胞有丝分裂活动增强的结果。在病理上，前列腺为增生改变而伴肥大。增生本身是良性改变，但由于前列腺恰好位于膀胱出口处，在围绕着尿道的特殊位置，一旦发生增生，增大的腺体压迫后尿道，导致膀胱颈部梗阻，使膀胱内的尿液排出受阻，引起泌尿系统的一系列病变。若长期排尿不畅，可引起梗阻尿路的严重并发症，在前列腺增生的病例中，有 10%~25%可发生癌变，成癌瘤并存，直接威胁患者的健康和生命。

1. 前列腺增生的病因

中老年男性为什么会出现前列腺增生？目前，对其确切的病因和发病机制还缺乏深入的了解。但多数学者认为，它与体内雄性激素平衡失调有关。老年后性活动逐渐减少，前列腺的工作负担也渐渐减轻，其功能细胞开始萎缩。前列腺是内分泌的效应器官，前列腺的发育和生理状态的维持依赖于体内有足够的雄激素，尤其是雄激素和雌激素的平衡。由于老年期睾丸分泌男性激素的功能逐渐减退，人体内激素水平发生紊乱，前列腺边缘的非功能细胞就发生异常增生，使前列腺体积增大。

2. 前列腺增生的症状

1）尿频尿急

尿频常是病人最初出现的症状，早期由于前列腺增生刺激、压迫了后尿道和膀胱颈，引起尿频、尿急等。首先是夜尿次数增多，但每次尿量较少；继而白天也出现尿频。尿急表现为排尿不能等待，即不能憋尿；尿急，但不能迅速排出，排尿不如以前通畅，排尿时间长、有尿不尽感，排尿困难等。患者如在此阶段治疗，效果最佳。

2）排尿困难

排尿困难是前列腺增生最主要的临床症状。表现为排尿起始迟缓，间断性排尿，排尿无力，半天才能排出尿液，尿线变细、分叉、没有冲力,尿流速度变慢,射程变短,甚至滴沥到鞋上和裤子上。患者须增加腹压以帮助排尿。

3)夜间尿失禁

入睡后,膀胱内积存大量尿液,膀胱内压力升高,尿液就会自动溢出。

4)血尿

肥大的前列腺组织充血和小血管破裂,出现血尿。

5)尿潴留

如因饮酒、受凉、劳累、憋尿等刺激,引起交感神经兴奋,使前列腺及膀胱颈部突然充血、水肿,造成急性梗阻而不能自行排尿,出现急性尿潴留,尿液完全无法排出。

6)泌尿系统感染

长期膀胱颈部梗阻易造成急性尿路感染,使上述症状加重。

7)肾功能损害

由于尿路梗阻长期未能解除,可出现双侧输尿管及肾盂扩大、积水,最终可致双肾功能受损,甚至导致尿毒症。

8)其他症状

少数病人可发生膀胱结石,出现排尿中断现象。也有少数人出现性欲亢进,有时则出现阴茎频繁勃起,但无性的欲望。

3. 防止前列腺增生,抓住 40 岁

年龄是前列腺增生发病的基本条件之一。40 岁前后是前列腺增长最快的时期,年龄越大,前列腺增长速度越慢。因此,40 岁左右的男性,应认识到前列腺增生的危险并积极预防。

饮食应以清淡、易消化者为佳,多吃蔬菜水果,适量食用鸡蛋、牛肉及种子类食物如核桃、南瓜子、葵花子等,少食辛辣刺激之品,戒酒,以减少前列腺充血的机会。南瓜子和豆瓣酱是降低前列腺增生症及肠癌发病率的良药,应多食。

不要憋尿，憋尿会造成膀胱过度充盈，使膀胱逼尿肌张力减弱，排尿发生困难。一有尿意应立即排出，以免损害逼尿肌功能，加重病情。若膀胱有热感、尿道涩痛，可饮用绿豆汤或绿豆粥。亦可用黑木耳煎汤喝或凉拌黑木耳食之。

适度进行体育活动，有助于增强机体抵抗力，并可改善前列腺局部的血液循环。但要尽可能少骑自行车和开车，因自行车座和汽车坐垫可压迫前列腺部位，加重病情。

保持心情舒畅，避免忧思恼怒和过度劳累。过度劳累会耗伤中气，中气不足会造成排尿无力，容易引起尿潴留。

适量饮水。饮水过少，不利排尿时对尿路的冲洗作用，还容易导致尿液浓缩而形成不溶石。夜间则适当减少饮水，以免睡后膀胱过度充盈。

性生活上既不纵欲，亦不禁欲，可据年龄和健康状况而定。

保持清洁，男性阴囊分泌汗液较多，加之阴部通风差，容易藏污纳垢，局部细菌常会乘虚而入。

慎用药物。有些药物可加重排尿困难症状，如阿托品、颠茄片及麻黄素片、异丙基肾上腺素等。及时治疗泌尿生殖系统感染，积极预防尿潴留的发生。

注意保暖，避免上呼吸道感染的发生。不要久坐在凉石头上，因为寒冷可以使交感神经兴奋性增强，导致尿道内压增加而引起逆流。

临睡前做保健按摩，操作如下：取仰卧位，左脚伸直，左手放在肚脐上，用中指、食指、无名指三指旋转，同时再用右手三指放在会阴穴部旋转按摩，一共 100 次。做完后换手做同样动作。按摩使得会阴处血液循环加快，起到消炎、止痛和消肿的作用。

如果感到小便不畅，可以采用取嚏探吐法。方法是：取消毒棉签轻轻刺激鼻内，使之打喷嚏，这样可使小便自利。也可采取下腹部

第二篇 远离疾病，享受健康——医疗保健篇

按摩或热敷方法帮助解决；听流水声也能促进排尿。

日常坐姿应有意识地将重心移向左臀部或右臀部，这样可以避免人体重心直接压迫增生的前列腺，从而避免或减轻增生的前列腺向尿道压迫。

4. 前列腺增生的治疗

中老年人一旦有排尿不畅或夜尿次数增多，应去医院检查，以确定前列腺是否增生。轻度增生没有症状，不需要立即治疗。中度增生会出现排尿困难，可通过药物治疗，可以使用的药物有前列康，每次 1.5~2 毫克，每日 3 次；克念菌素，每日口服 70 毫克；安尿通，每次 2 片，每天 3 次；酚苄明，每次 10 毫克，每日 2~3 次；乙底酚，每日 3~5 毫克，以 4~6 周为一疗程。前列康、保前列、护前列、塞尿通、通尿灵等是植物药，优点是长期服用无明显毒副作用。其中一类是植物类制剂，有利尿、杀菌、抗炎、减轻前列腺腺组织充血，缓解前列腺增生的作用。另一类是天然植物的花粉制剂，能抑制内源性炎症介质，收缩膀胱平滑肌，舒张尿道平滑肌，改善排尿症状，对前列腺增生有一定的缓解作用。

中药治疗良性前列腺增生有许多独到之处，无明显毒副作用，但作用较慢，需长期服用。如桂附地黄丸，每次 1 丸，1 日 2 次；知柏地黄丸，每次 1 丸，1 日 2 次；以及金匮肾气丸、补中益气丸、桂枝茯苓丸等，都可对症下药。

重度前列腺增生患者，特别是有合并症的患者，可考虑手术治疗。常用手术方法有两类，一种是经尿道的前列腺切除，就是把腔镜送入膀胱腔内，然后在直视下通过高频电将增生的前列腺切掉。另外一种方法是两侧睾丸切除或剜除术，适用于年高体弱，心肺肝肾功能有严重障碍，难以耐受前列腺摘除术，且非手术治疗无效者。此法简便易行，不需特殊设备，且危险性小。

前列腺增生症除手术疗法和药物治疗外，还有激光治疗、冷冻治疗、前列腺注射疗法、微波疗法、气囊扩张疗法等。

前列腺癌的防治

前列腺癌是发生于前列腺腺体的恶性肿瘤，由前列腺细胞异常生长所形成。发生于前列腺腺体的后叶与侧叶，尤以后叶多见。前列腺癌的生长源于细胞生长与细胞死亡之间平衡的打破，肿瘤细胞增殖和死亡速度均加快。前列腺癌常见于老年男性。在大多数病例中，前列腺癌在年龄较大的男性中发展缓慢，并不会导致死亡，只有约 3%的病人死于这种病。

1. 导致前列腺癌的危险因素

前列腺癌的发病原因目前还不完全清楚，但与遗传因素、环境因素和不适当的性生活及性病、性激素水平等有关。

1）年龄

前列腺癌流行病学的一个显著特点是与年龄呈明显的正相关，50 岁以后，其发病率及死亡率几乎呈指数增长。75%的前列腺癌患者年龄在 60~79 岁，小于 50 岁的患者不足临床前列腺癌患者的1%。

2）遗传因素

前列腺癌患者的男性亲属前列腺癌的发病率增高。

3）前列腺的感染

前列腺癌的病因和病毒感染、性病及前列腺慢性感染有关。

4）化学致癌物质

一些化学物质有致癌作用，长期受到化学品侵害（如镉及二恶英），长期吸烟吸入的焦油都可致癌。有资料表明，经常吸烟者死于前列腺癌的概率比不吸烟者高出 14 倍。

此外，食物脂肪、甾体类激素、输精管切除等对于正常前列腺及前列腺癌的生理变化均发挥着重要作用，是前列腺癌的不确定因素。生殖细胞系突变、DNA甲基化、肿瘤抑制基因及癌基因、雄激素受体突变等，都对前列腺癌的发生和发展起重要作用。

2. 前列腺癌的症状

1）早期症状

前列腺癌的膀胱颈部阻塞症状与良性前列腺增生几乎无差别，均为排尿困难，呈渐进性，开始仅为尿线变细，以后发展为排尿不畅、排尿费力、滴尿，严重时可以引起排尿滴沥及尿潴留。但血尿并不常见。

2）晚期症状

晚期前列腺癌可沿淋巴道和血道转移播散，侵及骨骼。常见的转移部位以盆骨、腰椎、股骨和肋骨多见。当肿瘤侵犯到包膜及其附近的神经周围淋巴管时，可出现会阴部疼痛及坐骨神经痛。骨痛表现为腰骶部及骨盆的持续性疼痛，卧床时更为剧烈。内脏转移以肺居多，其次是肝、胸膜、肾和脑等器官。其他转移症状有下肢水肿、淋巴结肿大、含钙量高、皮下转移性结节、胸膜渗漏、腿部肿胀、消瘦乏力、低热、进行性贫血或肾功能衰竭等。

3. 前列腺癌的预防

一些食物中含有抑制癌细胞产生和扩散的维生素和微量元素，适当地多摄入这些成分，可以有效地预防前列腺癌。维生素E是一种有效的抗氧化剂，可抑制高脂饮食对前列腺肿瘤的促生长作用。食物中的维生素A有多种形式，其中β-胡萝卜素、番茄红素对前列腺癌有防治作用，经常食用番茄制品、胡萝卜可降低患前列腺癌的危险性。另外，低脂肪饮食也能降低前列腺癌发生的危险性。这是因为，人体内脂肪中的胆固醇可转化成雄激素，前列腺癌的发病恰恰与雄激素量的增加密切相关。大豆、谷类、水果和蔬菜中的植物雌激素可降低多种肿瘤的发生概率，包括前列腺癌。应多吃各种蔬菜,如白菜、菜花、西兰花等。鱼体内含有一种能预防前列腺癌的 OMEGA-3 脂肪酸,特别是像三文鱼这种脂肪较多的鱼体内,含有较多的 OMEGA-3 脂肪酸,所以经常吃鱼的人不容易患前列腺癌。硒是人体生命中不可缺少的微量元素,能阻止过氧化物和自由基的形成,从而抑制多种癌症的发生。绿茶应该天天喝,随着喝茶的数量和时间递增,绿茶的作用就表现得越明显。此外,剧烈运动可减缓老年男性前列腺癌患者病情的发展,因此建议中老年男性进行适量运动。如果家族成员中有前列腺癌患者,则应咨询医生,看看是否需要接受检验。

疝气的防治

1. 什么是疝气

疝气是外科常见多发病,医学上称为疝。疝是指腹腔内的脏器脱离原来的位置,经腹壁上先天存在或后天形成的孔道、薄弱区域,进入另一腹膜囊内或者向体表突出。向体表突出的疝,其内容物多为小肠,小肠里含有气体,用手推时可发出"咕噜"的声音,于是很多人称这种病为疝气。其实,疝气就是腹壁上有一个缺损,也就是在腹壁里面有窟窿,上面有皮肤,当腹压增高的时候,比如大便、咳嗽、活动时,肠子就会从缺损处突出来,而平卧后肠子就回去了。疝气是中老年人的一种多发疾病,妇女、幼儿也有患病可能。

2. 如何判断是否有疝气

如果患者可以自己看到或摸到包块,且在直立、用力(尤其是剧烈运动、咳嗽、便秘、腹部用力、负重、劳累过度等)时出现包块,平躺时包块消失,就可能是患了疝。

3.疝气的病因

疝气的发病原因主要有腹壁强度降低和腹腔内压力增高两大因素。正常的腹壁具有一定强度,如果腹壁强度降低,腹壁上有先天性或后天性薄弱部位,疝即形成。老年人腹壁肌肉、肌腱蜕变,强度减低,极易导致腹壁肌肉萎缩而患疝气。另外,经常、持续性的腹腔内压力增高,如中老年人患有前列腺增生肥大、慢性支气管炎、习惯性便秘等疾病,因长期的排尿困难、慢性咳嗽、排便费力,致使腹腔内压力增高, 也会排挤、压迫腹内脏器向腹壁薄弱的区域移位。另外,因心肺、肝脏疾病引起的腹水,也会缓慢引起腹压升高,形成疝气。

4.疝气的症状

疝气一般可分为两大类,即水疝和小肠疝。水疝又名鞘膜积液,分为睾丸鞘膜积液和精索鞘膜积液。小肠疝分为直疝、斜疝、股疝、脐疝、白线疝、嵌顿疝、绞窄疝、切口疝等。男性患者常见的疝位于胯腹部, 叫腹股沟疝气, 主要原因是由于腹股沟管后壁的腹壁缺损,肠由此膨出,形成疝块,可下至阴囊。表现为患者小腹部、阴囊处有肿物突起,按之柔软,卧则入腹,立则复出。

一般症状是站立、活动、行走、咳嗽时突出,仰卧后可自行消失,或加以按压时可推回腹腔。疝气如不及时治疗,腹壁缺损将被越撑越大,掉出来的肠管越来越多。疝内容物突然不能回纳,发生疼痛等症状者,称为嵌顿疝,是疝的严重合并症。临床表现为疝块突然增大,伴有剧烈疼痛,肿块紧实发硬,严重的可伴阵发性恶心、呕吐、便秘、腹胀等急性肠梗阻症状。如果症状继续加重,不及时处理,可进一步发展为绞窄疝。绞窄疝的临床症状多比较严重。坏死的肠管可以继发感染, 出现腹膜炎和脓毒败血症,可危及病人生命,因此应及早接受治疗。

5. 疝气的治疗

除部分婴儿外，疝气一般不能自愈，且随着疝块增大，必将影响正常工作、学习和治疗效果，甚至因发生嵌顿和绞窄而威胁病人的生命安全，要想彻底解决问题，必须进行外科手术。服药和使用疝带、疝托只可暂时缓解症状，手术是唯一可靠的方法。手术治疗方法很多，可归为高位结扎术、疝修补术和疝成形术等三类。手术年龄没有限制，早期手术更是治疗的最佳方法。

6. 疝气急救法

如果遇到疝气初发，症状比较轻微，病人躺平后，可以用手轻轻把肿物送回腹腔内。

如果遇到病情较重的嵌顿疝，局部压痛不明显，估计尚未形成绞窄，可在早期（3~5 小时以内）试行复位。病人取头低脚高卧位，尽可能放松、深呼吸，并用热毛巾敷于包块处。然后用右手托起阴囊，持续缓慢地将疝块推向腹腔，切忌粗暴，以免挤破肠管，必要时及时求助于外科医生。

呼吸系统疾病的防治

呼吸系统疾病是人们所熟悉的病种之一，属于常见病和多发病，诸如感冒、咳嗽、支气管炎、支气管哮喘等。呼吸系统疾病发生在人体呼吸道（包括咽喉、气管、支气管和肺部）内，以咳、痰、喘、炎为其共同的特点，如果恶化，还可能发展成肺气肿、支气管扩张及肺源性心脏病等。因此，应及时应用感冒药、镇咳药、祛痰药和平喘药，以消除症状，防止病情发展。

哮喘病的防治

哮喘是由多种细胞（如嗜酸性粒细胞、肥大细胞、T 淋巴细胞、嗜中性粒细胞、气道上皮细胞等）和细胞组分参与的气道慢性炎症性疾患。这种炎症不是感染所致，而是由于过敏。全世界有 1 亿~1.5 亿哮喘患者，从而使得哮喘成为常见的慢性疾病之一。

1. 哮喘病的触发因素

哮喘病的两个主要病因为支气管收缩和炎症反应。气道的炎症反应不仅仅导致呼吸困难，还可引起气道对多种刺激的敏感性升高，触发因素包括花粉、运动、药物等。这些触发因素可导致气道壁的收缩。具体包括以下几种。

遗传，有血缘关系的人群或家族中患病者较多，但遗传因素只是决定这些人容易患哮喘病，而后天的各种因素才是最重要的。

非母乳喂养，尤其是在出生 6 个月以内的小儿非母乳喂养易促发哮喘。

地理环境会加重或诱发哮喘。一般来说，海拔越低，患病率越高，如在平均海拔 3 千米的西藏高原，患病率仅为 0.11%；在海拔 50 米的福建省，患病率是 2.03%。

气候改变会加重或诱发哮喘。寒冷季节发病率增加，秋冬季节天气转变频繁，诱发哮喘的因素增多，如气压低的时候可以使花粉、有害粉尘、刺激性气体等聚集在地面，浓度增加，容易吸入。

接触过敏源。过敏源种类很多，如植物的花粉，室内霉菌，房屋的尘土、螨虫，非特异性理化因子如工业粉尘、工业污染性气体或汽车废气，香烟烟雾、木柴烟、煤烟、油烟和蚊香烟，动物性过敏源如动物毛屑、排泄物等，节肢动物如蟑螂、蜘蛛、蝴蝶等，都可引发该病。

剧烈运动,在剧烈运动 5~10 分钟后会加重或诱发哮喘,称为运动性哮喘。

一些食物及食品添加剂,会加重或诱发哮喘,如牛奶、奶制品、禽蛋类、鱼虾、蟹类、黄豆、鸡肉、橘子等,因人而异。

强烈的精神刺激会加重或诱发哮喘,如情绪激动、条件反射。有的患者看到他人发生哮喘,自己也会随之出现哮喘。

有些药物会诱发或加重哮喘,如解热止痛药(阿司匹林等)、β受体阻滞剂、喷雾吸入剂、抗菌药物。有些杀虫剂、消毒剂、油漆、染料、化妆品也可诱发或加重哮喘。

2. 哮喘病的症状

哮喘本质上是一种多变的疾病,因为对于每一个哮喘患者,症状可以每天不同,以及因不同的季节而不同。本病典型发作前,常常有先兆症状,如咳嗽、胸闷或连续喷嚏等。如未及时治疗,就可能很快出现气促、呼吸困难、多痰症状,患者常被迫坐起,两手前撑,两肩耸起,额部出冷汗,痛苦异常,严重者可见口唇和指甲发紫。发作持续数小时甚至数日才逐渐缓解。病情缓解后,症状可以完全消失,与常人一样。从病理上来说,这是因为气道炎症使易感者对各种激发因子具有气道反应性,并可引起气道缩窄,气道的内表面肿胀,气道被黏液所栓塞,并且环绕气道的肌组织紧张,表现为反复发作性的呼吸急促、呼吸困难、胸闷或咳嗽等症状,常在夜间和(或)清晨发作、加剧,常常出现广泛多变的可逆性气流受限,多数患者可自行缓解或经治疗缓解。

哮喘可以从一种轻度的、间歇性的疾病,发展为慢性的、重度的消耗性疾病,病人可以每日都有几乎是持续的呼吸困难。

3. 哮喘病的预防

本病的重点应放在预防发作上,最主要的预防办法是吸入肾上腺皮质激素进行抗炎治疗。使用这种正确方法,可使 80% 以上的病人病情得到控制。

识别和避免触发因素，也是预防的重要手段。当常见的可触发哮喘发作的变应原和刺激因素从病人的生活环境中消除后，就可以预防哮喘症状或减少用药。由于吸入过敏源或刺激物是诱发哮喘的主要因素，因此通过环境控制的方法改善室内外环境，使哮喘病人尽量避免吸入这些有害物质，对于预防哮喘发作有重要意义。

1）清除室内过敏源或刺激物

室内环境的触发因素中，最常见的是尘螨、动物性过敏源、节肢动物以及烟雾。尘螨也称室或屋尘螨，尘螨很小，以致肉眼无法观察到。它们不传播任何疾病，以人的皮肤脱屑为食，并生活于卧具、毛绒毯、长毛玩具中，在阴暗、潮湿的环境中繁殖很快，尘螨的粪便是屋尘中的主要过敏源成分。

控制尘螨的措施主要有以下几点：每周用热水（55℃以上）洗涤床上用品和毛绒制品，并用烘干器或晒在阳光下使其干燥；把被褥、枕头等卧具放置在不透气或透气性差的聚氯乙烯或尼龙制品制作的罩子内；病人应避免在沙发或其他装饰布上躺着或睡觉；室内，尤其是在卧室中不铺设地毯，避免使用有布面的家具；使室内湿度下降50%以下。

动物性过敏源随着宠物饲养的热潮已越来越多，常见的主要是猫、狗、鸟等动物的毛发、皮屑和排泄物等。如家中有哮喘病患者，应尽量避免饲养动物；如不能移走，每周对其洗涤可能稍有帮助。

对节肢动物如蟑螂、蜘蛛、蝴蝶、蛾子、蚕蛾等，应采用合适的杀灭措施，使用杀虫剂定期、彻底清扫有节肢动物寄生的房屋。如果使用喷雾杀虫剂，哮喘病人在喷药的过程中不应该在室内；在病人回到屋中前先通风，以避免受到喷雾污染。

哮喘患者本人及其家属和同住的人不得吸烟，患者应尽量避免到吸烟的公共场所，避免接触木柴烟、煤烟、油烟和蚊香烟。

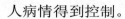

2）避免室外过敏源或刺激物

室外过敏源主要有花粉，以及感冒、上呼吸道感染等危险因素。对花粉过敏的哮喘病人应于花粉播散季节在房间中安装空气滤清器，尽量避免外出，特别是尽量避免中午和傍晚外出。哮喘病人在室外活动时，应尽量避免工业污染性气体或汽车废气。每到秋冬季节，可给中到重度哮喘病人注射流感疫苗。出现感冒的早期症状时，即给予短效吸入型 β_2 激动剂治疗。注意锻炼，加强体质，尽量减少感冒。

3）有无不良的精神因素或心理负担

患者应正确认识哮喘病的特点与预后，解除心理负担，尽快从不良的情绪中解脱出来，积极配合治疗。

4）学会有效地咳嗽、咯痰

有效咳嗽的方法是：坐位或站立，身体向前倾斜，采用缩唇式呼吸方法做几次呼吸，然后深吸气后，用力咳嗽，同时用手抵向腹部。有效排痰的方法是：患者坐位，深呼吸、屏气，然后用力进行两次短而有力的咳嗽，将痰从肺的深部咳出。

4. 哮喘病急性发作的处理

在哮喘急性发作时，病人呼吸困难，非常痛苦。如果是严重发作，也是可以致命的，如中国台湾地区著名歌手邓丽君，就是因为哮喘急性发作，在旅店去世的。因此，掌握哮喘急性发作时的处理方法，对于哮喘病人及其家属来说，都是十分重要的。

首先要了解哮喘发病的先兆及早期症状。如果发生胸闷、呼吸困难、咳嗽等症状，一定要加以重视，及时采取措施。患者要保持镇静，如发作重，最好给予氧气吸入。为了最快地缓解急性发作，应该应用药物。可使用美喘清、博利康尼、喘乐宁等 β_2 受体激动剂，氨茶碱等茶碱类药物，异丙阿托品等抗胆碱能药物，再配合止咳祛痰药对症治疗，有一定的效果。缓解期患者，配合二丙酸氯地米松局部雾化吸入、曲尼司特、酮替芬等抗过敏药口服,效果将更好。

一些细节也应注意,以加强疗效或避免不良反应。如使用定量雾化器时,正确的方法应该是在喷药前充分震荡,摇匀药液;吸药前充分呼气,吸药时吸气动作与喷药动作同时进行,药吸入后至少屏气 10 秒钟。如吸入激素类药物二丙酸氯地米松后,还应漱口,以防止口腔霉菌感染、声音嘶哑等不良反应。

急性支气管炎的防治

急性支气管炎是由感染、物理刺激、化学刺激或过敏反应等引起的气管—支气管黏膜的急性炎症。常继发于上呼吸道感染,为急性传染病的一种表现, 由于气管常同时受累,故称为急性支气管炎,多见于寒冷季节或气候突变时。通常病情轻,最终痊愈并恢复功能。但急性支气管炎在糖尿病和慢性肺脏或心脏病人中可能很严重。常继发气流阻塞,肺炎是严重的并发症。

1. 急性支气管炎的病因

1)感染因素

以病毒和细菌感染多见。引起急性支气管炎的病毒包括腺病毒,冠状病毒,流感病毒 A 和 B,副流感病毒,呼吸道合胞病毒,鼻病毒,引起风疹和麻疹的病毒,肺炎支原体,肺炎衣原体和百日咳杆菌。能引起上呼吸道感染的病原体都可引起支气管炎,急性支气管炎常为急性上呼吸道感染, 并向下蔓延, 波及气管—支气管黏膜,引起急性炎症。可发生于普通感冒或鼻咽喉及气管、支气管的其他病毒感染之后,常伴发继发性细菌感染。

2)理化因素

接触空气中的污染物,如各种矿物粉尘,强酸、氨、某些挥发性有机溶剂、氯、硫化氢、二氧化硫或溴化物的气味,臭氧和二氧化氮或吸烟草制品。

3）过敏反应

花粉、粉尘、霉菌孢子等均可引起。

此外，免疫功能低下、特异性体质、营养障碍、佝偻病和支气管局部结构异常等，均为本病的危险因素。也有极少数患者，可因寄生虫感染引起。

2. 急性支气管炎的症状

急性支气管炎起病大多较急，大部分患者先有上呼吸道感染的症状，如鼻塞、流涕、喷嚏、咽痛，全身可有发热、寒战、头痛、全身酸痛、乏力等不适症状。剧烈咳嗽的出现通常是支气管炎出现的信号。开始为干咳，以后有痰。痰为白或黄色的黏液，严重时可伴恶心、呕吐及胸痛。咳嗽在早晚、夜间及吸入冷空气时较重。咳嗽持续7~10 天。无并发症的严重病例，发热 38.3~38.8℃，可持续 3~5 天，随后急性症状消失。如果持续发热，则可能合并肺炎，也可发生继发于气道阻塞的呼吸困难。

3. 急性支气管炎的治疗

1）一般疗法

治疗方法同上呼吸道感染，患者要注意休息，卧床时经常变换体位，饮食要清淡，卧室保持空气新鲜，温度不要太高，保持合理湿度，不能太干燥。平时要多锻炼身体，增强机体免疫力，预防感冒。避免接触诱发因素和吸入过敏源等。

2）控制感染

由于病原体多为病毒，一般不采用抗生素，可使用抗病毒的药剂，如病毒唑含片。继发细菌感染者，可选择适当的抗感染药物，如磺胺类、红霉素、青霉素、头孢菌素类（如先锋霉素 V 号等）及诺氟沙星等，用药途径依病情而定，轻者口服即可，重症者可肌注或静脉给药。

3）对症治疗

治疗原则为控制感染、祛痰、止咳、平喘、解热镇痛等。

发热：要多饮白开水（每天 3~4 升），使呼吸道分泌物易于咳出。也可采用冰袋等物理降温方法或用解热镇痛药，如复方阿司匹林 650 毫克或对乙酰氨基酚 650 毫克，每 4~6 小时 1 次。

化痰止咳：加复方甘草合剂、急支糖浆或沐舒坦等，若痰液黏稠可服用祛痰剂，如氯化铵合剂或甘草片、溴己新（必嗽平）片。咳嗽剧烈而痰少或无痰，可口服咳必清、克咳敏或联邦止咳露。

止喘：对喘憋严重者，可雾化吸入全乐宁等 β_2 受体激动剂，或用氨茶碱口服或静脉给药。

抗过敏：使用抗过敏药物如扑尔敏和非那根等，可缓解支气管炎症性分泌和支气管痉挛。

4. 急性支气管炎与其他类似疾病的区别

1）急性支气管炎与上呼吸道感染的区别

上呼吸道感染起病急，以全身症状为主，局部症状较轻。卡他症状明显，如鼻塞、流涕、喷嚏等，咳嗽症状或有或无，即使咳嗽，也较轻，全身症状较支气管炎重，多有发热、周身酸痛。

2）急性支气管炎与流行性感冒的区别

流行性感冒有广泛流行的情况，起病大多突然，全身症状较重而呼吸症状较轻。开始可表现为畏寒、发热，体温可高达 39~40℃，同时患者感到头痛、全身酸痛，且常感眼干、咽干、轻度咽痛。部分病人可有流涕、鼻塞等症状。

3）急性支气管炎与支气管肺炎的区别

支气管肺炎全身症状较重，发热较高，咳嗽频繁，咯痰较多，呼吸急促，呼吸频率每分钟可达 40~80 次。肺部听诊有细小水泡音。主要以肺泡炎症为主，支气管壁与肺泡间质炎性病变较轻。常出现嗜睡、烦躁不安等症状。

慢性支气管炎的防治

慢性支气管炎是指由感染因子(病毒、细菌)或非感染因子(如理化、过敏因素等)引起的气管、支气管黏膜及周围组织的慢性非特异性炎症。这是一种常见多发病,多见于 40 岁以上的中老年人。病情缓慢,反复发病,常并发阻塞性肺气肿、支气管肺炎、支气管扩张和慢性肺心病。

1. 慢性支气管炎的病因

引起慢性支气管炎的原因比较复杂,一般认为是在机体抵抗力减弱的基础上,由一种或多种外因长期、反复相互作用的结果。

1)感染因素

病毒、细菌和支原体(鼻病毒、黏液病毒、腺病毒和呼吸道合胞病毒为多见)等反复感染是慢性支气管炎最常见的因素。病毒在气管、支气管内大量生长繁殖,破坏黏膜上皮细胞,使呼吸道的防御和保护功能下降。此时外界侵入呼吸道的流感嗜血杆菌、肺炎球菌、甲型链球菌及奈瑟球菌等细菌可乘虚而入,引起急性气管—支气管炎。急性气管—支气管炎未彻底治愈而反复急性发作,使支气管黏膜损伤破坏并逐渐加重,引起腺体肥大增生,从而形成慢性支气管炎。

2)内在因素

如果呼吸道局部防御功能减低,免疫力下降,免疫球蛋白减少,可为慢性支气管炎发病提供内在条件;当呼吸道副交感神经的效应性增高时,很容易收缩痉挛,分泌物增多,从而产生咳嗽、痰多、气喘等症状。因此,内在因素对于慢性支气管炎的发生也很重要。

3)理化因素

刺激性气体、粉尘、大气污染(如二氧化硫、二氧化氮、氯气、臭氧等）的强烈刺激，是慢性支气管炎的诱发病因之一。花粉、粉尘、霉菌孢子等引起过敏反应，也可引发本病。

4）长期吸烟

经常吸烟的人，容易引起支气管黏膜充血、水肿和黏液积聚，鳞状上皮化生，黏膜腺体增生、肥大和支气管痉挛，易于感染和发病。这是因为烟中的化学物质如焦油、尼古丁、氰氢酸等，可引起支气管的痉挛，还可损伤支气管黏膜上皮细胞及其纤毛，降低肺的净化功能。临床经验表明，吸烟时间愈长，烟量愈大，患病率愈高。

5）气候因素和居住条件

冷空气可刺激呼吸道，减弱呼吸道的防御功能，反射性地引起支气管平滑肌收缩，使分泌物排出困难，因此，气候条件也是本病发生的因素。每年10月后到次年3月气温低，急性或慢性支气管炎急性发作的可能性也越大；北方的天气比南方寒冷，所以北方地区慢性支气管炎的患病率，比南方地区要高；日夜温差越大，慢性支气管炎的发病率也越高。此外，住房拥挤、冬天取暖条件差、开窗通风少的居民，慢性支气管炎的患病概率较大。

2. 慢性支气管炎的症状

慢性咳嗽、咯痰或伴喘息是慢性支气管炎的主要特征。支气管黏膜充血、水肿或分泌物积聚于支气管腔内，均可引起咳嗽。一般清晨、晚间睡前咳嗽较重，白天比较轻。由于夜间睡眠后副交感神经相对兴奋，支气管分泌物增加，起床后引起刺激排痰，常以清晨排痰较多，痰液一般为白色黏液或浆液泡沫性，偶可带血。如支气管痉挛，可引起喘息，常伴有哮鸣音。反复发作数年，并发阻塞性肺气肿时，可伴有轻重程度不等的气急，严重时动则喘甚，生活难以自理。

慢性支气管炎多缓慢起病，病程较长，因反复急性发作而逐渐加重。如吸烟、接触有害气体、过度劳累、气候变化或变冷感冒后，则引起急性发作或加重，痰也逐渐由清白痰变成脓痰。如果发生支气管痉挛,还会出现活动后喘息、气短的情况。每年可持续 3 个月或以上,连续发作 2 年或更长时间,到夏天气候转暖时,多可自然缓解。

3. 慢性支气管炎的预防

1)增强体质

积极开展体育活动,加强体育锻炼,以提高机体的免疫能力和心、肺的贮备能力。

2)改善环境

做好环境保护,避免烟雾、粉尘和刺激性气体对呼吸道的影响,以减少诱发因素。

3)预防感冒

感冒时上呼吸道抵抗力很差,很容易引起急性支气管炎的发作,因此应及时预防和治疗感冒。同时根治鼻炎、咽喉炎、慢性扁桃体炎等上呼吸道感染。若经常感冒,痰不多,每晚可服用扑尔敏 8 毫克;若有痰不易咳出,则禁用此药。

4)戒烟

尽量避免吸烟或减少吸烟量,被动吸烟也要防止。

5)注意保暖

在气候变冷的季节,要注意保暖,避免受凉。体质较弱的中老年人,睡觉时最好穿件薄坎肩,以防颈胸部受凉,这样也可防止支气管喘息。

6)饮食调理

通过饮食调理适当补充营养,具有较好的预防作用。维生素 A 有保护呼吸道黏膜的作用,应适时补充必要的胡萝卜、油菜、菠菜、韭菜及鸡蛋、鸡肉、瘦肉、牛奶、鱼类、豆制品等。寒冷季节应补充一些含热量高的肉类暖性食品,如羊肉,以增强御寒能力。应经常进食新鲜蔬菜瓜果,以确保对维生素 C 的补充。

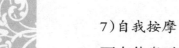

7）自我按摩

可在休息时取足三里穴、迎香穴、太阳穴、百会穴轻轻按揉，常年不断。

足三里穴位于外膝眼下四横指、胫骨边缘，从下往上触摸小腿的外侧，左膝盖的膝盖骨下面，可摸到凸块（胫骨外侧髁）。由此再往外，斜下方一点之处，还有另一凸块（腓骨小头）。这两块凸骨以线连接，以此线为底边向下作一正三角形。而此正三角形的顶点，正是足三里穴。

迎香穴位于面部，在鼻翼旁开约一厘米皱纹中（在鼻翼外缘中点旁，当鼻唇沟中）。

太阳穴位于头部侧面，眉梢和外眼角中间向后一横指凹陷处。

百会穴位于人体头部，头顶正中心，可以通过两耳角连线中点，来简易取此穴。（或以两眉头中间向上一横指起，直到后发际正中点。）

8）火罐疗法

取口径为4~6厘米的玻璃火罐或陶瓷罐，用95%酒精棉球撕松散贴在罐底，点燃棉球后，待罐中空气燃烧将尽，立即将罐扣在颈部、脊柱两侧、肩胛上区，使其与皮肤牢固吸住，待10~15分钟后拔下，再用手或干净的软毛巾轻轻按摩。

9）免疫疗法

在发作前开始应用，用三联菌苗，每周皮下注射1次，剂量自0.1毫升开始，每次递增0.1毫升，直至1毫升维持量，疗程3个月。

4. 慢性支气管炎的治疗

1）急性发作期

急性发作期应给予抗感染和祛痰、镇咳治疗，轻者可选用复方新诺明、诺氟沙星、利君沙等药口服。较重时，选用青霉素20万~320万单位加羟氨苄青霉素2克用生理盐水30毫升静脉注射，每天 2 次或每 6 小时 1 次；也可选用头孢菌素类、环丙沙星等抗菌药物。伴有喘息时，给予解痉挛和平喘的药物，如：氨茶碱、喘定、舒喘灵等；镇咳治疗，可应用敏感抗生素、必嗽平、咳必清等。咳嗽有痰者，不可滥用镇咳剂，因抑制咳嗽不利于排痰。为避免痰液阻塞支气管，可选用祛痰剂，如复方甘草合剂、10%氯化铵溶液、吐根糖浆、敌咳糖浆等。

有缺氧表现时应及时给氧。最常用鼻前庭导管持续吸氧，直至缺氧消失，方可停止。

2）缓解期

缓解期可注射气管炎菌苗，连用 2~3 个月，以防复发。

感冒防治小"锦囊"

上呼吸道感染在中医称"伤风感冒"，它本身并不是十分严重的疾病，但是如不及时治疗，可引起很多并发症，如感染自鼻咽部蔓延至附近器官，或病原通过血循环播散至全身，或发生风湿热等结缔组织病。因此一定要早期、积极、彻底治疗，以防止并发症的出现。感冒的预防和治疗有很多偏方妙方，下面介绍几个。

1. 感冒预防妙方

每日早晚、餐后用淡盐水漱口，以清除口腔病菌。仰头含漱，使盐水充分冲洗咽部，则效果更佳。

在感冒流行期间，每立方米空间用食醋 5~10 毫升，以 1~2 倍水稀释后置锅中加热，每次熏蒸 1 小时，可用于空气消毒，以预防感冒。

每日早晚，先搓手心直至发热，然后按摩风池穴（风池穴位于颈部耳后发际下凹窝内）：以两手的大拇指按压双侧风池穴，用力上下推压，以稍感酸胀为度。每次按压不少于 32 下，多多益善，以自感穴位处发热为限。

每天用冷水洗脸，用手掬一捧水洗鼻孔，即用鼻孔轻轻吸入少许水再擤出，反复多次。

多吃红颜色食品，胡萝卜、南瓜、西红柿、洋葱、山楂等红颜色的食品所含的β胡萝卜素可防治感冒。另外，每天喝一杯酸奶、喝一碗鸡汤，也能有效预防流感。

生吃大葱。可将油烧热浇在切细的葱丝上，再与豆腐等凉拌吃，可以预防感冒。

喝热水果茶。杨桃清热生津，可治风热咳嗽、口疮龈肿、烦渴等；苹果能生津止渴、润肺；柳丁果肉健胃，果皮化痰止咳、健脾胃，所以用杨桃或柳丁、苹果等水果切丁，加水煮沸后，再转小火煮 20~30 分钟，趁热饮用，可预防感冒。

勤洗手。用流水洗手，用香皂或洗手液反复揉搓双手及食指 2~3 分钟；改掉用手摸鼻、眼的习惯。

每晚用较热的水泡脚 15 分钟，泡脚时水量要没过脚面，泡后双脚要发红，才可预防感冒。

鲜姜 25~30 克，去皮切碎，放入铝锅中，再加入一大瓶可口可乐，煮开，稍凉后趁热喝下，防治流感效果良好。

用手搓后颈。如果气温低，感到全身发冷，就用手掌使劲搓后颈发际，每手搓 100 下，即可发热，可避免感冒。

劳逸结合，适当锻炼身体。整天看电视，长时间持续工作、过度疲劳等，都会造成人体的免疫功能低下，引起感冒。

2. 感冒治疗妙方

感冒后鼻子不通气，睡觉时在两个鼻孔内各塞进粗一点的鲜葱条，3 小时后取出，通常一次可痊愈。若患者的鼻腔接触鲜葱过敏，可在葱条的外面包上一层薄薄的药棉。

用大蒜液滴鼻。取 10%的大蒜液,每日滴鼻 4~5 次,每次 1 滴。

生姜 15 克,葱白 15 克,白萝卜 150 克,红糖 30 克,水煎服。能解表散寒、温中化痰。主治感冒畏寒、咳嗽痰多。

绿豆 30 克,茶叶 10 克,白糖适量。先将茶叶用纱布包好,与绿豆一起,加水煎煮。待绿豆熟时,去茶叶,加入白糖溶化。热服,可用来治感冒,咽痛发热,小便不利或兼有尿痛。

紫苏叶 10 克,生姜 10 克,陈皮 12 克,红糖 15 克,水煎服。能解表散风、燥湿化痰。主治感冒发热、咳嗽痰多。

将食醋或小苏打用凉开水配成 5%浓度的食醋溶液或 6%的小苏打溶液,任选一种,感冒时立即滴鼻,每 3 小时滴 1 次,每次每个鼻孔 2 滴,2~3 次可愈。

将 50 克香油加热后,打入 1 颗鲜鸡蛋,再冲进沸水搅匀,然后趁热喝下,早晚各服一次,2~3 天便可治好感冒后的咳嗽。

柠檬榨汁,加入砂糖或蜂蜜,再加入温开水,感冒时每天喝 500 毫升以上,能缓解感冒症状。

初发感冒时,在杯中倒入开水,对着热气做深呼吸,直到杯中水凉为止。每日数次,可减轻鼻塞症状。

将等份的蒜泥与蜂蜜混匀后,用白开水送服,每次一汤匙,每天 4~6 次,对治疗流感有佳效。

感冒时严禁滥用药物。特别是不能盲目使用抗生素、退热药物。除非发生合并细菌感染、肺炎,一般不需要使用抗生素。感冒一般为病毒感染,抗生素对病毒没有任何效果,反而会增加身体对抗生素的耐药性,引起抵抗力下降,正常菌群失调。不要跟着广告用药,更不要动不动就输液,感冒药基本上是复方的,治疗感冒要尽量避免只吃一种药,以免某一成分吃得过多,对肝、肾功能造成损坏。

慢性咽炎的防治

慢性咽炎是指咽部黏膜、黏膜下及淋巴组织的弥漫性炎症。病程较长,症状顽固,不易治愈,主要病变多发生于中年人。有些人对没有明显痛苦的疾病总是漫不经心,认为咽炎治不治无所谓。咽炎虽说不起眼,但嗓子里总是不舒服,在哪儿都想清清嗓子,咳几声,吐口痰,这样既破坏卫生,又影响形象。如果长期拖延,久治不愈,会引发气管炎、支气管炎、中耳炎、心肌炎,甚至是肾炎。因此,得了咽炎一定要及时治疗。

1. 慢性咽炎的病因

1)咽部本身的疾病

急性咽喉炎若未及时治疗或治疗不够彻底,会因反复发作而转为慢性。患慢性扁桃体炎时,含有病菌的分泌物感染咽部,也可导致慢性咽炎的发生。

2)鼻部及其他临近部位病变

慢性鼻炎、鼻窦炎患者因长期鼻腔阻塞而张口呼吸,令咽喉部变得干燥,抵抗力减弱,继而引起慢性咽炎。慢性胃炎患者也易出现咽炎,这种咽炎往往与幽门螺旋菌感染有关。全身性各种疾病,如贫血、呼吸道慢性炎症、心血管病等,也可继发慢性咽炎。

3)口腔疾病

口腔内不清洁、龋齿引起的龋洞未及时处理、牙龈炎,都可导致慢性咽炎的发生。

4)饮食因素

烟酒过度、长期吸烟,经常食用辛辣等刺激性食物,上火,都可引起慢性咽炎的发生。

5)环境因素

空气干燥及过冷、过热、过湿,空气污染或灰尘多,都可影响咽部黏膜的防御功能,造成功能障碍,导致慢性咽炎。一些职业如教师、演员、售票员等,用嗓过度,也容易诱发慢性咽炎。

6)免疫力差

本身抵抗力差,容易感冒,上呼吸道反复感染,易引发慢性咽炎。

2. 慢性咽炎的症状

患慢性咽炎的患者,会感到咽部长期不适,干涩、发痒、微痛或有异物感、烧灼感,咽部分泌物增多且黏稠,咽部黏膜充血肥厚,少数病人可出现悬雍垂增大肥厚。患者常有刺激性咳嗽。清晨刷牙时易引起恶心呕吐,可因说话过多或天气变化、过食烟酒酸辣刺激性食物而加重。严重者咽部黏膜出现萎缩病变,附有干痂,咽腔变大。

3. 慢性咽炎的防治

1)及时治疗急性咽炎及其他有关疾病

急性咽炎是因早期病毒感染合并后期的细菌感染引起的,身体素质好的人,能不药而愈;对于病情较重的,需吃抗病毒药、抗生素,以彻底治愈。同时要及时治疗咽部、口腔、鼻和胃部的疾病。

2)保持室内合适的温度和湿度

在药物治疗的同时,自我保护治疗也很重要。空气新鲜,合适的温度和湿度是防治慢性咽炎的有效措施。

3)保持口腔卫生

早晨、饭后及睡觉前漱口、刷牙;每天早晨用淡盐水漱口;及时治疗龋齿及各种牙周疾病。

4)饮食调养

饮食以清淡易消化饮食为宜,再辅助一些有利于咽部健康的食物,包括:清爽去火、柔嫩多汁的食品。如广柑、菠萝、柚子、鸭梨、苹果等,或多喝水及清凉饮料。以绿豆、青果、乌梅煮汤加蜜经常服用。或以梨、荸荠、白萝卜取汁服用。也可取绿茶5克,蜂蜜适量,将绿茶置杯中,冲入沸水,加入蜂蜜饮服,每日1剂。

多吃富含胶原蛋白和弹性蛋白以及 B 族维生素的食物，有利于慢性咽炎损伤部位的修复，如猪蹄、猪皮、鱼类、豆类、海产品、动物肝脏、瘦肉、新鲜水果、绿色蔬菜、奶类等。生吃萝卜或用萝卜做菜吃，效果也不错。

忌食烟、酒、姜、椒、芥、蒜等辛辣之物以及油条、麻团、炸糕等煎炸食品。

5）药物治疗

选用碘喉片、薄荷喉片等口服含片。还可用冰硼散，取少许，每日数次吹敷咽部；或用七厘散，每次取半支吹敷咽后壁，每日两次。其他治疗方法还有很多，如激光、冷冻、射频、微波等都十分便捷。

6）气功疗法

静坐，两手轻放于两大腿，两眼微闭，舌抵上腭，自然呼吸，意守咽部，口中蓄津，待津液满口，缓缓下咽，如此 15~20 分钟。然后慢慢睁开两眼，以一手拇指与其余四指轻轻揉喉部，自然呼吸，津液满口后，缓缓下咽，如此按揉 5~7 分钟。每日练 2~3 次。

眩晕的治疗

中老年人的眩晕是很常见的，眩晕的发病率与年龄的增长成正比。眩晕是患者感到自身或周围物体漂浮或摇动的一种运动错觉，往往感到外景和自身发生运动，轻则仅为晃动或不稳定感；重则感到翻滚、旋转或升降，伴随恶心、呕吐，无法站稳等。

人对空间的定位感和对运动及姿势的维持主要依靠视觉、本体感觉和前庭系统的相互作用。第一，视觉，若患者有视力问题或患有白内障等眼科问题，自然无法靠视觉来辅助平衡系统。第二，本体感觉,其接受器位于四肢肌肉,这种感觉系统可辅助维持身体之姿势及运动之协调。第三,内耳前庭,内耳包含了耳蜗、三个半规管及前庭系统,其中耳蜗是听觉系统,而半规管及前庭则是我们的平衡系统。当视觉和本体感受器的机械结构功能不良,患者就会失去平衡,出现头晕、眩晕的症状。而只有当前庭系统被影响,才会有眩晕的感觉。

1. 眩晕的病因

眩晕一般与平衡感有关,当中枢神经系统从内耳、眼睛、肌肉或皮肤接收到紊乱的信息,便容易发生眩晕。眩晕多因耳病、眼病、脑病引起,也可由于心血管病、内分泌系统疾病和药物中毒等诸多原因引起。

眩晕常见的病因有以下几种。

1)中枢性眩晕

常见于各种脑血管性疾病、颅内肿瘤、颅内感染,以及颅内脱髓鞘疾病及变性疾病。在中枢性眩晕中,脑血管缺血性又是最多见的。脑血供有两个来源,其一是颈内动脉,其二是椎基底动脉。椎动脉是一对通过颈椎横突孔进入颅内的血管,在颅腔内合并成基底动脉,基底动脉有一分支供应内耳,名为内听动脉。在颅脑血管供血的脑组织和感受器中,内耳对供血障碍最为敏感,一旦内听动脉受阻,中断内耳血供,就会引起前庭刺激症状,表现为眩晕、呕吐和耳鸣等。

2)颈性眩晕

可由颈椎骨质、颈椎关节、横突孔的增生及骨赘形成,颈肌、颈部软组织的病变,肿物或颅底畸形引起椎动脉受压,从而发生缺血,导致眩晕。

3)癫痫性眩晕

前庭癫痫是一种罕见的潜伏性癫痫。20%复杂部分性发作有眩晕,单纯眩晕性癫痫更是以眩晕为突出症状。

神经系统感染，如各种类型的脑炎、脑膜炎、前庭神经元炎、流行性眩晕等，甚至全身感染的高热病人，亦易出现眩晕。

此外，头颈部外伤性眩晕，脑肿瘤性眩晕，药物（特别是耳毒类药物）中毒、植物神经功能紊乱引起的眩晕，以及全身疾病性眩晕，也是常见的。

2. 眩晕的症状

视物旋转、摆动、倾倒、翻滚，出汗，面色苍白，恶心呕吐，头昏头晕，耳鸣耳聋，头重、昏蒙，眼花眼震，站立不稳，不敢睁眼，静卧时不敢动，恐怕头晕发作，痛苦难忍。

3. 眩晕的治疗

一般来说，普通头晕或姿势性头晕无须药物治疗。急性眩晕发作时，应立即卧床休息，松开患者的衣服纽扣、腰带。不要摇动患者的头部，以免眩晕加重。可在患者头部放冰袋或冷水毛巾。原因不明者请医生来治疗。可口服安定或冬眠灵 5 毫克，3 次/日。当头晕发生时，可以坐下，闭上双眼，低下头，然后做深呼吸，这样可以恢复正常。平时应注意避免极快速地移动头部或变换姿势，以免引发眩晕。一般来说，姿势性眩晕不需要治疗，几秒钟内就会自行缓解。转头锻炼可以使你逐渐适应而不再晕眩，练习要循序渐进。

如果症状严重，应找医生检查。中老年眩晕的治疗要以病因治疗为主，在发病时应测血压，检查心脏是否正常，必要时做脑电图、拍颈椎 X 线片，做听力及前庭功能检查，找出内耳供血不全的原因，采取相应的治疗措施。为改善脑血供，可采用血管扩张剂（如烟酸），在早晚餐前 30 分钟各服 50 毫克，或由患者自行调节剂量，以达到服药 15~20 分钟后出现皮肤潮红为度。应多补充营养素，如葡萄糖酸，增加脑部含氧量；烟碱素，改善脑部血液循环及降低胆固醇；综合维生素 B 注射液及 B_6 和 B_{12}，保持大脑中枢神经系统的功能正常；胆碱、肌醇或卵磷脂，预防动脉硬化并改善脑部功能；银杏

（白果）精可以供应氧，以改善脑功能。

此外，将绿豆皮、扁豆皮各 10 克炒黄，与茶叶 5 克一起用开水冲沏即可，每日代茶饮。可清热化湿，适用于头晕、目眩等症。

慢性胃炎的防治

慢性胃炎是多种胃黏膜炎性疾病的总称，是胃黏膜的慢性炎症病变，是一种常见病，其发病率在各种胃病中居首位。慢性胃炎一般分为两个类型：炎症病变比较表浅，局限在胃黏膜表面一层，称作慢性浅表性胃炎；而炎症病变波及胃黏膜的全层，并伴有胃腺体萎缩，则为慢性萎缩性胃炎。两类胃炎临床上可单独存在，也可共同存在。其实质是胃黏膜遭到反复损害，由于黏膜特异的再生能力使黏膜发生改变，最终导致不可逆的固有胃腺体的萎缩，甚至消失。随着年龄的增长，中老年人慢性胃炎的发病率有增高的趋势。慢性胃炎的病程长，症状持续或反复发作。萎缩性胃炎与胃癌有一定的关系，应予以重视。

1. 慢性胃炎的病因

慢性胃炎的发病诱因有许多，常见的病因有以下几种。

急性胃炎的遗患：急性胃炎后，胃黏膜病变持久不愈或反复发作，均可形成慢性胃炎。

刺激性食物：饮食入口，首先影响的就是胃。胃黏膜血管丰富，具有对食品的贮存、消化和运送功能，所以饮食不调是引起胃病的重要因素。长期进食对胃有刺激的饮食，如浓茶、烈酒、辛辣食物等，食用过热、过冷、过于粗糙的食物，均可导致胃黏膜损伤。

长期服用某些药物：长期服用大量非甾体类消炎药，如阿司匹林、吲哚美辛（消炎痛）等；另外，烟草中的尼古丁可破坏吸烟者的胃黏膜屏障或影响胃黏膜的血液循环。

感染因素：病人血液中和胃黏膜中也可找到抗螺杆菌抗体。

其他因素：十二指肠液反流、心力衰竭、肝硬化合并门脉高压、营养不良等，都可引起慢性胃炎；糖尿病、甲状腺疾病、慢性肾上腺皮质功能减退和干燥综合征患者同时伴有萎缩性胃炎较多见。

2. 慢性胃炎的症状

慢性胃炎常缺乏特异性症状，症状的轻重和胃黏膜病变程度并非一致。慢性胃炎患者，一般都有不同程度的消化不良症状，如上腹部胀闷不适、打嗝、吞酸、食欲不振、营养不良等，并可伴有贫血、体重减轻等其他的症状。胆汁反流引起的慢性胃炎，可表现为进食后出现上腹持续性疼痛、呕吐味苦含胆汁的胃内容物。萎缩性胃炎一般消化道症状较少，有时可出现明显厌食、体重减轻、舌炎、舌乳头萎缩症状。胃窦胃炎有明显的消化性溃疡样上腹疼痛或压痛、腹胀、打嗝、泛酸，并可反复发作，甚至发生出血，而出现呕血和黑便。对于萎缩性胃炎的诊断，必须在胃镜下取活组织检查，在显微镜下观察活检材料，有腺体萎缩时才能确诊。

3. 慢性胃炎的防治

1）祛除致病因素

彻底治疗急性胃炎以及口、鼻、咽喉部的慢性感染，如扁桃体炎、鼻窦炎等；避免鼻腔中的细菌或病毒吞入胃内刺激胃。由于在慢性胃炎发病中饮食因素占有重要地位，因此养成良好的饮食习惯是防治胃炎的关键，进食时宜细嚼慢咽，减少粗糙食物对胃黏膜的刺激；尽量做到进食较精、细易消化、富有营养的饮食；避免吃生冷、烟熏、油炸、辛辣刺激性食物及饮用浓茶；烟酒是损伤胃黏膜的大敌，也要尽量避免；饮食应有节律，切忌暴饮暴食及食无定时；尽可能避免服用对胃有刺激性的药物，如阿司匹林、去痛片、安乃近、保太松、激素等。

2）药物治疗

对于较严重的慢性胃炎，特别是萎缩性胃炎，仅依靠注意饮食是不够的，应配合适当的药物治疗。如镜下检出幽门螺杆菌，可在医生指导下用三联疗法（即三种抗幽门螺杆菌药物同时应用），其药物组合、剂量和用法为：①枸橼酸铋钾 240 毫克+阿莫西林 750 毫克+甲硝唑 400 毫克。②枸橼酸铋钾 240 毫克+红霉素 500 毫克+甲硝唑 400 毫克。③枸橼酸铋钾 240 毫克+四环素 500 毫克+甲硝唑 400 毫克。任选上述一组药物服用，每种药物按以上剂量一日 2 次服（上下午各 1 次），7~14 日为一疗程。一疗程结束后，要继续单独服用枸橼酸铋钾 6 周，剂量和用法同前。上腹部疼痛，可选用硫酸阿托品 0.3 毫克或普鲁苯辛 15 毫克，一日服 3 次。如上腹部饱胀、嗳气、常吐酸水或上腹部有烧灼感，这是胃酸增高的表现，可选用 1~2 种制酸药物，如胃舒平、碳酸钙、氧化镁、生胃酮、谷丙胺、甲氰咪胍等。如胃酸过低、食欲不振，可口服稀盐酸合剂，以增加胃酸分泌，促进消化。

此外，精神因素对消化系统的功能影响很大，保持乐观情绪对健康十分重要，发作期间注意安静休息和保证充足睡眠。患者还应增强体质，进行适度的身体锻炼，以改善胃肠功能。

关节炎的防治

关节炎是最常见的慢性疾病之一，共有 100 多种类型，它们有各自不同的症状和成因，其中最常见的是骨关节炎和类风湿关节炎两种。全世界共有 3.55 亿关节炎患者。骨关节炎是关节炎的一种,有"不死的癌症"之称,病因是关节软骨老化产生的退行性病变。骨关节炎严重者可丧失全部活动能力;而类风湿关节炎病程达到两年者,其骨破坏率为 50%,病情严重者寿命缩短 10~15 年。虽然关节炎是头号致残性疾病,但是却一直没有得到人们的足够认识,许多患者在患病初期没能及时得到治疗,致使病情恶化,造成终身残疾。

骨关节炎的防治

1. 骨关节炎的病因

骨关节炎又名退行性关节炎、肥大性关节炎、增生性关节炎、老年性关节炎、软骨软化性关节病或骨关节病等。骨关节炎是一种常见的慢性关节疾病,主要病理改变为关节软骨的退行性病变和软骨下骨质增生,并由此引起关节疼痛、僵直畸形和功能障碍。骨关节之间,有一层软骨,这是一种致密结缔组织。它是半透明的物质,主要含有软骨素,能承受巨大压力,是人体天然的弹性垫减震器。软骨以及软骨的周边组织——肌肉、骨骼、肌腱和韧带的病变是骨关节炎的病因。外伤、辛苦劳作都会使关节受到更大的压力,关节上的任何额外增加的压力以及关节活动过度都将加快关节的磨损。机械性损伤仅是一方面,其他因素如关节不稳定、关节排列不当、姿势不当、活动方式、肥胖等,都可起作用或促进发展。这种病变在年轻时就开始了,大多数情况下人们都毫不知晓,直到 40~55 岁,软骨细胞的活动开始减缓,关节软骨中胶原纤维出现退化,逐渐出现断裂及变短,使关节软骨失去了弹性,接着便发生了裂缝,大疱,糜烂与溃疡,使软骨表面呈毛刷状,粗糙不堪。不光滑的软骨面相互摩擦,使软骨损毁更进一步加重。这时关节软骨的完整性就遭到破坏,感觉出刺痛,这是疾病已经影响到骨骼的信号。此时损伤已经造成，即便是最好的治疗，也不过是止痛和尽量维持已开始退化的关节的现状而已。

2. 骨关节炎的症状

骨关节炎发病率很高，与衰老、创伤、炎症、肥胖、代谢障碍和遗传等因素有关。骨关节炎有全身性与局部性两类，原则上身体各个关节都可以发生骨关节炎，但全身性的以手指关节最常见，局部性的则以膝关节最多见。骨关节炎危害最大的是活动多、负重的关节，如手指、膝、髋、颈椎、腰椎、踝等部位。关节病变早期如能采取措施，则治疗效果理想；若病情恶化后，很可能会发生永久性的活动功能丧失。因此，骨关节炎的自我诊断，对于及早发现病情、采取防治措施，十分重要。骨关节炎的症状主要有以下几种。

关节活动受限：如果身体某个或某些关节，开始显得运转不自如时，应该想到可能是骨关节炎早期。

关节疼痛：为本病最常见症状，早期疼痛较轻，多在活动时发生，休息后缓解；后期则休息时也痛，且常有夜间痛发生。过度劳累可使疼痛突然加重。

关节僵硬：感觉手脚僵硬，久坐后有些关节动弹不得。晨僵（比炎症性关节病短暂，不超过 30 分钟），在早晨起床后，或较长一段时间不运动后特别明显。

关节活动时发生咔嚓声或其他的摩擦音：由于关节软骨退化、剥落，会使软骨下的骨质暴露。当关节活动时，两端软骨下的骨头裸露，互相触碰时会发出声音。

关节肿大变形：当关节蜕化时，关节滑膜就会常常发炎。滑膜会分泌更多的润滑液，以润滑与滋养那些损伤的滑膜组织。关节间隙积液增多，造成了肿胀，使疼痛加重，甚至使关节难以转动。

3. 骨关节炎的治疗

得了骨关节炎，若没有关节疼痛、麻木等症状，则不需要特殊的治疗，但平时要注意劳逸结合，适当参加体育锻炼，改善神经、肌肉、骨关节的新陈代谢，延缓其衰老进展的速度，并防止僵硬不灵活。出现临床症状的病人则要避免或减轻病变局部的疲劳，并进行适当的治疗。

1）一般治疗

首先要让患者了解病因，消除或避免致病因素；多休息；减肥，防止关节过度运动和过度负重，坐扶手椅而不坐沙发；改变步态，以小步快走替代大步行走，有电梯时不要爬楼，使用手杖、拐杖或其他辅助设施，以减轻受累关节负荷。若久坐后双膝发僵，在起立前可作一下"热身运动"，轻轻地摆动几下腿部。颈椎骨关节炎病人应避免长期伏案、仰头或转颈，睡眠时应用适当高度的枕头。腰椎受累者可睡硬板床。

2）物理疗法

理疗在骨关节炎的治疗中占重要地位，尤其对药物不能缓解症状或不能耐受者。局部治疗如热敷、冷敷、超短波、针灸、蜡疗、按摩等，对缓解疼痛和伴发的肌肉痉挛，维持及恢复关节功能有一定帮助。热疗则有助于缓解关节疼痛和减轻僵硬症状。值得注意的是，在热疗前应让病人洗净皮肤，并避免躺在热源上，以免灼伤。颈椎病应在理疗医师指导下行颈椎牵引。

3）药物治疗

止痛用扑热息痛，但无抗炎作用，每日 4 000 毫克，分次口服。非甾体抗炎药阿司匹林、布洛芬和消炎痛等可抑制正常关节软骨的合成。辣椒碱、扶他林乳胶、法斯通、优迈霜等可以局部用药。到目前为止，尚没有一种能控制其发展或治愈的药物。

4）医疗体育

适当锻炼对保持和改善关节活动以及增强受累关节肌力有利，患者应循序渐进，每日 3 次以上，进行静力锻炼，如散步、游泳。不同的病人应着重不同的锻炼,如颈椎、腰椎骨关节炎,经常进行颈、腰旋转、屈伸运动,手骨关节炎经常作抓握锻炼等,以保持关节最大活动度,增强肌力,增加耐力。有效的锻炼方法有以下几种。

膝盖活动性:坐在椅子上,将脚放在另一张高度相当的椅子上,轻缓地将弯曲的膝盖往下压。

手指屈曲度:将手指弯曲,用另一手将指尖往手掌方向尽量靠近,然后再将整个弯曲的手指往下推向掌心方向,以伸展指根关节背侧。

臀部关节强化:平躺在软硬适中的垫子上,将一脚举离地面,维持 6 秒钟后放松平放在地上。另一脚可略弯。两腿分别重复 5~10次。

5)增加营养,保持适当体重

平时应多食富含钙和胶质的食品,并可补充钙制剂。肥胖的病人应积极减轻体重。平时不要过度疲劳,防止各种感染,不要暴饮暴食或过度减肥,以防止免疫功能紊乱。

类风湿关节炎的防治

1. 类风湿关节炎的病因

类风湿关节炎,是一种以关节及关节周围软组织非化脓性炎症为主的全身性疾病。其特征是对称性多关节炎,以双手、腕、肘、膝、踝和足关节受累最为常见,但全身其他关节也可受累。类风湿关节炎侵犯任何可动关节。目前公认类风湿关节炎是一种由于人体免疫功能紊乱所引起的自身免疫性疾病,感染和自身免疫反应是类风湿关节炎发病和病情迁延的中心环节,而内分泌遗传和环境因素等则增加类风湿关节炎的易感性。某些病原体或其毒素侵犯关节后,可能促发类风湿关节炎的发生。该病的发生与遗传因素有关,在类风湿关节炎患者的家族中,类风湿关节炎的发病率比健康人群家族高 2~10 倍。

2. 类风湿关节炎的症状

晨僵是类风湿关节炎的主要症状。病变的关节在静止不动后,出现较长时间(半至数小时)的僵硬,如胶黏着样,这种症状尤以早上睡起时严重, 故称晨僵。晨僵出现在 95%以上的类风湿性患者中。晨僵持续时间和关节炎症的程度成正比,它是反映全身炎症严重程度的一个指标。60%~70%的类风湿关节炎患者以隐匿型的方式起病,在数周或数月内往往先表现为疲劳、不适、体重减轻,偶有全身肌肉酸痛,并可有低热,随后渐渐地出现手、腕、膝、足等关节单发或对称性肿痛,受累关节疼痛、僵硬,以后逐渐肿大,周围皮肤发热、潮红,功能逐渐受限。后期关节出现明显的畸形、强直,严重影响到关节的功能,以至出现残疾。有 10%~15%的患者以关节炎的急性方式起病,常伴有发热、淋巴结肿大、脾肿大等明显的全身症状,往往与外伤、感染、手术有关。

2. 类风湿关节炎的防治

1)合理饮食

饮食可能改变机体对某些涉及炎症反应的关节炎的免疫机制。少吃冰冷、辛辣及油腻的食物,多吃清淡爽口、容易消化以及开胃的食物,如大枣、薏仁等,薏仁具有去湿祛风的作用。适当补充维生素 A、C、D、E 或钙、铁、铜、硒、锌等矿物质,以增强免疫力。尽量少食用含盐量高的调味料和食品,多摄取含钙食物,如脱脂牛奶、豆腐等。

2)适当运动

任何不把撞击压力施加在关节上的运动都可以帮助强健肌肉,保持韧带、肌腱的灵活性。如果关节的损伤不严重,步行是最好的锻炼方式,它能使从踝关节到肩关节的各个关节都得到锻炼。

3）药物治疗

当今并无堪称治疗类风湿关节炎的药。控制症状的抗类风湿药
分为四类，有：非甾体类抗炎药；类固醇激素；慢作用抗风湿药，包
括抗疟药、金盐、青霉胺和柳氮碘胺吡啶；免疫抑制剂，常用的有氨
甲喋呤、环磷酰胺、硫唑嘌呤、雷公藤、青风藤等。

止痛药：对于轻微疼痛，醋氨酚是首选药物，它有效且不刺激消
化系统。如果疼痛严重，可使用阿司匹林或布洛芬，这些药物能消
除因发炎而引起的肿胀和损伤，但会对胃产生刺激。

透明质酸钠：注射这种天然润滑剂，能缓解疼痛，疗效可达一年
之久。

口 腔 保 健

人到中年，口腔组织会出现许多退行性改变，如牙齿松动、牙
根外露、口腔感觉迟钝等。口、齿的主要作用是帮助消化食物，食
物的消化首先是由口腔和牙齿来进行的，口腔是营养物质的通
道，也是各种细菌、病毒、寄生虫卵进入人体的大门。口腔、牙齿病
变，也能影响机体的免疫系统，从而产生全身性疾病，因此，应重
视口腔保护。

1. 选用合适的牙刷

牙刷是人们保持口腔卫生的主要工具。正确刷牙，可去除牙上
的菌斑和软垢，同时牙刷的按摩作用可增进牙龈组织血液循环和
上皮组织的角化程度，从而有助于增强牙周组织对局部刺激的防
御功能，维护牙龈的健康。牙刷选择不好，牙齿刷不干净，会导致龋
齿和牙周病，有时还会损伤牙龈及牙周组织。牙刷的种类多种多

样,应该根据自己的年龄和口腔状况的不同而选择不同的牙刷。

成人的牙刷刷头一般长 30~35 毫米,宽度为 8~10 毫米,有 2~4 排刷毛,每排 5~12 束刷毛,牙刷头前端应为钝圆形。牙刷的尺寸写在牙刷的包装说明上,买牙刷时,要注意看说明,买大小合适的牙刷。牙刷头部大小要适宜,既要让嘴巴感到舒适,又能清理后部的牙齿。合理的刷头设计使你能够清理各个牙面和牙齿之间的缝隙。无论何种牙刷,毛丝弯曲恢复率要大于或等于 40%;刷毛末端圆钝,避免损伤牙龈。平时使用中性硬度的牙刷比较适合。买牙刷时,可用手指压一下刷毛,如手指有刺痛感,则表示太硬,不宜选用。牙龈红肿、易出血的人、牙周病患者及牙根暴露的人,应尽量选择软毛牙刷,牙刷的毛束排数要少些。刷毛软可减少对牙根的磨损。刷完牙后,最好用牙线清洁藏在牙间的食物。牙龈乳头萎缩或牙间隙增大的人,以及最后一颗牙的后面难以清洁的人,可选用异型牙刷,牙刷头部的毛束可较长,牙刷头可略窄。这样可以清除积存于牙间的食物。牙刷柄的设计要人性化,方便使用。

正确使用牙刷的方法是:每次用完牙刷后要彻底洗涤,并将水分甩去,将牙刷头朝上放在漱口杯里;或者放在通风有日光的地方,使它干燥而杀菌。不能长期使用同一把牙刷,刷毛弯曲、分叉都会损伤牙龈、牙齿,建议每 3 个月更换一次牙刷。牙刷不能合用,以防相互传染疾病。

2. 选用合适的牙膏

牙膏的基本功能是清洁牙齿和预防蛀牙,这两点应该是选择牙膏的主要依据。牙膏的主要成分一般有摩擦剂、发泡剂、润滑剂和调味剂。摩擦剂是牙膏的主要成分,占牙膏含量的一半以上,它能使牙菌斑、软垢和食物残渣被刷下来。常用的有碳酸钙及二氧化硅。发泡剂能帮助除去粘在牙齿上的污物,还有灭菌作用,最常用的是十二烷基酸钠。润滑剂能保持牙膏的湿润性,最常用的是甘油。调味剂是牙膏中加入的各种香精,使牙膏具有各种香型。

牙膏的选择,要根据个人口腔状况的不同来决定。牙膏是通过摩擦剂来清洁牙齿的,所以摩擦剂的质量是辨别牙膏质量的主要依据。粗糙摩擦剂对牙齿的磨损度是高档硅的 3 倍多,因此要选用以高档硅为摩擦剂的优质牙膏。高档硅为摩擦剂的牙膏膏体比较细腻光滑,入口感觉不到沙粒,不会磨损牙齿或造成牙龈萎缩。

其次,应该根据防蛀功效来选择牙膏,也就是说,要选择含氟牙膏。含氟牙膏对预防龋齿的效果较好,因为牙膏中的活性氟能促进牙釉质的再矿化,增强牙齿对龋病造成的腐蚀作用的抵抗力。但是在含氟高的地区不宜用含氟牙膏,以免加重氟斑牙的症状。

根据牙齿状况,可以选择含有特殊成分的牙膏。如抗菌牙膏,可以减少菌斑,避免牙龈炎发生。含酶牙膏具有催化和消炎的能力,能防止牙龈出血,除去烟迹和茶迹。脱敏药物牙膏可以减轻牙齿遇冷热酸甜发生过敏性疼痛的症状。药物牙膏由于含有一定含量的药物,会造成对口腔黏膜的损害,因此,牙齿没病最好不要用药物牙膏。使用药物牙膏时要根据所加入的药物对症选用,不要乱用。不要长期使用药物牙膏,应多种牙膏交替使用。各种药物牙膏的作用都是有限的,不能把希望完全寄托在各种药物牙膏上,有病还应当到医院进行治疗,以免延误病情,危害健康。

3. 牙膏的妙用

被蚊虫等叮咬后奇痒难忍,可迅速涂上牙膏,再按摩 3~5 分钟,痛痒即可停止。

旅途中发生头晕、头痛,可在太阳穴涂上少量的牙膏,症状就会立即消除。这是因为牙膏中的丁香油、薄荷油有镇痛、消炎、醒脑等作用。

遇到小面积的轻度灼伤,立即在患处涂上少量的药物牙膏,可减轻水肿,消炎止痛,并能预防感染。

4. 正确的刷牙方法

保护牙齿健康,最基本、最经济的方法是有效刷牙。我们每天都刷牙,但是真正做到有效刷牙的比例仅为 1%。坚持正确的刷牙方法,能刷除牙菌斑,同时还可对牙龈进行按摩。早晚刷牙,饭后漱口,水温以 35~37℃为宜。人们习惯的横刷法是长的拉锯动作,这种横刷法如果加上硬毛牙刷,就会给牙周带来损害(刷毛损伤牙龈边缘,牙龈退缩,根颈部楔状缺损等)。正确的刷牙方法是:每次刷牙的时间不少于 2 分钟,刷牙用力不宜过大,保持刷毛与牙齿表面呈45°角斜放,并轻压在牙齿和牙龈的交界处,刷毛顶端部分进入龈沟,而部分在沟外,然后作前后向颤动 6~8 次,颤动时刷毛移动仅为 1 毫米。上排的牙齿从牙龈处往下刷,下排的牙齿从牙龈处往上刷,用力不要过大。然后用正确的刷牙角度和动作清洁上下颌牙齿的外侧。再用正确的刷牙角度和动作刷后牙的内侧。刷前牙的内侧时,要把牙刷竖起来,利用前端刷毛清洁牙齿。利用前端刷毛,深入后牙末端部分,清洁难刷部位。此外,每年至少要到专业牙医诊所进行一次口腔检查。

5. 牙线的使用方法

现在有一种新型的口腔保健方法可以选择,就是牙线洁齿。牙线洁齿的方法是选用一根牙线,两端缠绕在两手中指上,相距约 15 厘米。一指伸入口内牙齿的内侧,用指端将线顶起绷紧,压入牙间隙,两指间的线距约 3 厘米。拉动牙线,上下垂直刮动牙邻面 4~6 次,依次将每个牙齿清刷干净。每天于晚餐后洁齿一次,结束后漱清口腔。本法可以有效地防止龋齿和牙周炎的发生。

6. 牙签的使用方法

牙签是一些中老年人的必备品,但如果使用不当,就会造成牙龈炎、牙龈萎缩、牙间隙增大而导致牙周疾病。剔牙要选择合适的牙签,使用正确的方法。有人塞牙后急于剔除,随便操起什么就剔,这不仅对牙齿和牙周组织有害，还会加大牙齿间的缝隙，造成更加严重的塞牙。牙签以硬质、光滑无毛刺、横断面扁圆形或三角形为佳，尖端略细。牙签最好在牙间有空隙存在的情况下使用，以45°角进入牙齿与牙龈之间，牙签的侧面紧贴牙面刮动数次，顺着每个牙缝的两个牙面慢慢滑动，用力不可过快、过猛。剔牙之后要漱口。

7. 口腔运动有奇效

口腔运动包括叩齿、搅舌、漱津、咽津、咀嚼等项目，既是容易进行的简单动作，又是重要的健身内容。经常做口腔运动，不但对人的牙齿、口腔、肠胃、肾脏、心脏、大脑、眼睛等器官有益处，更对防病抗癌、延年益寿有奇效。

叩齿是我国古代保健牙齿的有效方法，在每日早起和晚间，空口咬合数十次，要叩击得铿锵有声才能奏效，且应长期坚持。

搅舌是用舌头在齿唇间用力抹搅旋转来治病强身的一种方法，用舌在牙齿与唇腮之间用力搅抹转动，左右各旋转30~40周，速度不要太快，用力要适当均匀，每日3~4次。

漱津、咽津方法是，舌抵上腭部以聚集唾液，待唾液增多时再鼓腮含漱10余次，最后分三口徐徐咽下，以意念送到脐下丹田处。

咀嚼运动可以调节大脑的血流量；吞咽动作对心脏有刺激作用，有益心脏；细嚼慢咽可以使唾液分泌量增多，有益肠胃。专家建议，每口饭最好咀嚼30次左右。咀嚼食物应用双侧的牙齿，或两侧牙齿交替使用。

8. 消除口臭妙方

注意口腔卫生，及时治疗口腔自身疾病，如牙周病、牙周溢脓、口腔溃疡、龋齿；鼻咽部疾病，如鼻炎、咽喉炎、扁桃体炎；以及引起口臭的全身性疾病。

养成饭后漱口的习惯，特别是要注意剔除残留在牙缝中的肉屑，这类含蛋白质较高的食物最易引起口臭。

有顽固性口臭的人,应坚持每顿饭后刷牙。

吸烟的中老年人,可咀嚼口香糖,使咀嚼肌、舌、颊运动,增加唾液流量,有助于减少唾液停滞和腐败,增加口腔的自洁功能。

因食用刺激性食物(如大蒜)引起的口臭,可通过嚼茶叶、嚼口香糖或吃几个大枣或喝牛奶的方法来消除。

最新研究发现,饮用无糖酸奶可以除口臭,减少口腔中硫化氢的分泌量,同时还可以降低牙斑和牙龈炎的发生率。

每次就餐前,做十余次深呼吸,有助于避免产生口臭。

花生含有 140 多种天然芳香物质,对改善口腔异味具有立竿见影的奇效,嚼食生花生,口腔异味马上得到改善。

动物性食物(肉类、蛋类、鱼类、海产品和奶渣)和植物性食物中的豌豆、四季豆、大豆中含有较多的蛋白质,在食用过程中,口中的残留物最容易产生臭味,因此,口臭严重者可尽量少食。

茶叶中所含的聚苯酚能抑制腐烂菌的繁殖,每天喝上几杯新沏的淡茶,或喝一杯加有柠檬汁又不带糖的凉茶,都是很好地去口臭办法。

9. 牙周炎的防治

牙周炎是发生在牙齿支持组织(牙龈、牙周膜、牙槽骨)的一种慢性感染性疾病。它是导致牙齿松动和脱落的最大原因。引起牙周炎的因素很多,其中口腔卫生不良,牙菌斑、牙垢及牙石的存在是主要原因。牙周炎初期症状表现为牙龈红肿充血、发炎,在刷牙或咀嚼食品时容易出血,以后发展为牙周溢脓、肿胀、疼痛,牙齿松动,咬物无力。世界卫生组织提出口腔健康的标准是"牙齿清洁,无龋洞,无疼痛感,牙齿颜色正常,无出血现象"。牙周炎该怎样防治呢?

控制菌斑是预防牙周疾病的首要措施。要掌握正确的刷牙方法,建立良好的刷牙习惯,防治咬合畸形,消除影响牙周健康的全身因素（合理的营养，积极治疗全身疾病如血液病、内分泌失调等）。

牙周炎治疗主要是对症处理，如洗牙和抗菌治疗等。清除牙龈上下结石，用洁牙器械清洗或超声波洁牙机清洗；用口腔清洁剂、抗生素类溶液含漱等。消除已形成的牙周组织病变，采用龈翻片术、袋内壁刮治术、龈切除等，消除牙周袋；对牙周脓肿切开引流等。除局部治疗外，症状严重者，可采取全身治疗，即口服抗菌药物，如甲硝唑，每天 3 次，每次 0.2 克，连服 1 周；螺旋霉素，每天 4 次，每次 0.2 克，连服 1 周；替硝唑，每天 2 次，每次 0.5 克。牙周炎患者要定期检查，及时服药，以避免牙槽骨吸收速度过快，导致牙齿的松动和脱落。

牙周炎患者的自我康复有两法：①用力咬合或相互撞击上下牙齿，连续数十次；②用两手掌在两侧面颊和口唇上，按摩齿龈，直至局部有发热感为止，每日 3 次，每次 5~10 分钟，用力不要过猛。此法能促进牙周组织血液循环，改善牙周组织营养，延缓和阻止牙龈萎缩，尽可能地保全牙齿功能。

中药汤剂的煎服方法

汤剂是我国医药学中的传统剂型之一。汤剂的煎法直接关系到药剂的疗效质量。即使同一味药，由于煎法不同，产生的疗效也不同。因此，掌握正确的汤剂煎服方法，对整个处方的疗效意义重大。

1. 汤剂的煎法

1）煎药用具

煎中药最好选用砂锅、瓦罐，搪瓷器皿、玻璃器皿和铝制品也可充任,但忌用铜、铁器。这是因为铜、铁的化学性质活泼,极易与中药内所含的鞣质、甙类等成分起化学反应,破坏药中有效成分,甚至产生毒副作用。

2)汤剂的溶媒

汤剂的溶媒主要是洁净的水(根据病情需要,也有加酒或醋混合煎煮的),水应以少含矿物质或其他杂质为原则。煎药前宜将药物用冷水浸泡30分钟左右,以便溶媒进入饮片内部,使其有效成分易于煎出。将药物置煎器内,加水,以超出药物表面2~3厘米为度;第二、三煎的用水量应减少,但仍需超过药物表面。一般来说,煎煮时间短的解表剂用水量宜少,煎煮时间长的矿物药、滋补类药等加水量宜多;质轻的药材加水量宜多,质重的饮片加水量宜少。

3)火候

先用急火煮沸,再用文火煎煮20分钟。在煎煮过程中,尽量少开锅盖,以免药味挥发。煎煮药剂的时间以药液煮沸后计算。一般来说,解表剂宜武火急煎,头煎时间15~20分钟,二煎时间10~15分钟;一般药剂应文火、武火交替煎煮,使有效成分充分煎出。滋补药剂宜武火煎沸后改用文火慢煎,使药汁浓厚,药力持久。头煎时间30~35分钟,二煎时间20~25分钟。如需三煎的,其时间参照二煎时间。

4)特殊中药的煎法

中药成分复杂,有的需特殊使用,对质坚体硬、有效成分不易煎出的药物(如矿物类、贝壳类、鹿角、生石膏等)和久煎可缓和毒性的药物(附子、生半夏等)宜先煎;对久煎有效成分易破坏的药物(如钩藤、大黄、番泻叶等)和气味芳香的药物(如薄荷、砂仁、肉桂等)宜后下;对贵重药(如人参、西洋参)宜另煎取汁,再入汤液中混匀后服用;对质松而用量又大的药物(如葫芦壳、瓜蒌壳等),应先煎取汁,再按药剂类型分头煎、二煎用水量与它药同煎;对液体中药（如竹沥、黄酒、姜汁等），宜待其他药煎好后取液，再混合服用；对于贵重药品或成分受热宜挥发、破坏的药物（如羚羊角、牛黄、沉香、雷丸等），宜研粉后用水或药液冲服；对蜂蜜、阿胶、龟板胶、鹿角胶、饴糖、芒硝等，宜于其他药煎出滤液后，再溶入药液中服用。

2. 汤剂的服法

汤剂的服用方法一般分外用和内服两种。外用有摩擦法、熏蒸法、洗浸法等，是利用药物与人体肌表接触，并借摩擦、熏蒸、洗浴等局部刺激来发挥药物作用，从而达到治病的效果。

内服的汤剂，一服药，宜连续煮两剂，两剂倒在一起混匀后，再分成两份，使药力均衡，早晚各服一次。应根据病情需要和药剂类别来确定不同的服药时间，使药剂发挥最佳疗效。呕吐病人可以分多次服完。补养药宜在饭前服用，健胃药或对胃肠有刺激的汤药以饭后服为好。安神药宜在临睡前服用。服用清热解表药后，不宜吹风，并观察有无出汗和体温、脉搏的变化。一般汤剂应在温而不凉时服用，寒性药要热服，热性药要冷服，真热假寒证宜寒药热服，真寒假热证宜热药冷服等。

患病服用中药时，要适当忌口。患热性病者忌辛辣、油腻及不容易消化的食物和烟酒；寒性病忌食生冷食物；水肿病人忌食盐；补血药忌饮茶；过敏性疾病、肿瘤和某些皮肤病忌食鱼、虾等腥膻之物及刺激性食物等。

就诊如何选择医院

生病是身心饱受煎熬的一种病理过程，无论对社会还是家庭，都会带来负面影响，还会给患者心理上蒙上阴影。如何选择合适的医院,这对于每个人及每个家庭来说都是一件大事,应当全面慎重地考虑后再做出决定。首先,必须了解本地区有些什么医院,各家医院有哪些特长和优势, 可以根据它们的医疗特色来选择。一般情况下,有病最好先到综合性医院去;已确诊的疾病,首选专科医院。

综合起来,选择医院时应考虑的因素主要有以下几点。

1. 医院的医疗水平、医疗质量和信誉

医疗水平包括医院的诊断水平、治疗水平,特别是疑难病、急重病的诊治水平, 为此应当全面考察一下医院医生的工作态度是否严肃认真;此外,还要综合考虑一下医院的信誉度、医疗行为是否规范安全。现代社会大家都深感时间的宝贵和重要,因此医院的工作效率也很重要。

2. 医生的水平和医德

诊治疾病的任务是由医生、护士和其他技术人员共同完成的,其中医生是完成此项工作的主体, 在疾病诊疗活动中居于主导地位。病人将要把自己委托给医生进行治疗,因此,要选择在医德和业务技术上都优秀的医生所在的医院去就诊。

3. 医院诊治疾病的医疗经费开支水平

在医疗质量和水平相当的情况下,可以选择医疗经费开支水平低的医院。目前在我国诊断和治疗的费用是很高的,然而大多数人经济条件尚不富裕,因此要选择那些收费相对低一些的医院,包括单病种收费、检查费、药费。

4. 医院设备条件

先进的医疗仪器设备可以从侧面反映出医院的医疗水平,好的仪器和设备,还需要专业技术人员正确地使用、掌握及操作。 就诊时应根据实际情况,尽量选择医疗设备先进、检查手段先进齐全、诊断治疗器械完善、专业技术力量雄厚的医院。

5. 服务态度

医务人员的服务态度也很重要,病人需要亲切、耐心、周到的服务。服务态度不好,对病人不认真、不慎重,容易发生误诊、误治,贻误病情;也可能发生差错,造成不良后果。对病人冷眼相看,会使其情绪低落,于疾病的好转和恢复不利,所以要选择服务态度好的医院。

6. 距离远近及交通状况

到离家很远或交通不便的医院去就诊,不但麻烦,还可能延误病情,所以,在情况允许的条件下,选择离家近、交通方便的医院为好。

第三篇　吃出健康来

——饮食保健篇

　　"民以食为天"，人类的生存需要适当数量和质量的饮食做基础，饮食不足或过量，营养不够或饮食不卫生，都会给身体造成危害，因此必须做到科学饮食，合理搭配各种营养素。此外，很多食物以及食物的搭配对预防和治疗某些疾病起着重要作用，民间有句俗语"药补不如食补"，这句话虽然有些片面性，但却说明饮食调理受到了人们的重视。有些饮食美味可口，既能补充营养，又能有益健康，祛病延年。希望广大的中年朋友能够掌握保健食谱，吃出健康来。

合 理 膳 食

营养与健康

营养是指人体摄入、消化、吸收和利用食物中营养成分,转化为自身的组成部分和人体活动所必需的能量,维持生长发育、组织更新和良好健康状态的动态过程。它是维护人体健康不可缺少的因素,也是人体生长发育最基本的物质基础,营养大部分来自平时的饮食。营养素并不能单独发挥作用,必须配合其他营养素,才能产生最佳效果。必须做到食物的恰当搭配,组合成能让人体吸收的合理成分,才能获得全面营养。人在一生中的每一天,都应该摄取适当和均衡的营养素。

营养物质包括糖类、脂肪、蛋白质、矿物质、维生素和水。其中糖类、脂肪和蛋白质是身体能量的主要来源,可供应身体热量。能量是食物经新陈代谢作用所释放出的热能数量,计算单位是卡路里(卡)。人体必需营养素有 42 种,即 9 种蛋白质中的氨基酸,2 种脂肪酸,1 种碳水化合物,14 种维生素,7 种矿物质,8 种微量元素,加上水共 42 种。这 42 种中的任何一种都不能缺乏,否则生命活动就不能正常运行。

糖类是身体一切功能和肌肉运动的主要能源, 同时也是协助其他食物消化和吸收的必要因素。人每日脏器活动和肢体活动所需的能量中,约有 70% 源于糖类。含糖丰富的食物主要有米、面等粮食类食品。

除了水之外,蛋白质是体内数量最多的物质,是生命的物质基础,是维持健康和活力的重要元素,也是一切组织发育所必需的。人体每日的能量消耗中,约有 1/10 的能量由蛋白质所提供。人体重要器官的主要构成原料,都是蛋白质。蛋白质是形成荷尔蒙不可或缺的,还可控制体内酸度和调节水分的平衡。如果人体缺乏蛋白质,会出现体重减轻、肌肉萎缩,甚至出现营养不良性水肿。蛋白质主要存在于粮食、豆类、蛋类、肉类食品中。

脂肪是人体热量的最佳来源,人体所需能量约有 20% 来自脂肪。脂肪还有运送脂溶性维生素 A、D、E 和 K 的功效。脂肪可以间接帮助身体组织对钙的吸收,对骨骼和牙齿助益最大。如果膳食中脂肪摄入量不足,会导致人体必需脂肪酸和能量供应不足,还会影响脂溶性维生素的吸收与利用。脂肪的食物来源主要是肉类、豆类食品。

维生素也是维持身体正常发育和健康不可缺少的营养素,负责细胞的平衡。不同的维生素存在于特定的食物中,人体只能合成少数几种维生素,其余的都要靠食物或营养品来补充。一旦缺乏某种或数种维生素,将引起种种病症。维生素主要存于蔬菜、水果、动物内脏等食品中。

矿物质是存在于人体、食物、有机化合物和无机化合物中的营养素,是骨骼、牙齿、肌肉、血液和神经细胞的构成分子,也是维持心理健康和强化骨骼结构的重要因素。矿物质也是人体许多生化反应的催化剂。人体必需的矿物质约有 17 种,如果膳食调配不当或偏食,极易发生矿物质缺乏。

水被誉为生命之源。人体结构中,60% 以上都是水。呼吸、消化、吸收、新陈代谢、排泄与体温调节等身体功能,都必须有水才能完成。经由血液、淋巴或体内其他流质溶解或转换营养素的过程,水都是不可或缺的。人如果脱离了水,很快就会死亡。

均衡营养，平衡膳食

人体健康在很大程度上取决于营养合理，而保证营养合理的关键在于科学饮食。"均衡营养，平衡膳食"是身体健康的基本保证，也是科学营养的基本原则。膳食结构就是一日三餐里的各种食物种类与比重，或叫膳食模式。均衡营养是指膳食中所含的营养素种类齐全、数量充足、比例适当。平衡膳食指的是在营养基础上搭配比较合理的膳食。一是食物品种多样化，尽可能吃得多些、杂些，以求从多样化的食物中获取各种营养成分。二是烹制要讲科学，不要让太多的营养成分破坏和丢失。如菜要旺火快炒，现炒现吃；副食注意荤菜与素菜相搭配，避免同一类食品的重复搭配。食物不宜太咸，新鲜蔬菜不要放置太久等。三是要定时定量，进食的时间、数量、品种、速度都要有所讲究。一日三餐要有固定的进食时间。两餐间以间隔 5~6 小时为宜。早饭最好安排在 7 点左右，中餐以 12 点为宜，晚餐宜在下午 6 点左右。同时还要注意不要偏食、挑食和暴饮暴食等，要养成良好的饮食习惯。营养学家推荐下列五组食品，即粮食类、肉蛋类、奶制品、豆制品、蔬菜水果类。

现代营养学家提倡"早饭占全天总量的 25%，中餐占 40%，晚餐占 35%"。这是对现代人养生的具体化。人从中年开始，在保证均衡营养的前提下，适当限制身体的热量摄入，可提高人体免疫力，降低自由基的水平，推迟衰老，延长寿命。

中老年饮食保健要点

人生进入 40 岁之后，机体各系统器官的形态和功能渐渐出现衰老现象。各种腺体的分泌功能降低，消化、吸收、代谢功能下降，对疾病的抵抗力也在下降。由于运动量的下降，机体所需热量减少，而所需营养增加，科学饮食就显得至关重要。中老年人的营养应当结合生理改变的特点作相应的调整，以适合年龄增长的需要，从而达到保持健美、预防疾病的目的。

1. 热量摄入不要过多

随着年龄的增长，机体基础代谢率逐渐下降，需要的热能随之下降。年龄越大，活动量越少。因此，中老年人每日摄入的热能，要随年龄的增长而相应减少，如果摄入量超过需要，身体就要发胖。肥胖是动脉硬化以及某些肿瘤的诱发因素。热能摄入量在 40~49 岁应减少 5%，即每餐 9 分饱；50~59 岁时，减少 10%；60~69 岁时，减少 20%；70 岁以上，减少 30%。根据中国人的传统膳食习惯，以碳水化合物提供的能量占总能量的 60%~70%，脂肪占 20%~25%，蛋白质占 10%~15% 为宜。食物要粗细搭配、易于消化，以谷类为主，注意营养调配。有些中年人由于种种原因，经常主动或被动地参与宴请，大吃大喝，酒食无度，长此以往，高血压、冠心病、高脂血症、糖尿病、肝硬化等会接踵而来。

2. 减少胆固醇的摄入量

减少饮食中胆固醇的摄入量，可以防止血管老化。胆固醇过多，将加速动脉硬化，增加心血管疾患的发病率。严格限制进食含高胆固醇的食物，如各种动物性脂肪、动物脏腑类食品、蛋黄、鱼子、黄油、巧克力等；多选用不饱和脂肪酸含量较高的植物油，多补充维生素 E。每日胆固醇摄入量不应超过 500 毫克，高脂血症者则不应超过 200 毫克。

3. 保证蛋白质摄入的质和量

蛋白质是抗体的重要组成部分，如摄入不足，则机体抵抗力降低，易受致病微生物侵袭。40 岁以上的中老年人对蛋白质的需要量比青壮年时略高些，每日每千克体重应摄入蛋白质 1 克，其中动物性优质蛋白质至少应占 50%。如果以素食为主，因植物性蛋白质利用率差，则每公斤体重摄入蛋白质应增至 1.3 克左右。富含蛋白质的食物有肉类、水产品、蛋类、干豆类和鲜奶。

4. 控制脂肪摄入量

摄食过多的脂肪极易诱发多种老年性疾病，因此，中老年人膳食脂肪的摄入量应比青壮年期略低些，每日不超过 60 克（总脂肪量）。膳食中的脂肪主要来源于烹调用油、肉类、奶油等，其总量不宜超过食物总量的 25%。膳食脂肪应选用不饱和脂肪酸含量多的植物油，如豆油、花生油、玉米油、芝麻油等。

5. 保证足量的维生素

维生素在维持正常生理功能，延缓衰老方面具有重要作用。维生素 A、维生素 B_1、维生素 B_2、维生素 C、维生素 D、维生素 E、烟酸和叶酸，中老年人特别需要。必要时可服用维生素制剂。

6. 补充足够的钙质

钙是中年人预防骨质疏松的重要元素。心脏的正常搏动、肌肉神经的正常传导，都必须有一定量的钙离子存在。要吃含钙多的食品，如豆类、奶类、骨头汤、虾皮、虾米、蔬菜。

7. 要有足够的纤维素

中老年人由于肠壁肌肉的紧张性降低，消化道运动能力减弱，容易发生便秘。粗粮、蔬菜、水果、豆类、藻类等含有大量的纤维素，可增加人体对食物消化吸收后的废弃物体积，使之较快地排出体外,从而降低了各类毒素侵害机体的可能性。纤维素还具有防止高血脂、动脉硬化、糖尿病的作用。多食粗粮和糙米,还可以充分发挥牙齿的咀嚼功能,增强牙周组织的抗病能力,保持牙齿的稳固。因此,中老年人应注意摄入足够的食物纤维素,每日应摄入新鲜蔬菜和水果 400~500 克。

8. 做到"三戒"和"三少"

"三戒":戒喝水太少,戒偏食,戒体重过增。

"三少":少盐、少甜食、少油腻。

精细生活不能缺了粗粮

天天都是精米白面、大鱼大肉,是不是该清理一下自己的肠胃呢?粗细粮搭配吃对健康有利。吃些粗粮可以使你的肠胃更健康,食欲更强。人到了 40 岁以后,机体的新陈代谢率开始缓慢,这一时期就应少食高甜度、低营养的食物,宜食用各种粗杂粮、大豆、干果以及新鲜水果等。

粗粮是相对我们平时吃的精米白面等细粮而言的,它是机体必需的营养品,主要包括谷类中的玉米、小米、紫米、高粱、燕麦、荞麦、麦麸,各种干豆类,如黄豆、青豆、赤豆、绿豆等,以及坚果等含有丰富纤维素的复合碳水化合物。

粗粮好处细细数

粗粮易消化、易吸收,具有促进大肠蠕动,提高新陈代谢的功能;还能够补充人体所需的维生素,提高免疫功能。

粗粮中含有丰富的不可溶性纤维素,有利于保障消化系统正常运转。纤维素进入体内后,可以刺激胃肠道,促进排便。纤维素还会与体内的重金属和食物中有害代谢物相结合后排出体外,从而减少肠道对致癌物的吸收,预防大肠癌的发生。它与可溶性纤维协同工作,可降低血液中低密度胆固醇和甘油三酯的浓度;延迟饭后葡萄糖吸收的速度,降低高血压、糖尿病、肥胖症和心脑血管疾病的风险。粗粮中还含有丰富的钙、镁、硒等微量元素和多种维生素,可以促进新陈代谢,增强体质,延缓衰老。

很多粗粮还具有药性,如绿豆味甘性寒,有利尿消肿、中和解毒和清凉解渴的作用;荞麦含有的维生素 B_1、B_2 比小麦多两倍,所含的烟酸是小麦的 3~4 倍,所含的烟酸和芦丁都是治疗高血压的药物。经常食用荞麦,对糖尿病也有一定疗效。玉米的膳食纤维是精米的 6~8 倍,是防治便秘的佳品;由于它所含热量极低,又是减肥的理想食物。长期食用多米粥(江米、紫米、莲子、红小豆、花生、大枣、核桃仁、绿豆),可以提高和调解人体的免疫功能,具有补血、益气等多种功效。

蛋白质、脂肪、糖类等三大营养物质过剩也是癌症的促发因素,由此引起的肥胖往往是一些与内分泌有关的癌症的诱因。粗粮中的高纤维饮食能阻碍人体对这三大营养素的吸收,减少肥胖,有效防癌。如玉米中还含有大量镁,镁可加强肠壁蠕动,促进机体废物的排泄,对于减肥非常有利。

粗粮也要讲究吃法

粗粮虽有营养,但过食粗粮又会出现很多副作用。如果粗粮吃得太多,可能会使胃肠道"不堪重负"。过多的纤维素可导致肠道阻塞、脱水等急性症状。大量进食粗粮,可能影响钙、铁、锌等元素的吸收,降低蛋白质的消化吸收率。对糖尿病患者,一次性大量进食粗粮,可能导致发生低血糖反应。因此,进食粗粮并非"多多益善"。粗粮的正确吃法如下所述。

1. 及时补充水分

粗粮中的纤维素需要有充足的水分做后盾,才能保障肠道的正常工作。一般多摄入 1 倍纤维素,就要多喝 1 倍水。

2. 循序渐进

突然增加或减少粗粮的进食量,会引起肠道反应。对于平时以肉食为主的人来说,为了帮助肠道适应,在增加粗粮的进食量时,应该循序渐进,不可操之过急。

3. 粗细搭配

营养学家研究表明,粗、细粮搭配起来一同食用,比单吃任何一种的营养价值都要高出许多倍。科学的做法是粗细搭配,一般的比例为粗粮 1 份加 3~4 份细粮。具体做法就是在食用大米、精白面粉做的主食之外,每天最好能保证吃一份 100 克薯类和一份 100 克粗杂粮制作的食品。这样既能发挥粗粮的功效,又能避免粗粮进食过多产生的不良反应。

4. 搭配荤菜

当我们每天制作食物时,除了顾及口味嗜好,还应该考虑荤素搭配,平衡膳食。每天粗粮的摄入量以 30~60 克为宜,但也应根据个人情况适当调整。

5. 最好在晚餐食用

食用粗粮最好安排在晚餐,正常人以两天一次为宜,具体数量则可以用纤维素作为基准来衡量,与人体每日吸收的热量成正比。一般来说,成人日吸收热量为 1 800 卡,需要纤维素 25 克。

粗粮可以细吃

粗粮虽有营养，但糟糕的口感却往往使人将其拒于千里之外，因此，粗粮转化为高档食品的前提是能把它做出好的味道。

要提高粗粮的食用品质、调剂口味，最常用的方法是粗粮细做。比如，用粗细粮混合制作花卷、面条、煎饼、窝头、馒头等；还有很多干稀搭配的科学方法，如油条配豆浆，馒头、花卷配玉米粥或小豆粥、小米粥，窝头、发糕配面汤或大米粥等，这样既可增进食欲、提高人体消化率，又可提高蛋白质的营养价值。

远离烟草，科学饮酒

如何降低吸烟危害

1. 吸烟的危害

烟草危害已成为当今世界最严重的公共问题之一，也是人类健康所面临的最大问题。

1）香烟的有害成分

烟草中的有害物质有 4 000 余种。香烟燃烧的烟雾中就有 3 000 多种，其中最主要的是尼古丁、烟焦油、一氧化碳和刺激物四种。尼古丁是一种挥发性剧毒液体，能够使人成瘾。它经口、鼻、支气管及胃黏膜被机体吸收，可导致神经的功能改变，引起心跳加快、失眠、血压增高、视力障碍、溃疡病等症状。烟焦油是烟草燃烧时产生的一种致癌促癌物,积存在肺内,可逐渐改变细胞的遗传结构,使正常细胞变为癌细。一氧化碳也是一种有毒气体,它破坏血液送氧的能力,使各器官尤其是心脏和大脑因缺氧而产生病理改变。吸烟对人体的损害是一个潜移默化的慢性过程,多种毒物长期综合作用于人体。吸烟者一旦停止吸烟,就会产生焦虑、注意力不集中、烦躁、嗜睡、失眠、头痛等症状,这些症状称为戒断综合征。

2)吸烟对健康的危害

吸一支烟后,身体会立即发生以下变化:心率加快,血压升高;肺活量降低,呼吸不良;手指、脚趾、皮肤温度降低;胃酸增加;泌尿减少;食欲、味觉和嗅觉降低。

长期吸烟可导致多种疾病,严重威胁人类的健康。吸烟几乎影响人体所有重要的组织、器官,它与呼吸系统、消化系统、循环系统、生殖系统、泌尿系统、内分泌系统及神经系统等的多种疾病或是癌症有关。与吸烟相关的疾病包括:恶性肿瘤(肺癌、食管癌、肝癌、胃癌等)、冠心病、高血压病、脑卒中、慢性阻塞性肺部疾病、骨质疏松等。

吸烟会引起口腔病变,香烟中的焦油及烟雾的热量会使唾液腺发炎,从而在舌头及腭上形成脓疮或出现黏膜白斑病。烟民患黏膜白斑病的可能性比不吸烟者高 6 倍。黏膜白斑病虽然是良性的,但也可能诱发癌症。

吸烟会引起血压升高,尼古丁能刺激心脏和肾上腺释放大量的儿茶酚胺,使心跳加快,血管收缩,血压升高。

烟丝燃烧产生的尼古丁和其他几十种有害物质,对正常性功能会造成明显损伤,导致阳痿和不育症。

被动吸烟(即俗称的"吸二手烟")比原先外界所知道的还要危险,不吸烟者和吸烟者一起生活或者工作,每天闻烟味一刻钟,累计一年以上,其危害等同吸烟。

目前全世界每 10 秒钟就有 1 人死于吸烟所引起的疾病，每年全世界至少有 315 万人因吸烟而丧生，而且这个数字还在增加。中国是世界上烟草生产和消费量最大的国家，占全球总量的 1/3 以上，吸烟者约占 3.2 亿，每年死于吸烟相关的疾病近 100 万人。吸烟所增加的税收完全弥补不了治病所带来的花费。

2. 降低吸烟危害的方法

从健康角度考虑，戒烟势在必行。我们不能够强迫人们不吸烟或是戒酒，但可以告诉他们如何保护自己。对于那些一时还难以戒掉的吸烟者来说，不妨采用下面的方法来降低吸烟对人体的危害。

1）饮茶

饮茶是减轻吸烟危害的最好方法。因为茶叶中的茶多酚、维生素 C 等成分对香烟中所含有的各种有害物质有降解作用，边饮茶边吸烟，毒素可随饮茶不断解除，通过粪便排出体外。吸烟者常饮茶，主要有四大好处：一是可以降低吸烟诱发癌症的可能性；二是有助于减轻由于吸烟所引起的辐射污染；三是可以防治由于吸烟而促发的白内障；四是可以补充由于吸烟所消耗掉的维生素 C。

2）吃鱼

吸烟者如果经常吃鱼，会大大降低肺部慢性疾病的发病危险，可以削减吸烟对身体造成的部分损害。这是因为，鱼体内的脂肪能够阻止机体的炎症反应，起到抑制吸咽对肺部炎症的诱发作用，有益于降低肺气肿和支气管的发病率，并减少吸烟者死于心脏病及中风的机会。此外，鱼肉中含有的氨基酸可遏制动脉硬化，减少吸烟的人死于心脏病及中风的机会。

3）喝红酒

适量饮用红酒不但对心脏有好处，而且红酒中含有一些对人体有益的化学成分，而这些化学成分正好可以抵消香烟对动脉带来的损害。

4)空腹、饭后及喝酒、喝咖啡、如厕时勿吸烟

吸烟有害健康,人人皆知,但吸烟的时间、环境、场合掌握不好,则更是害上加害。空腹吸烟,烟气会刺激支气管分泌液体,久而久之就会引发慢性支气管炎。饭后人体热量大增,这时吸烟会使蛋白质和重碳酸盐的基础分泌受到抑制,妨碍食物消化;同时还会使胃肠功能紊乱,胆汁分泌增加,引起腹部疼痛等症状。一边喝酒一边吸烟,酒精会溶解于烟焦油中,促使致癌物质转移到细胞膜内。如果在吸烟的同时饮咖啡,主动脉血管就会发生暂时性硬化,对人体的供血系统产生长期的破坏作用。厕所里氧的含量相对较低,烟草在低氧状况下会产生更多的二氧化硫和一氧化碳,被大量吸入肺中,对人体危害极大。

5)健肺保健汤

①杏仁雪梨山药糊:

杏仁 15 克,雪梨 1 个,山药、淮山米粉、白糖适量。先将杏仁用开水浸泡,去衣,洗净;雪梨去皮,洗净,取肉切粒。然后把杏仁、雪梨粒放搅拌机内,搅拌成泥状。用清水适量,把杏仁泥、梨泥、山药、淮山米粉、白糖调成糊状,倒入沸水锅内(沸水约 100 毫升),煮熟即可。随量食用。

②冬菇雪耳猪胰汤:

猪胰 1 条,猪瘦肉 50 克,冬菇 15 克,雪耳 10 克。先将冬菇洗净;雪耳浸开洗净,摘小朵;猪胰、猪瘦肉洗净,切片。然后把冬菇、雪耳放入锅内,加清水适量,武火煮沸后,文火煮 20 分钟,放猪胰、猪瘦肉,再煮沸,调味即可。随量饮用。

吸烟所带来的危害是巨大而惨痛的,因此,彻底戒烟是大势所趋,是明智之举。

3. 简易戒烟法

1）五天戒烟法

第一天，比平时早起半小时，喝三杯水，洗个澡。早餐只吃些水果和果汁。早餐后作几个深呼吸练习。想吸烟时就喝两杯水或果汁，作几个深呼吸动作。不要到有吸烟者的环境中去。午餐要清淡：一份蔬菜沙拉，一份汤，一份辣汁菜丁，一个果酱馅饼，一杯果汁。午餐后一定要散散步。晚餐也要清淡。不要闲呆着，不要坐着看电视，不要躺靠在沙发上，不要喝酒。

第二天，空腹喝两三杯水，然后作几次深呼吸练习。早餐（水果、果汁）后徒步去上班，或徒步走一段路。然后按第一天的规律生活。想吸烟了就作几个深呼吸，喝些水和果汁，把吸烟的欲望压下去。

第三天，饮食规律不变。不要吸烟，要有毅力，下决心戒烟。

第四天，吸烟的欲望正在消失，生活规律和饮食制度不变。

第五天，对所取得的成功感到满足，对自己的意志力充满信心。遵循前四天的生活规律和饮食制度。

2）其他方法

特意在一两天内超量吸烟，使人体对香烟的味道产生反感，从而戒烟；或在患伤风感冒没有吸烟欲望时戒烟。

戒烟从现在开始，完全戒烟或逐渐减少吸烟次数。

丢掉所有的香烟、打火机、火柴和烟灰缸。

将想购买的物品写下来，按其价格计算可购买香烟的包数。每过一个月，清点一次总数。

不整条买烟。

避免参与往常习惯吸烟的活动，不涉足经常吸烟的场所。

烟瘾来时，要立即做深呼吸活动，或咀嚼无糖分的口香糖。

考虑一下你的行为对家庭其他成员造成的危害，他们正在呼吸被污染了的空气。

美酒科学饮

1. 饮酒的利弊

与香烟不同,酒对人体既有益处,也有害处。酒的益处表现为,酒是一种营养物,含有丰富的营养物质。如黄酒含有 21 种氨基酸,是啤酒的 5~10 倍,是葡萄酒的 1.3 倍。啤酒含有碳水化合物、蛋白质、多种氨基酸、维生素以及钙、磷、铁等微量元素,被人们称为"液体面包"。葡萄酒是唯一碱性的酒精性饮品,可以中和鱼、肉以及米面类酸性物质。它含有丰富的维生素及矿物质,可以补血、降低血中的胆固醇;能促进血液循环,预防冠心病;还可抗癌、抗衰老及预防血小板凝结,预防蛀牙及防止辐射伤害,养气活血,养颜美容,使皮肤有弹性。此外,饮酒还有兴奋精神、消除疲劳、促进食欲、生津补血、舒筋活络、延年益寿、愉悦身心等功效。

少量饮酒对人是无害的,但大量饮酒,对人体就会产生损害。酒是多种化学成分的混合物,酒精是其主要成分。酒精是肝脏和肠的毒素,能降低叶酸、维生素 B_1 和锌的吸收率,增加金属镉的吸收率,干扰铜、锌的代谢。过量饮酒,容易引起脂肪肝,以及脂肪异常沉淀于肝脏中的疾病,久而久之,易导致肝硬化。长期饮用烈性酒,会使呼吸道功能降低,气管容易发炎,还会造成慢性酒精中毒,手指震颤。酒精麻痹血管中枢,使血管扩张,血压下降,加重心脏负担,有害心脏。大量吸收的酒精,对中枢神经是一种抑制剂,不仅干扰性兴奋,还会使性功能产生抑制现象。过量饮酒还可破坏精子的生成,可能生出痴呆儿。酗酒后,乙醇的毒性作用也会严重地干扰神经系统和内分泌系统,使人出现"失控、模糊、放纵"症状,容易发生一些违法事件。此外,常饮啤酒且饮量又较大的人,患肠癌和胰腺癌的可能性比不饮酒者高 3 倍。另外,大量饮啤酒,也会使心肌变形，失去正常弹力而增大，形成"啤酒心"。可见，酒适量有益，大量有害。

1）酒在人体内的吸收

酒精无须经过消化系统便可被肠胃直接吸收。酒进入肠胃后，进入血管，饮酒后几分钟，迅速扩散到人体的全身。酒首先被血液带到肝脏，在肝脏过滤后，到达心脏，再到肺，从肺又返回到心脏，然后通过主动脉到静脉，再到达大脑和高级神经中枢。酒精对大脑和神经中枢的影响最大。人体本身也能合成少量的酒精，正常人的血液中含有 0.003% 的酒精。血液中酒精浓度的致死剂量是 0.7%。

2）红酒——一支浪漫的小夜曲

没有一种酒能够比红酒更浪漫。构成红酒口味的最主要的元素是酸味、酒精、单宁和甜味，果味以及其他各式各样从酒中散发出来的香气共同构成了酒香。品尝红酒的程序包含了人天生的三种本能：视觉、嗅觉和味觉。红酒的各种酒色、酒香与酒味给了人们去发掘的欲望。

红酒饮用前 1~2 天，应从酒橱中取出，转移至稻草编织的篮子里，并保持酒瓶处于半水平的位置——比藏酒时的角度大 15°~20°。然后静置至少 1 天的时间，以便于酒中的沉淀物沉至瓶底。假如没有专门的酒柜，酒就必须在一两天之前购买。

饮用之前 1 小时左右是开启瓶塞的最佳时间。饮用红酒的最佳室温在 18~21℃，如果温度过低，可以手捧着杯身利用体温来给酒加热。经过冰镇的红酒，味道较涩。一瓶佳酿通常是尘封多年的，刚刚打开时会有异味出现，打开盖后稍待十分钟，酒的异味散去，红酒充分氧化之后，浓郁的香味就流露出来了。斟酒时，只要半杯就差不多了。斟酒时要格外小心，否则酒液可能因"后冲"而从瓶嘴向瓶底回流甚至起泡，激起瓶底的沉淀。观看红酒的边缘就能判断出酒的年龄。层次分明者多是新酒，颜色均匀的存放时间较长。如果微微呈棕色，那有可能是一瓶陈年佳酿。在酒入口之前，先深深在酒杯旁嗅一下，此时已能领会到红酒的幽香；再含一口红酒，让红酒在口腔内多停留片刻，使感官充分体验红酒的美味；最后全部咽下，一股幽香立即萦绕腹中。要注意的是，瓶中的酒不能倒空，要留下少许酒液，因为这些酒液早已因沉淀而混浊，不宜饮用。

通常情况下，"白酒配海鲜，红酒配肉类"是用餐饮酒的规则。传统上与红酒相搭配的菜是牛肉、某些奶酪食品、拌着红色沙司的空心粉以及禽肉。不起泡的粉色葡萄酒也是红酒家族的一员。它们适合于冰镇后饮用。与其搭配的主菜应口味清淡，例如鱼类、小牛肉、鸡肉和水果。

2. 饮酒要有度

男人醉酒，常常是源于各种应酬。为了事业要应酬，为了哥们儿义气也要应酬。不同地位的男人有不同层次的应酬。谁都清楚自己酒量的大小，然而酒至酣处，豪气使然，分寸的把握呀，老婆、孩子的嘱咐呀，也就抛于脑后了，更何况有时候主动权根本不在自己手中。于是你来我往，推杯换盏。这就是我们特有的思维观念，用健康换取情感的增进和利益的所得。

"无酒不成宴"已成为当今人们的生活习惯。少量、有规律的饮酒对人体健康有益，一般来说，一个人每千克体重每次纯酒精摄入量为 0.6~0.8 毫升，正常人按 60 千克体重计算，每次饮纯酒精应在 50 毫升左右。黄酒为酒中上品，其酒精度低，营养价值高；其次为果酒。适量饮用葡萄酒有保护心脏、减少心脏病发生的作用。啤酒的酒精含量很低，但产生的热量高。

嗜酒者在喝酒的同时，应多摄取可以促进酒精新陈代谢的维生素 B_1，以及消除脂肪肝的维生素 B_2。多吃些肝脏、蛋黄、肉类、花生、牛奶等食物。另外，好酒者还必须多补充维生素 C，维生素 C 不但可以减少危害身体的酮体物质，而且还可以分解进入人体内的酒精,避免身体遭受酒精的伤害。

3. 有关饮酒的注意事项

1)忌酒后饮茶

饮酒后酒精在人的肝脏中转化为乙醇,与茶叶中的茶碱迅速进入肾脏,对肾脏刺激太大,会损伤肾功能。因此酒后不宜饮茶,特别是浓茶。

2)忌空腹饮酒

空腹时酒精吸收快,人容易喝醉;而且空腹喝酒对胃肠道伤害大,容易引起胃出血、胃溃疡,因此不要空腹饮酒。在喝酒之前,应先食用油质食物,如肥肉、蹄膀等;或饮用牛奶,利用食物中脂肪不易消化的特性来保护胃部,以防止酒精渗透胃壁。

3)最好的伴酒菜

常饮酒的人会造成体内维生素 B 的丢失,猪肝维生素 B 丰富,而且可提高机体对乙醇的解毒能力,故猪肝是很理想的伴酒菜。豆腐和绿叶青菜也是不错的选择。

4)服药后勿饮酒

服药后不要喝酒,特别是在服过安眠药、镇静剂、感冒药之后,更不能喝酒。绝对不能以酒服药。

4. 解酒妙方

1)食醋解酒

食醋能解酒,主要是由于酒中的乙醇与食醋中的有机酸,在人体的胃肠内相遇而起醋化反应,降低乙醇浓度,从而减轻了酒精的毒性。

用食醋烧 1 碗酸汤,服下。

食醋 1 小杯(20~25 毫升),徐徐服下。

食醋与白糖浸蘸过的萝卜丝(1 大碗),食服。

食醋与白糖浸渍过的大白菜心(1 大碗),食服。

食醋 50 克,红糖 25 克,生姜 3 片,煎水服。

2)绿豆甘草汤解酒

绿豆能清热解毒;甘草内含甘草甜素和甘草次酸等成分,具有解毒的功能。以绿豆 50 克、甘草 10 克,再加点红糖煮水,让醉酒者服用。或单取绿豆适量,用温开水洗净,捣烂,开水冲服或煮汤服,也有醒酒较快的效果。

3)蛋清解酒

将生鸡蛋清、鲜牛奶、柿饼各适量煎汤,可清热、解酒。

4)鲜橙解酒

鲜橙或鲜橘 3~5 个,榨汁饮服,或食服。

5)维生素 C 片

饮酒过量欲恶心呕吐者,立即口服维生素 C6~10 片,有助于清除血中酒精。饮酒者服用维生素 C 片越多,酒精消失越快。饮酒前一次口服维生素 C6~10 片,还可预防酒精中毒。

6)芹菜解酒

芹菜适量,切碎捣烂,用纱布包裹,压榨出汁液饮服,可解酒醉后头痛脑涨、颜面潮红等症。

7)牛奶解酒

牛奶与酒混合,可使蛋白凝固,缓解酒精在胃内的吸收,并有保护胃黏膜的作用。

8)西瓜解酒

1 次口服西瓜汁 300 克,解酒毒效果很好。

9)梨解酒

梨味甘酸性凉,有生津止渴、润肺消燥之功。一次食小梨 3~5 个或大梨 2~3 个,中毒严重者可用梨汁灌服。

10)茭白解酒

醉酒者昏迷不醒时,可用茭白榨汁后加少量姜汁灌服。

11）藕解酒

酒精中毒中度者，可将 100~200 克藕洗净削皮，切成薄片，放入滚沸的开水中烫一会儿后，将藕片捞出，放入少量白糖搅拌，待凉后一次食完。若重度中毒昏迷不醒，可用 100~200 毫升的凉藕汁灌服。

12）豆腐解酒

饮酒时宜多以豆腐类菜肴作下酒菜。因为豆腐中的半胱氨酸是一种主要的氨基酸，它能解乙醛毒，食后能使之迅速排出。

13）米汤解酒

醉酒者可取浓米汤饮服，米汤中含有多糖类及 B 族维生素，有解毒醒酒之效。若加入白糖饮用，则疗效更好。

14）番薯解酒

醉酒后，可将生番薯切细，拌入白糖服食，即可解酒。

15）蜂蜜解酒

蜂蜜能促进酒精的分解吸收，减轻饮酒带来的头痛症状，同时，蜂蜜还有安神催眠作用，醉酒第二天起床后也不会头痛。

5. 怎样服药酒

药酒是指药物用白酒浸制成的澄清液体制剂。主要是使药物之性借酒的力量遍布到身体的各个部位，具有药的疗效、酒的作用。药酒能促进血液循环，改善虚弱体质，补充体力，避免老化，并可加快新陈代谢。

目前市面上出售的药酒，大致可分为两大类：一类是以治疗为主的药酒，其作用是祛风散寒、养血活血、舒筋通络，如用于骨骼肌损伤的跌打损伤酒，用于风湿性关节炎及风湿所致肌肉酸痛的风湿药酒、风湿骨痛酒等；另一类是以补虚强壮为主要功效的补酒，其作用是滋补气血虚弱，宜选用气血双补的药酒。

许多家庭喜欢自己动手配制药酒，根据个人体质情况、特点选用药物,这样更有针对性,收效更加显著。具体操作方法是:药材一般都要切成薄片或捣碎成粗颗粒,所选之酒,应根据个人身体情况选择。一般认为,浸泡药酒以 50~60 度的米酒及优质烧酒较为合适。对于不善饮酒者,亦可用低度白酒、黄酒和米酒,但浸出时间及次数宜适当延长和增加。先将药物适当粉碎后,加入白酒浸渍,药量与酒量的比例可掌握在 1:8 左右。每日摇荡 1 次,一般 10~30 天后就可饮服。补药浸的时间长一些,药效更好。有的在澄清后还要加入冰糖或蜂蜜调味。第一次药酒服完后,还可酌情加白酒再浸一次,然后滤去药渣饮用。

药酒服用时,一天喝 40~100 毫升,而且分为 2~3 次饮用,例如在饭前或两餐之间饮用。酒量小的人可把药酒与葡萄酒、黄酒或加糖的冷开水中按 1:1 或 1:(1~5) 的比例混合服用,这样药酒中的酒精浓度就会降低,虽然药酒量稍多些,但对人体的损害却小多了。

有些人不适合饮用药酒。如病情严重、发热或功能亢奋的病人,包括患有出血性疾病、发炎、呼吸器官疾病、支气管炎、肝炎、溃疡、肺结核、口腔炎、高血压、青光眼、皮肤病的患者以及患有各种癌病等十几种病症的人,要忌用或慎用药酒。如必须服用时,应加入 10 倍的水,并放入锅内微火煮炖一定时间,以除去大部分酒气,再饮就可以了。

滋补强壮品乱吃不得

多数中年人,都感觉到疲劳,很多情况下休息也无济于事。其原因除了事物繁忙之外,体质下降也是不容忽视的。从古到今,我国民间都有进补的习惯。特别是在秋冬季节,有"今年冬令进补,明年三春打虎"的说法。每到秋冬时节,人们习惯于吃大量的肉食品,并添加参、芪等中药煲汤补养身体。但是,随着社会的进步,秋冬进补的饮食方式仅适用于营养不足的年代,已不再适用于现代人。进补切忌盲目,不恰当的进补方法不仅对身体无益,有时甚至会损害健康。应在医生的指导下,科学进补。

1.忌无病乱补

进补一定要在医生指导下进行。身体健壮、阴阳平衡、气血和调、眠食有律的人,一般都不需要进补。无病乱补,既增加开支,又害自身。如人参、黄芪、红枣炖的鸡汤能大补元气,但对于身体健康的人来讲就是画蛇添足,很容易上火;如长期服用葡萄糖,会引起血中胆固醇增多,易诱发心血管疾病。

2.急性病和慢性病发作期的患者不宜进补

急性病和慢性病发作期的患者,应先采取其他方式治疗疾病。如原来在吃补品的,应先暂停。

3.不宜重药物轻食物

进补中重药物轻食物的做法也是不科学的。因为食用药膳不当而致病者大有人在,而许多食物也是好的滋补品,如多吃荠菜可治疗高血压,多吃萝卜可健胃消食,顺气宽胸。

4.忌多多益善

任何补药服用过量都有害,"多吃补药,有病治病,无病强身"的观点是不科学的。如过量服用参茸类补品,可引起腹胀、消化不良;过服维生素 C 可致恶心、呕吐和腹泻。

5.忌虚实不分

中医的治疗原则是虚者补之,不是虚症病人不宜用补药。虚症又有阴虚、阳虚、气虚、血虚之分,对症服药才能补益身体,否则适得其反,会伤害身体。

6. 消化道疾病在发作期不宜进补

发生消化道疾病时，人体肠胃虚弱，如果直接进补，会加重消化道疾病的病情，故此时不宜进补。

7. 忌越贵越补

补品并非越贵越好，价格昂贵的人参、燕窝之类，并不是每个人都适合的。各人的身体状况不同，因此与之相适应的补品也是不同的。选择补品应以实用有效为原则，缺啥补啥。

茶是世间最美妙的饮料

茶是世界上历史最悠久、饮用人口最多的饮品。除了口感好、味道美之外，还具有提神清脑、清热解暑、消食化痰、去腻减肥、清心除烦、解毒醒酒、降火明目、止痢除湿等药理作用，对现代疾病，如辐射病、心脑血管病、癌症等疾病，也有一定的药理功效。如绿茶富含儿茶素，可防癌、抗氧化；普洱茶对降血脂、防动脉硬化有效果；红茶富含茶黄质，可以除口臭等。茶叶药理功效之多、作用之广，是其他饮料无可替代的。茶为药用，在我国已有 2 700 年的历史。中国有悠久的茶文化，许多人都有饮茶的爱好，适量饮茶对人体是有好处的。

茶 疗 验 方

1. 姜茶

取去皮的生姜 10 片、茶叶 8 克煮汁，饭后饮用。可发汗解表、温肺止咳，适用于感冒、咳嗽、肠胃炎等症。

2. 盐茶

茶叶 3 克,食盐 1 克,用开水冲泡 5 分钟后饮服,每日 4~6 次,可明目消炎、化痰降火,适用于伤风咳嗽、双眼红肿、牙龈发炎、咽喉肿痛。

3. 糖茶

按 1:5 的比例将茶叶和红糖用开水冲泡片刻后饮用。可补中益气,和胃消食,对大便不利、小便不畅有一定疗效。

4. 蜜茶

茶叶 5 克,蜂蜜适量,开水冲泡茶叶,待茶水温凉后加蜂蜜,每隔半小时饮用 1 次,可治咽干口渴、咽炎等症。

5. 参茶

将参片放入茶水中冲泡。长期饮用具有强肾健脾功能,适用于身体虚弱、神经衰弱症。

6. 枣茶

茶叶 5 克用开水冲泡数分钟后,加入 10 粒红枣,捣烂后服用。可健脾补虚开胃,适用于厌食、倦乏等症。

7. 花茶

取乌龙茶及茉莉花、玫瑰花、白菊花、白扁豆花冲泡服用,适用于更年期烦躁不安、精神抑郁、高血脂、高血压等症。

8. 米茶

将适量的茶叶与炒焦的大米同煮,可开胃健脾。

9. 橘皮茶

将晒干的橘皮和茶叶一起用开水冲泡饮用,可清热解毒,适用于咽喉肿痛等症。

10. 翠衣凉茶

取西瓜皮若干,切碎煮沸 20 分钟后,加入茶叶、薄荷,继续煮沸 3 分钟,去渣取汁饮用。适用于夏季防暑降温。

11. 奶茶

煮沸的牛奶加入白糖,按 1 勺牛奶 2 勺茶汁的比例饮用。能健脾和胃,提神明目,适宜身体羸瘦、消化不良、大病久病后的患者食用。

12. 冷开水泡茶

茶叶 20 克,用 400 毫升冷开水浸泡 2 小时以上,每次服用 50~150 毫升,每日 3 次,可辅助治疗糖尿病。

茶疗高血压

用中药泡茶饮用,对高血压能起到很好的辅助治疗作用。

1. 菊花茶

菊花应为甘菊,尤以苏杭一带所产的大白菊或小白菊最佳,每次用菊花 15 克,放入杯中,用沸水冲泡,加盖闷 10 分钟。当茶饮用,每日 1 剂,每剂冲泡 3~5 次。也可用菊花加金银花、甘草同煎,代茶饮用。适用于肝火亢盛、肝阳上亢型早期高血压病。

2. 荷叶茶

鲜荷叶洗净切碎,加水适量煎汤,代茶频饮。

3. 山楂茶

用山楂 3 枚,切片后用开水冲泡,饭后代茶饮,连服 10 天。若为鲜山楂,则疗效更佳。

4. 芹菜茶

芹菜 500 克切碎,加水煎煮,每天早晚各服 1 次;或将 500 克芹菜取汁,1 日 2 次分服。

5. 决明子茶

每天数次用 15~20 克决明子泡水代茶饮用,适用于高血压、头晕目眩、视物不清。

6. 葛根茶

将葛根洗净、切成薄片,每天 30 克,加水煮沸后当茶饮用。

7. 玉米须茶

泡茶饮用,每天数次,每次 25~30 克。

8. 莲子心茶

用莲子心 12 克,开水冲泡,代茶饮用,除能降血压处,还有清热、安神、强心之功效。

9. 槐花茶

将槐树的花蕾晒干后,用开水浸泡,代茶饮用。

10. 罗布麻叶茶

将干罗布麻叶 20 克放入杯中,用沸水冲泡,加盖闷 15 分钟。当茶饮用,一般可冲泡 3~5 次,每日 1 剂。

11. 柿叶茶

收集 7~9 月柿叶,晒干后研成粗末。取干柿叶末 10 克(鲜叶 20 克),蜂蜜 5 克。将柿叶末放入杯中,用沸水冲泡,加盖闷 10 分钟。把柿叶末水倒入另一杯中,加蜂蜜少许,搅匀后当茶频饮。一般冲泡 3 次,每日 1 剂。

12. 刺五加茶

将刺五加根削成薄片,晒干,用开水冲泡当茶饮。

13. 首乌茶

取制首乌 15~30 克,加水煎煮 30 分钟,待温凉后当茶饮用,每天 1 剂。

14. 枸杞茶

枸杞 15 克,开水冲泡,饭后当茶喝,每天 3 次,连服 10 天。

15. 龙胆草甜茶

龙胆草 2 克,蜂蜜 5 克。将龙胆草放入杯中,用沸水冲泡 2 次,取浸出液放入蜂蜜,待凉后备用。每日 3 次分服,每日 1 剂。对头痛目赤、面部燥热的高血压病患者尤为适宜。

茶叶的饮用方法

首先要少喝新茶。由于新茶存放时间短,含有较多的未经氧化的多酚类、醛类及醇类等物质,对人的胃肠黏膜有较强的刺激作用,易诱发胃病,所以要少喝新茶。冲泡茶叶的第一泡水不要喝,冲了热水后摇晃一下即可倒掉。这是由于茶叶在栽培与加工过程中受到农药等有害物的污染,茶叶表面总有一定的残留。冲泡好的茶要在 30~60 分钟内喝掉,否则茶里的营养成分会变得不稳定。饭后不要马上喝茶,餐后一小时再喝茶。茶不可泡得太浓,否则会影响胃液的分泌,空腹时最好不要喝。冲泡绿茶时,水温控制在 80~90℃。不同季节,喝茶种类宜做相应调整。春季宜喝花茶,夏季宜喝绿茶,秋季宜喝青茶,冬季宜喝红茶。

服用维生素要讲科学

维生素是人体不可缺少的一种营养素,与酶类一起参与着肌体的新陈代谢,能使肌体的功能得到有效的调节。食物中缺乏某种维生素,就会引起相应的代谢障碍,并表现出相对特异的临床症状,患各种疾病。维生素有 10 多种,在人体内的含有量很小,在人体内不能合成,必须由食物直接供给。

维生素,大家并不陌生,但在现实生活中,却有相当一部分人对服用维生素还存在着认识误区。服用维生素要讲科学,否则轻者会使效果大打折扣,重者会发生中毒反应。

1. 维生素的用途及来源

1）维生素 A

维生素 A 能维持正常的视觉反应、骨骼发育和上皮组织的正常形态与功能。胡萝卜、牛奶、鸡蛋、鱼肝油、肝脏、深绿色蔬菜、深黄色蔬菜等都含有丰富的维生素 A。缺乏维生素 A 会导致夜盲和角膜炎。

2）维生素 B

维生素 B 群在脑内帮助蛋白质代谢，对维持记忆力具有显著疗效，主要有 9 种。

维生素 B_1：维持心脏、神经及消化系统正常功能。主要食物来源是糙米、麦麸、小米、豆类、绿豆、花生、牛奶、家禽。缺乏维生素 B_1 会导致神经痛，脑功能下降，情绪低落，糊涂，打瞌睡，手脚麻木，肠胃不适，脚气病等。

维生素 B_2：与生长发育、皮肤、黏膜、眼睛、代谢等密切相关。主要食物来源有牛奶、肝脏、腰子、心脏、蛋、猪肝、瘦肉、黄豆、花生等。缺乏维生素 B_2 会造成眼睛易疲劳、皮肤病和神经失调。

维生素 B_3（烟酸）：维护皮肤、消化道健康，促进血液循环，有助神经系统正常工作。主要食物来源有肝、肾、蛋、鸡鸭肉、花生、绿叶蔬菜。缺乏会导致头痛、呕吐、腹泻、肌肉酸痛、皮肤粗糙。

维生素 B_5（泛酸）：是精神安定、发育及皮肤、脑部的必需物质。主要食物来源有肝、瘦肉、牛乳、大豆、酵母、米糠。维生素 B_5 缺乏会生口疮，使记忆力衰退、失眠、腹泻、血糖过低等。

维生素 B_6：保持身体及精神系统正常工作，是作用于氨基酸的辅酶。主要食物来源有肝、蛋、瘦肉、香蕉、果仁、绿叶蔬菜、糙米。缺乏会导致贫血、头痛、呕吐、抽筋、暗疮、口角炎、舌炎等。

维生素 B_9（叶酸）：掌管血液系统，促进细胞发育。主要食物来源有肝脏、肾脏、禽肉及蛋类，香蕉、葡萄、核桃、栗子。缺乏症状是舌头红肿、贫血、消化不良、头发变白、记忆力衰退。

维生素 B_{12}（钴胺素）：能防止贫血，制造红细胞，防止神经遭到破坏。主要食物来源有肝、肾、肉、蛋、鱼、奶。缺乏维生素 B_{12} 会导致疲倦、精神抑郁、记忆力衰退、恶性贫血。

3）维生素 C

促进胶原的形成。胶原填充在细胞之间，使其排列更为紧密。主要食物来源有绿色蔬菜、水果等。缺乏维生素 C 会导致维生素 C 缺乏症。

4）维生素 D

可促进钙质的吸收，进而使骨质钙化，维持正常的骨骼发育。主要食物来源有鱼肝油、肝脏、蛋黄、牛奶等。只要有一定的阳光照射，维生素 D 通过体内元素的转换就能获得。缺乏维生素 D 会导致佝偻病、软骨病。

5）维生素 E

在身体内具有良好的抗氧化性，即降低细胞老化。主要食物来源有植物油、牛奶、鸡蛋和肉类。缺乏维生素 E 会导致不育或肌肉营养不良。

2. 哪些人需要服用维生素

一般情况下，只要食物结构达到平衡，人们就可以从食物中获得充分的维生素，不必额外补充。但是要达到这种平衡并不容易，现在各种烹调方法和食物的储存方法都有可能导致维生素损失，而且损失量很大；偏食、食物吃得不全面、常吃快餐等，都会缺乏维生素；再加上很多人的生活节奏加快、工作压力加大、精神紧张，都会造成维生素的损失，所以维生素缺乏并不少见，如不吃早餐的人、饮食不规律的人、减肥者、素食者、患病者、饮食受限的老年人、食物过精过细的人、从不关心食谱的人、处于亚健康状态的人、平时总感觉乏力疲倦的人等，此时补充适当剂量的维生素是有益的。所以，补充维生素对现代人保持健康还是值得推荐的一种方式。

3. 如何正确服用维生素

正确服用维生素的前提是把正常的三餐饮食吃好,在这个基础之上到医院检查,确诊自己到底缺乏哪种维生素,是否需要补充。可在医生的指导下对症下药,先服用单品种维生素,然后再逐步增加分量或类型,不要一味追求多品种、多分量。切不可把维生素当成补品来吃。

成年人每日维生素参考用量:维生素 A 为 1.5 毫克,维生素 D 为 10 微克,维生素 E 为 30 毫克,维生素 C 为 60 毫克,维生素 B_1 为 1.5 毫克,维生素 B_2 为 1.7 毫克,烟酰胺为 20 毫克,维生素 B_6 为 2 毫克,维生素 B_{12} 为 6 微克,泛酸为 10 毫克,叶酸为 400 微克,生物素为 300 微克。

服用维生素类药和服用其他药一样,也有一定的规定、要求和注意事项。首先是饭后服。维生素类药口服后主要由小肠吸收,若空腹服药,药物被迅速吸收入血,致使维生素被人体利用之前即经过肾脏通过尿道排出体外,使药效明显降低。

辅酶维生素 B_{12} 与维生素 C 二药不能同时服,应相隔 2~3 小时服用。

维生素 A、D 适宜于饭后 15 分钟服,并进食油脂性食物,以助吸收。

当病人患有溃疡疾病或者胃炎复发时,有些维生素会使症状恶化,服用时需依医嘱。

维生素在体内参与代谢需要消耗大量的氧气,如果身体处于劳累状况,就造成细胞含氧水平的低下。体内组织细胞的携氧不足,会使摄入的维生素处于休眠状态,未及发挥作用就被人体排出体外。因此,服用维生素期间要避免过于劳累。

此外,服用某些维生素时要忌口,如服用维生素 C 期间不要吃动物肝脏,服用维生素 A 忌饮酒,服用维生素 D 忌食粥汤,服用维生素 B_1 忌食蛤蜊和鱼,服用维生素 B_2 忌食高脂肪和高纤维的食物,服用维生素 B_6 忌食含硼食物。

4. 补充维生素忌过量

维生素分为水溶性和脂溶性两种,水溶性维生素(如维生素 C、维生素 B)服用后可以随着尿液排出体外,毒性较小,即使稍微过量,也不会导致什么严重后果,但剂量过大时仍然会对健康造成不良影响。脂溶性维生素(即脂肪溶解的维生素,包括维生素 A、维生素 E、维生素 K、维生素 D)则不能乱补,必须按照国家规定的量来补。如果脂溶性维生素补充过量,就容易引起体内的中毒反应。此外,一般情况下,人体免疫系统不会对维生素产生异常的反应,但是当人体生病时,或本身就属于过敏体质的人,则可能会对原来不过敏的维生素产生了过敏。

维生素 A、D(即鱼肝油制品)是两种比较"危险"的维生素,容易发生过量中毒。因此服用这两种维生素时一定要严格掌握剂量。长期大量口服维生素 A,可能发生骨骼脱钙、关节疼痛、皮肤干燥、食欲减退等中毒症状;长期大量口服维生素 D,可导致眼睛发炎、皮肤瘙痒、呕吐、肌肉疼痛乏力等症状。

服用维生素 C 超过 4 克/天 (大约相当于每天吃半瓶维生素 C),会引起尿路结石;维生素 E 超过 1 万单位/天(大约相当于每天吃 100 丸),会引起肝功能变化、血小板聚集、血栓形成、胃肠功能紊乱、眩晕、视力模糊等。专家建议,维生素最好通过食物补充,如果需要特别补充,应在医生指导下进行。

做个高雅的素食主义者

时下,一股素食之风席卷全球,"新素食主义者"大量涌现。素食已成为一个全球时尚概念的标签。素食,对绝大多数人来说,已不再是出于宗教的禁忌和约束，而是一种全新的环保、健康的生活方式。尽管个人饮食所好不同，但少食荤、多食素、保持营养的"三低一高"(低盐、低糖、低脂肪、高蛋白)却是世界潮流。

1. 素食的益处

1)素食可提高智慧

《大戴·礼记》云："食肉勇敢而悍，食谷智慧而巧。"素食可提高智慧与判断力。这是有科学依据的，大脑细胞所必需的养分，主要为麸酸，其次为维生素 B 及氧等，而食物中则以完整谷类及豆类含麸酸和各种维生素 B 最丰富，所以实行素食主义的人，才能获得更为健全的脑力，也才能使智慧与判断力提高。素食者自我感觉往往很清爽，人也变得更聪明。

2)素食可增进健康，益寿延年

素食的饱和脂肪含量很低，可降低血压和胆固醇含量。肉类(尤其是烧烤的肉品)是致癌的凶手，动物肉中的脂肪不易被人体充分吸收分解，胆固醇会附着在血管壁上，因此偶尔才吃肉的素食者，血液中所含的胆固醇比肉食者更少，得心脏病的概率是一般人的1/3，癌症的罹患率是一般人的 1/2。素食者比非素食者更能长寿。如果我们只吃蔬菜、粗食，使血液保持适度的碱性，可怕的癌症就与我们绝缘了。而且，植物性食物只要摄取得当、调配得宜、均衡摄取，人体所需要之脂肪、蛋白质、维生素和矿物质便不会缺乏；素食中的蛋白质含量，麦谷类为 8%~12%，坚果、种子、豆类为 30%，黄豆高达40%左右。同时，素食还有助于抵御高热能、高脂肪饮食所带来的"现代文明病"。纽约大学的科学家建议，应该敦促人们不再把肉类作为蛋白质的主要来源，而代之以玉米、蚕豆、大豆、米和全粒谷物。

3)素食可增进美丽

低热量的植物性食物能使血液变为微碱性，促进新陈代谢活动，从而把蓄积体内的脂肪及糖分燃烧掉，使人保持适当的体重和轻盈的体态。同时,植物性食物中的矿物质、纤维质又能把血液中有害的物质清除。经常素食者全身充满生气,脏腑器官功能活跃,皮肤自然健康有光泽,细致而有弹性。吃素堪称是一种由内而外的美容法。

4)素食也是一种文化

素食,合乎生态原理,表现出了回归自然、回归健康和保护地球生态环境的文化理念。

5)吃素食更经济

植物性蛋白质比肉类便宜,而且通常比动物性的蛋白质更易于储存。

2. 新素食主义者入门手册

吃素,并不意味着要彻底断绝荤食。从营养学的角度来看,彻底拒绝荤食对健康并无好处。营养要全面,肉类可以提供人体所需要的高热量,所以,最好坚持动植物食品混合食用的饮食原则。吃惯肉类者刚开始素食时,别急于求成,可循序渐进,逐渐减少肉类及精制食物,慢慢地转向以天然素食为主。

要保证饮食均衡。我国专家推荐的营养标准是"一至七饮食模式",即每天1个新鲜水果,两盘不同品种的菜,3勺植物油,4小碗粗米饭或4个馒头,50克动物蛋白,6种调味品,7杯水。素食者要确保每日饮食中含有蛋白质、维生素 B_{12}、钙、铁及锌等身体所必需的基本营养成分。此外,鸡蛋和豆腐是绝对素食主义者的最佳选择。

有些蔬菜(如芹菜、莴苣、油菜、菠菜、小白菜等)含有光敏性物质,过量地食用这些蔬菜后再去晒太阳,会出现红斑、丘疹、水肿等皮肤炎症,在医学上被称为"植物性日光性皮炎"。所以,大量吃素的素食者饭后应尽量避免在阳光下暴晒。

3. 营养素食餐

每一餐都需要吃多种基础食物,包括:壳类食物(燕麦、小麦、大麦、面条、面粉制食品及玉米)、水果、蔬菜、蛋白、奶类制品、大豆、乳酪、牛奶和植物油。鸡蛋和甜品可以间歇吃。还要每天做适量的运动和喝大量的水。葡萄酒、啤酒和含酒精饮品,也可以适量饮用。

豆类如黄豆、毛豆、绿豆或豆腐、豆干等豆类加工品,含丰富蛋白质,可补充因未摄食肉类而缺乏的部分,且多吃豆类无胆固醇过高之忧。

铁质可经由多摄取高铁质的水果如番茄、猕猴桃、葡萄来补充。

多摄取腰果、杏仁等核果类,其丰富油脂可补充人体所需热量。烹煮素食时,不要使用太复杂的烹调程序,多食用新鲜蔬菜;油一定要适量;经常更换米饭种类,在米饭内加五谷、燕麦等,都是达到均衡营养的好方法。

如果你刚开始食用素食,会感到明明吃得很多,却饿得很快,这正是因为植物性食物较易被肠胃吸收所致。这时可以适当多吃一些,几天后就习惯了。

抗衰老的食物

医学研究证明,与机体老化相关的疾病及基因的突变,都与自由基的损伤有关。因此保持机体足够的抗氧化物质,及时清除自由基,是抗衰老的重要手段。要延缓老化,必须注意饮食。抗衰老的饮食原则是:少摄取一些会产生自由基的食物,多食用含抗氧化剂的食物。在抗衰老过程中起着十分重要的作用的食物有以下几种。

1. 水

水是人体中含量最多的物质,若身体缺乏水分,器官的运作就会不顺畅,肌肤也会显得衰老。因此,每天最少喝 8 杯开水,而且不能以其他饮品如奶、咖啡、汽水等代替。但睡前两小时内不要喝水，以避免第二天双眼浮肿。

2. 蔬菜

蔬菜不仅提供人体所需的维生素、矿物质和纤维素等，而且还含有许多植物抗氧化物质。最具有抗衰老价值的蔬菜依次是：藕、姜、油菜、豇豆、芋头、大蒜、菠菜、甜椒、豆角、西兰花、青毛豆、大葱、白萝卜、香菜、胡萝卜、卷心菜、土豆、韭菜、洋葱、西红柿、茄子、黄瓜。

3. 水果

最具有抗衰老价值的水果依次是：山楂、冬枣、番石榴、猕猴桃、桑葚、草莓、玛瑙石榴、芦柑、无籽青皮橘子、橙子、柠檬、樱桃、龙眼、菠萝果、红蕉苹果、菠萝、香蕉、李子、荔枝、金橘。

4. 食用菌

食用菌味道鲜美，含有矿物质、维生素和多糖等营养成分，并含有一般蔬菜缺乏的亮氨酸、赖氨酸、苏氨酸、蛋氨酸等 8 种人体必需的氨基酸。多吃食用菌类营养保健食品，可以减缓衰老速度，起到延年益寿的效果。

5. 葡萄酒

葡萄酒中的许多成分能在人体内起到抗氧化物的作用，尤其是干红葡萄酒中的花色素苷和丹宁等多酚类化合物，具有活性氧消除功能，可以保护许多系统免受自身和外来自由基的攻击。

6. 抗氧化剂食品

抗氧化剂在很多食物中都可以找到，食用豆类是摄取抗氧化剂的最佳来源，肉桂、红辣椒、丁香和蓝莓也含有丰富的抗氧化剂。多吃含有抗氧化剂的食物，可以帮助清除人体内多余的自由基，减缓细胞衰老。有一些营养素具有抗氧化作用，例如维生素 C、维生素 E 和胡萝卜素等，它们普遍存在于植物性食物当中。

7. 微量元素

人体抗氧化反应中的一些重要反应物,都依赖于身体内微量元素的含量,特别是硒,它是人体内抗衰老抗氧化的重要物质。而中老年人随着年龄增长,微量元素多有逐渐偏低的倾向,因此应该适当补充。

8. 维生素C＋维生素E

维生素 C 具有抗氧化及胶原生成的作用;维生素 E 则被认为是防止老化的维生素,因为它能发挥抗氧化作用。含丰富维生素 E 的食物有小麦胚芽油、玉米油、黄豆油、麻油、花生、芝麻、鳗鱼等。

9. 核桃

核桃自古以来就有"长寿果"的美称,其中 90%是不饱和酸,对于人体的细胞生长和更新十分重要,也可保护眼睛和延缓衰老的速度。

五大元素造就威猛男性

矿物元素是构成人体机体组织和维持正常生理功能所必需的,对男性健康和防治易患疾病极有帮助,主要有以下几种。

1. 铬

食用一定量的铬有助于促进人体胆固醇的代谢,增强机体的耐力。另外,它在一定条件下,可以促进肌肉的生成。普通男性每天至少需要 50 毫克铬,运动量大的男性则需要 100~200 毫克。从日常饮食中很难获取这么多的铬,最好的来源是含铬的多维矿物质合剂。

2. 锌

人体内有足够的锌才能保证性功能和生殖能力健康正常。另外,它还能加速人体伤口的愈合,有助于提高人体的抗病能力。男

性每天锌的正常需要量是 15 毫克,注意不要过量,摄取过量的锌会影响人体对其他矿物质的吸收。含锌丰富的食物有瘦肉、海产品、麦片和豆类。

3. 镁

镁有助于调节人的心脏活动,降低血压,预防心脏病,提高男士的生育能力。从一顿包括两碗麦片粥加脱脂牛奶和一个香蕉的早餐中,可以得到每日镁需要量的 2/3。烤白薯、豆类、坚果、燕麦饼、绿叶蔬菜和海产品中也都含有丰富的镁。

4. 钙

钙是构成骨骼及牙齿的主要元素,能维持正常心跳,防止抽筋,保持神经肌肉兴奋性。

钙是凝血作用所必需的物质。体内钙、镁等矿物质较少时,会导致失眠,所以应多吃含叶绿素的食品,比如甘蓝、菠菜、芹菜、海带、杏仁、葵花子、南瓜子、豆子、桃、香蕉、葡萄干等。也可补充吃一些营养补充剂,如钙片等。牛奶对人类骨骼有"镇静"作用,可减少骨钙丢失。

5. 硒

硒可以抗衰老,提高精子活力,预防心血管病,维持心脏正常运作,抗氧化,提高免疫功能,防癌排毒。硒的需要量成年人为每日50~200 毫克。硒缺乏是引起克山病的一个重要病因。缺硒会诱发肝坏死和心血管疾病;而摄入过量的硒会引起硒中毒,硒中毒的症状为:胃肠障碍、腹水、贫血、毛发脱落、指甲变形、皮肤变形、肝脏受损。硒来源于鱼粉、龙虾、啤酒、苹果醋、螃蟹、小麦、糙米、玉米及动物肝、肾等。天然食品中硒含量很少,目前的硒产品大多为含有机硒的各种制品。

抗疲劳饮食

疲劳时人体内酸性物质积聚，多食碱性食物如水果、蔬菜，能中和酸性环境，降低血液肌肉的酸度，增加耐受力，消除疲劳，所以每天要吃 1~2 个水果和 500 克的蔬菜。

奶制品能够提供蛋白质、维生素和钙质，而且不会含有太高的脂肪。另外，失眠的时候，每天晚上睡觉前半小时喝一杯温热的牛奶，有助于睡眠。

枸杞最实用的功效就是抗疲劳和降低血压，还能起到美白作用。

高蛋白食物如豆腐、牛奶、猪肉、牛肉、羊肉、银耳、家禽肉、鱼类等，可及时补充热量，帮助消除疲劳。

花生、腰果等干果，含有丰富的蛋白质、维生素 B、维生素 E、钙和铁，对恢复体能有神奇的功效。

含咖啡因的食物如茶叶、咖啡、巧克力等，能促进肾上腺分泌，兴奋神经系统，因而能增强抗疲劳能力。

下面介绍 4 种抗疲劳食谱。

1. 人参糯米粥

人参 15 克，山药粉、糯米各 50 克，红糖适量。先将人参切成薄片，与糯米、山药共同煮粥，待粥熟时加入红糖，趁温食服，每天 1次。可兴奋中枢神经、抗疲劳，对慢性疲劳综合征有良好效果。高血压患者不宜服用。

2. 枣仁莲子粥

酸枣仁 25 克，莲子 25 克，枸杞 25 克，粳米和大米共 100 克。洗净加水共同煮粥，可适量加糖。有安神、补脑之功效。

3. 鳗鱼山药粥

活鳗鱼 1 条，山药、粳米各 50 克，各种调料适量。将鳗鱼剖开去内脏，切片放入碗中，加入料酒、姜、葱、食盐调匀，与山药、粳米共同煮粥服用，每天 1 次。可气血双补，强筋壮骨，消除疲劳。

4. 葡汁四蔬

西兰花、菜心、玉米笋、茄子各 100 克。西兰花、菜花均切成小朵，与玉米笋一起用油、盐开水焯熟，过冷水，沥干。茄子切片蒸熟。热油倒入咖喱粉、面粉，加入凉开水慢火搅匀，再加入盐、糖、淡奶，煮开即离火，淋在鲜蔬面上，放入烤箱，以 170℃烤至表面金黄色即成。

白发变青丝不是梦想

白发的发生与头发中的黑色素减少密切相关。人的头发是由毛根、毛干、毛乳头等组成的，露在外的一段叫毛干，埋在头皮内的部分叫毛根，毛根顶部的部分膨大如球，其顶部的凹陷部分叫毛乳头。毛乳头能制造很多黑色素，正是由于这些黑色素的作用，才使人的头发呈现黑色。如果毛乳头在形成黑色素的过程中，某一生理环节发生了障碍，就会影响黑色素的生成。黑色头发的色素中含有铜、钴、铁等微量元素，体内如果缺乏这些物质，头发就可能变白。

日常生活中，应讲究饮食质量，多吃一些富含优质蛋白、微量元素和维生素的食物，以含维生素 A 的铁质的食物为主，另外，维生素 B_1、维生素 B_6 都是必需的。含有这类成分的食物有奶制品、黄绿色的蔬菜（特别是胡萝卜、菠菜）、肝脏、蛋黄、海带等。在医生指导下酌情使用维生素、叶酸，中药何首乌、枸杞子、桑葚等药物，有助于防止或延缓白发的生成和发展。

多摄入含铁和铜的食物。含铁多的食物有动物肝、蛋类、黑木耳、海带、芝麻酱等。含铜多的食物有动物肝、虾蟹类、硬果类和干豆类等。还要注意多摄入富含酪氨酸的食物。黑色素的形成过程，是由酪氨酸酶氧化酪氨酸而成的。含酪氨酸丰富的食物有鸡肉、瘦牛肉、瘦猪肉、瘦羊肉、兔肉、鱼及硬果类食物等。

防治白发，也可以采用以下妙方。

1. 糖水核桃仁

将核桃仁 500 克用清水浸泡 2~3 天，然后去皮，再放入糖水中煮成核桃仁糖。早晚各吃 1 次，每次 8~10 粒。

2. 桑葚膏

鲜桑葚 1 000 克（或干品 500 克）洗净，加水适量煎煮，每 30 分钟取煎液 1 次，然后加水再煎，共取煎液 2 次。合并煎液后，再以小火煎熬浓缩，至较为黏稠时，加蜂蜜 200 克煮沸，停火，待冷后装瓶备用。每次 1 汤匙，以沸水冲化饮用。

3. 芝麻首乌杞子丸

黑芝麻、何首乌、枸杞子各等份，共研末，炼蜜为丸，每丸 10 克重。每次服 1~2 丸，1 日服 2~3 次，开水送下，空腹服。

另外，其他方面也要注意。如平日不吃冷饮以及油腻食物，每晚11 点前就寝，不熬夜，才能改善白发问题。

冠心病食疗方

1. 山楂粥

山楂 30 克（鲜者 60 克），粳米 60 克，砂糖适量。山楂加水煮熬至烂熟，入粳米煮粥，待熟时入白糖调味。当作上下午点心服用，不宜空腹食用。7~10 天为 1 个疗程。本方有活血化瘀之效,慢性脾胃虚弱的病人不宜服食。

2. 菊花粥

菊花 15 克,烘干磨成细末。粳米 75 克,加水先煮,待粥将成时放入菊花末,再煮沸一会即可用。高血压、冠心病呈肝阳上亢型者宜服。

3. 丹参饮

丹参 30 克,砂仁 6 克,红糖 20 克。将丹参与砂仁加水煎煮,去渣取汁,加入红糖搅溶。每日 1 剂,分 2 次服食。可活血化瘀,适用于心血瘀阻型冠心病。

4. 二姜葱白粥

干姜 30 克,高良姜 30 克,葱白 50 克,大米 150 克。将干姜、高良姜装入沙袋内,与大米、葱白同煮作粥,粥熟去药。每日 1 剂,分次服食。可温阳散寒,适用于寒凝心脉型冠心病。

5. 四味饮

山楂 50 克,荷叶 30 克,薏苡仁 50 克,葱白 30 克,将上述各药水煎取汁,每日 1 剂,分 2 次服食。适用于痰浊内阻型冠心病。

6. 菊花茶

菊花味甘苦,性微寒,入肺、肝经。含维生素 A、B_1,具有扩张冠状动脉、增加血流量、减缓心率、降低血压的功效,对预防冠心病有积极的效果。

此外,冠心病患者在日常饮食中还应注意选择以下具有降低血脂、血压和胆固醇作用的食物:燕麦、玉米、荞麦、大豆、花生、洋葱、生姜、大蒜、甘薯、茄子、胡萝卜、芹菜、韭菜、菇类和食用菌、藻类、山楂、茶叶、莲子、龙眼肉。

动脉硬化食疗方

1. 首乌丹参蜂蜜饮

何首乌 15 克,丹参 15 克,蜂蜜 30 克。先将何首乌、丹参加水煎汤,去渣后调入蜂蜜,日服 1 剂。适用于动脉硬化、肝肾阴虚或兼脉络瘀滞者。

2. 山楂菊花茶

取山楂、菊花各 20 克左右,开水泡饮,能降低血脂,预防动脉硬化。

3. 花生米醋方

花生米 500 克,醋适量,将连带花生衣的花生米用醋浸泡 7 天以上,时间越长越好,每日搅动 1 次。每晚睡前嚼食花生米 10 粒。适用于高血压早期和动脉硬化。

4. 红薯蜜羹

红薯 300 克,蜂蜜 30 克,糖桂花少许。红薯洗净,切成小厚片,放入锅中,加水 1 000 克,煮约 30 分钟,再加入蜂蜜和糖桂花,离火,当早餐或点心食用,日服 2 次,每次 1 碗。

5. 芹菜红枣汤

取芹菜 300 克,大枣 15 枚,一同入水共煮。食枣喝汤,常服有效。芹菜煮水当茶饮用,有安眠降压的功效。对血管硬化、神经衰弱症、高血压均有很好的辅助治疗效果。

6. 洋葱菜

洋葱对动脉硬化有很好的疗效,动脉硬化患者宜经常用洋葱做菜食用。

7. 粗粮粥

取玉米及黄豆粉适量（玉米粉 6 份、黄豆粉 1 份），煮粥食用。适用于动脉硬化、高血脂症、高血压等疾病。

8. 卵磷脂

餐前 1 汤匙倒入果汁中，或与正餐一起服用。这是适用于动脉硬化的特殊配方。

9. 粳米绿豆粥

粳米 100 克，薏米 20 克，绿豆 50 克，砂糖酌量。粳米用水浸约 3 小时，绿豆用水洗净。煲内盛适量清水，将薏米和绿豆一起放入，煮至烂熟后加糖搅匀，煮片刻便成。可预防动脉硬化，降压降脂。

此外，可预防动脉硬化的食物有：牛奶、大豆、生姜、大蒜、洋葱、茄子、木耳、燕麦、红薯、山楂、海鱼、茶叶、蜜橘。

脂肪肝食疗方

1. 山楂茶

生山楂 40 克，每日煎水代茶饮；或饮用山楂冲剂，每次 1 包，1 日 3 次。

2. 芹菜黄豆汤

鲜芹菜 100 克，洗净切成片；黄豆 30 克（先用水泡胀）。锅内加水适量，将黄豆与芹菜同煮熟，吃豆吃菜喝汤，1 日 1 次，连服 3 个月，效果颇佳。

3. 海带绞股蓝汤

海带 50 克，洗净切丝；绞股蓝 50 克，泽泻 20 克，草决明 20 克，生山楂 30 克。上述各药加水适量共煎服，1 日 1 剂，连用 3~6 个月，效果良好。

4. 煮兔肉

用兔肉 100 克，佐以麻油 10 克煮食，1 日 1 次。

5. 何首乌粥

取何首乌 20 克，粳米 40 克，大枣 2 枚。将何首乌洗净晒干，打碎备用；再将粳米、红枣加清水 600 毫升，放入锅内煮成稀粥，加入何首乌末搅匀，文火煮数沸，早晨空腹温热服食。

6. 菠菜蛋汤

菠菜 250 克，鸡蛋 2 只。将菠菜洗净，入锅内煽炒，加水适量，煮沸后，打入鸡蛋，加盐、味精调味，佐餐。

7. 赤小豆粥

赤小豆 100 克，粳米 50 克。将赤小豆洗净，和粳米一起常法煮粥，每日早晚温热服食。

8. 绿茶

每天上下午各用绿茶 15 克，开水浸泡后饮用。可化解中性脂肪，有利于清除肝内多余的脂肪。

肝硬化食疗方

1. 黄芪苡仁粥

生黄芪、生苡仁、糯米各 30 克，赤小豆 20 克，鸡内金末 9 克。先用水煮黄芪半小时，去渣，入苡仁、糯米、赤小豆煮 1 小时，入鸡内金末，粥成即可。分 1~2 次温服。

2. 山药桂圆炖甲鱼

山药片 25 克，桂圆肉 15 克，甲鱼 1 只（约 500 克）。将甲鱼杀死,去内脏,洗净,与山药、桂圆共入锅,加水 1 000 毫升,清炖至烂熟,每日早晚温热服食。

3. 当归炖母鸡

当归、党参各 20 克,母鸡 1 只(约 1 000 克),葱、姜、料酒、盐各适量。将母鸡洗净,当归、党参放入鸡腹,置砂锅内,加水,加调料。沙锅置旺火上煮沸后,改用文火煨至烂熟,吃肉饮汤。

4. 鲫鱼羹

鲜鲫鱼 3 条(每条 250~300 克),赤小豆、商陆各 30 克。将鱼清洗干净,把商陆、赤小豆分别放入鱼腹中,用线缝好,清蒸,至熟烂成羹即可。分 3 次空腹食。对肝硬化水湿偏盛、腹部膨大、食欲不振、大便泄泻、小便不利等有辅助作用。

5. 黑芝麻茯苓粥

黑芝麻 15 克,茯苓 15 克,生姜 3 片,大米 100 克。将姜切成片,茯苓捣碎,浸泡半小时后煎取药汁,共煎两次。将两次汤汁混合后,再同大米和芝麻煮为稀粥。作早晚餐服用。

6. 枸杞大枣鸡蛋汤

枸杞子 15 克,大枣 9 枚,鸡蛋 2 只。前 3 味共煮汤,蛋熟去壳后再煮片刻,调味,饮汤食蛋,隔日 1 次,连服 2 周。

7. 百合粥

百合 50 克,大米 100 克,生姜 3 片。将百合洗净切碎,同大米煮粥,可作早晚餐服用,腹水时可用。

8. 大蒜蒸西瓜

大蒜 70~90 克,西瓜 1 个(1 500~2 000 克)。先用尖刀在西瓜皮上挖一个三角形的孔洞,大蒜去皮纳入西瓜内,再用挖去的瓜皮塞堵洞口,将其洞口向上,隔水蒸熟。吃蒜和西瓜瓤,趁热服下。大蒜有抗菌和消炎作用,西瓜有消热解暑、利水消肿功能。

糖尿病食疗方

1. 玉米须汤

玉米须 50 克,水 1 500 毫升,共煎至 800 毫升,分 2 次 1 日服完。

2. 枸杞炖兔肉

枸杞子 20 克,兔肉 250 克,蔬菜、油盐各适量。先将枸杞子和兔肉加水炖熟,后加蔬菜、油、盐调味。饮汤吃肉,每 1~2 天吃 1 次,经常食用对糖尿病患者大便稀溏,困倦无力,尿频有一定疗效。

3. 清蒸茶鲫鱼

鲫鱼 500 克,绿茶适量。将鲫鱼去鳃、内脏,洗净,腹内装满绿茶,放盘中,上蒸锅清蒸,熟透即可。每日 1 次,淡食鱼肉。适用于糖尿病口渴、多饮不止以及热病伤阴。

4. 马铃薯糊

将马铃薯 500 克煮烂,用纱布或过滤器过滤,留下大部分淀粉,加调味品,制成汤糊饮用。

5. 鲜萝卜炖鲍鱼

鲜萝卜 500 克,干鲍鱼 50 克。萝卜切片,同鲍鱼共煮熟食用。每日 2 次服或隔日服食,连服 15~20 天。

6. 炒苦瓜

苦瓜 300 克,洗净切块,炒时加食油、盐适量,佐膳。苦瓜性味甘、苦,既能清热解毒、除烦止渴,又能降低血糖。或用苦瓜炒肉片,取鲜苦瓜 100 克,猪肉 50 克,做菜佐餐。

7. 南瓜粉

将南瓜烘干研粉，每次 5 克，每日 3 次；也可用鲜南瓜 250 克煮熟食用，有降低血糖的作用。

8. 麦冬粥

麦冬 25 克放入沙锅内，煎煮 25 分钟，去渣取汁，与粳米 50 克同煮成粥。每日 1 剂，分 2 次服。对部分糖尿病人具有降低血糖、提高机体免疫力的作用，并可促进胰岛细胞恢复。

9. 菠菜根粥

鲜菠菜根 250 克，鸡内金 20 克，大米适量。将菠菜根洗净，切碎，与鸡内金加水适量煎煮半小时，加入大米，煮烂成粥。

10. 桂黄粥

肉桂 5 克，熟地黄 15 克，鲜韭菜 50 克，大米 100 克。先煎地黄、肉桂取汁，与大米同煮成粥，加入韭菜，调味服用。

颈椎病食疗方

1. 鲳鱼当归汤

鲳鱼 1 条，加入当归 5 克、伸筋草 15 克，同煮，食鱼饮汤。用于痹痛型，以上肢疼痛、麻木为特征的颈椎病。

2. 葛根粥

葛根 20 克，水煎去渣取汁，加赤小豆、粳米煮粥服。用于痹痛型颈椎病。

3. 胡椒根炖蛇肉

胡椒根 100 克，蛇肉 250 克，黄酒、葱、姜、花椒、盐各适量。将胡椒根洗净，蛇剖腹去内脏、洗净，均切成段后放锅内，加葱、姜、盐、黄酒、花椒、清水适量,先用武火烧沸后,转用文火烧,熬至蛇肉熟透即成。每日分 2 次服用。用于颈椎病风寒湿痹症和络脉不和症。

4. 复方红花酒

红花 20 克,当归尾 15 克,赤芍 15 克,川芎 15 克,肉桂 2 克。将以上各品研成粗粉,浸泡于 1 000 毫升低度白酒中,每日振摇 1 次,10 天后开始饮用。早晚各饮 1 盅(约 20 毫升)。本方可活血化瘀,温通经络。

5. 木瓜陈皮汤

木瓜、陈皮、丝瓜络、川贝母各 10 克,粳米 50 克。原料洗净,木瓜、陈皮、丝瓜络先煎,去渣取汁,加入川贝母(切碎),加冰糖适量即成。适宜痰湿阻络型颈椎病。

6. 山丹桃仁粥

山楂 25 克,丹参 15 克,桃仁(去皮)6 克,粳米 50 克。原料洗净,丹参先煎,去渣取汁,再放山楂、桃仁及粳米,加水适量,武火煮沸,文火熬成粥。活血化瘀,通络止痛。适用于气滞血瘀型颈椎病。

7. 天麻炖猪脑

天麻 15 克,猪脑 1 个。原料洗净,天麻切碎,与猪脑一并放入炖盅内,加水、盐适量,隔水炖熟。每日吃 1 次,连服 3~4 次。可平肝养脑。适宜颈椎病头痛眩晕,肢体麻木。

8. 壮骨汤

猪骨(最好是猪尾骨)200~300 克,杜仲、枸杞子各 12 克,桂圆肉 15 克,牛膝 10 克,淮山药 25 克。原料洗净,猪骨斩碎,共入锅内,加水适量,武火煮沸,文火煎 40~60 分钟,加适量花生油、盐、葱、姜等配料,取汤服用。适宜肝肾不足型颈椎病。

9. 参枣粥

人参 5 克,粳米 50 克,大枣 15 克。人参粉碎成细粉,米、枣洗净后入锅,加水适量,武火煮沸,文火熬成粥,再调入人参粉及白糖适量。可补益气血。适宜气血亏虚型颈椎病。

10. 牛肉糯米粥

牛肉切成肉丁，同糯米一起放入沙锅内煮粥，待肉烂粥熟后，加入姜、葱、油、盐等调味品服食。用于以手足痉挛为特征的痉症型颈椎病。

外洗方也可治疗颈椎病。将生姜 1 块、大葱 1 粒、葱茅 5 支捣烂，加水煮开，用毛巾蘸药液，敷在疼痛处，可消除疼痛。

此外，平时也应多摄取强筋壮骨的食物，包括筋类、豆类、白木耳、菜心、海参、杞子、芝麻、黑木耳、番薯、鱼翅、核桃、银鱼、蛋、鱼鳔、海带、乳酪、白瓜子、鸡爪、紫菜、羊奶等。

腰椎间盘突出症食疗方

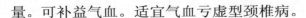

1. 三七炖田鸡

肥田鸡 2 只（约 300 克）去皮、头、内脏，三七 15 克打碎，大枣 4 个去核，同入炖盅，加适量水，大火煮沸后改小火炖 1~2 小时。饮汤吃肉，1 日 1 剂。

2. 淡菜黑芝麻

淡菜 250 克，焙干研末，与黑芝麻 150 克炒熟，拌匀，早晚各服 1 匙。

3. 海带

海带 30 克，荔枝核 15 克，小茴香 15 克，青皮 15 克。加水共煮，每日饮服 1 次。

4. 杜仲

杜仲 30 克，白酒 500 克。将杜仲浸于白酒中，密封 7 日后开封饮服。每次 15~20 克,每次 2~3 次。

5. 杜仲核桃猪腰汤

猪腰 1 对切片,大枣 3 个去核,与杜仲 10 克、核桃肉 20 克、生姜 2 片、米酒 3 毫升同入炖盅,加水共煎沸后改小火炖 1 小时。饮汤吃肉,1 日 1 剂。

6. 当归生姜羊肉汤

当归、生姜各 25 克切大片;羊肉 500 克,切块。羊肉、当归、生姜和红枣 10 个同入砂锅,加适量水共煎,沸后撇沫,改小火慢煮至羊肉熟烂。随量饮汤吃肉,隔日 1 剂。

7. 苁蓉羊肾

羊肾 2 个,肉苁蓉 25 克。将羊肾去筋膜,切细,加肉苁蓉和水煮汤,调味后服用。温补肾阳,适于体弱的患者服用。

骨质疏松症食疗方

1. 木瓜汤

羊肉 200 克,苹果 5 克,豌豆 300 克,木瓜 1 000 克,粳米 500 克,白糖适量,盐、味精、胡椒粉适量。将羊肉洗净、切块,粳米、苹果、豌豆淘洗干净,木瓜取汁待用。羊肉、苹果、豌豆、粳米、木瓜汁及清水适量同放入锅中,用武火烧沸后,转用文火炖,至豌豆熟烂、肉熟,放入白糖、盐、味精、胡椒粉即成。

2. 红糖芝麻糊

红糖 30 克,黑白芝麻各 25 克,藕粉 100 克。先将黑白芝麻炒熟,再加藕粉,用沸水冲匀,放入红糖搅匀,即可食用。每日 1 次冲饮,适用于中老年缺钙者。

3. 羊骨汤

新鲜羊骨 500 克,羊肾 1 对。将新鲜羊骨洗净砸碎,与剖开洗净的羊肾同入锅中,加水适量,以大火烧开,撇去浮沫,加料酒、葱段、姜片、精盐,转小火煨炖 1~2 小时。待汤汁浓稠时加味精、五香粉适量。

4. 糖醋排骨

猪排骨 700 克,葱、姜、蒜末共 15 克,盐 1 克,味精 1 克,料酒 10 克,酱油 10 克,白糖 50 克,醋 25 克,水淀粉 10 克,植物油 20 克。将排骨剁成 5 厘米长的段,入沸水中略烫捞出,用沸水冲去血沫备用。炒锅置灶火上,放入排骨,炸至肉熟捞出。炒锅洗净,放入葱姜蒜炒出香味,加入料酒、酱油、白糖、醋、盐、味精和 200 克水,烧沸后放入排骨,用小火烧 10 分钟,改用旺火,放入水淀粉勾芡,淋入少许油翻匀即成。

5. 豆腐鸡蛋虾皮汤

猪骨汤 1 000 克,豆腐 2 块,鸡蛋 1 个,虾皮 20 克,调料适量,山药片 50 克。将鸡蛋去壳,加清水及食盐适量,搅匀蒸熟,豆腐洗净切块。锅置火上,放植物油适量烧热后,下入葱、蒜略炒,而后调入猪骨汤、虾皮,待沸后,将蒸蛋以汤匙分次舀入,再加豆腐、山药,调入食盐、味精等,煮沸即成。

6. 糙米杏仁茶

糙米 150 克,美国杏仁 50 克,砂糖少许。糙米浸泡水中,大约 7 小时;美国杏仁洗净,用沸水泡浸片刻,除去外膜;将糙米和杏仁置入搅拌机杯中,注入清水,搅拌到细滑;全部材料一起倒入锅中再加水,煮半小时,加少许糖即可饮用。

7. 赤小豆鲫鱼汤

活鲫鱼 1 条,赤小豆 50 克,佐料适量。将鲫鱼去鳞、鳃及内脏,加葱、姜、料酒、盐等调料,稍腌片刻,与赤小豆一起入锅,加水煮烂,分次食用。

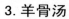

最能预防或减轻骨质疏松症的蔬菜是：莴苣、西红柿、黄瓜、芝麻菜、葱、大蒜、西芹。上述蔬菜比含钙丰富的牛奶、豆制品或牡蛎之类的海产品更有效。

痔疮食疗方

1. 黑木耳柿饼

黑木耳 10 克，柿饼 30 克，将黑木耳泡发，柿饼切块，加水同煮烂，每日 1~2 次。

2. 丝瓜瘦肉汤

丝瓜 250 克，猪瘦肉 200 克，将丝瓜切块，猪瘦肉切片，加水适量煲汤，每日 2~3 次，用食盐调味，佐膳，有清热利肠、解暑除烦功效，适用于内痔便血初期。

3. 无花果

成熟无花果 5~6 个，洗净、去皮后放入锅内，加冰糖 15 克，水 1 000 毫升。水煮开后，再用文火煮 15 分钟，即可服用。连服 7~10 天为一个疗程，每年坚持一个疗程。

4. 香蕉冰糖粥

香蕉 1 个，冰糖 50 克，共煮粥，每日早晨食用。

5. 煮茄子

鲜茄子 2 条（约 200 克），洗净后切开放在碗内，加油、盐少许，隔水蒸熟食用，每日 1 次。或茄子烧炭存性，研末，每日 3 次，每次服 3~6 克。

6. 蚕蝎鸡蛋

全蝎 8 克，白僵蚕 8 只，晒干或烘干后研成细末，平均分为 7 份，每次将 1 份装入 1 个鸡蛋内，放锅内蒸熟食之。每晚 1 次，7 日为 1 个疗程。

7. 煮金针菜

金针菜 100 克,红糖适量,加水共煮,去渣,每日早晚空腹服,连服数天。

8. 蜈蚣粉

蜈蚣 2 条,装入洗净的一段鸡肠内,放旧瓦片上焙干,研细末,分成 8 份,每日早晚各服 1 次。用黄酒冲服,疗效甚佳。

前列腺病食疗方

1. 荸荠汁

荸荠 200 克(带皮),洗净去蒂,切碎捣烂,加温开水 250 毫升,充分拌匀,滤去渣皮,饮汁,每日 2 次。用于慢性前列腺炎。

2. 葡萄汁

鲜葡萄 300 克,去皮、核、捣烂后加适量温开水饮用,每日 1~2 次。用于慢性前列腺炎。

3. 萝卜浸蜜

萝卜 1 500 克洗净,去皮切片,用蜂蜜浸泡 10 分钟,放在瓦片上焙干,再浸再焙,不要焙焦,连焙 3 次。每次嚼服数片,盐水送服,每日 3~5 次,适用于气滞血瘀型慢性前列腺炎。

4. 苁蓉羊肉粥

肉苁蓉 10~20 克,精羊肉 100 克,粳米 50~100 克,细盐少许,葱白 2 根,生姜 3 片。将肉苁蓉、羊肉洗净后切细,先用砂锅煎肉苁蓉取汁、去渣,然后倒入羊肉、粳米同煮,煮沸后加细盐、葱白、生姜,煮为稀粥。以 5~7 天为一疗程。治疗前列腺增生、肥大。适于冬天服食,大便溏薄、性功能亢进者不宜选用。

5. 豆粥

红小豆、花生米、红枣各少量,洗净后,用清水浸泡两小时,浸泡的水不用换,直接下锅,熬粥喝。开始用大火煮,煮 10~30 分钟后改用文火煮 1 小时,食量不限。植物种子类食物对前列腺都有好处,宜多吃。

6. 参芪冬瓜汤

党参 10 克,黄芪 20 克,冬瓜 50 克,味精、香油、盐适量。将党参、黄芪置于砂锅内,加水煎 15 分钟,去渣留汁。趁热加入冬瓜同煮至熟,再加调料即成。佐餐用,有健脾益气、升阳利尿之功效。用于前列腺增生。

7. 杜仲牛膝黄檗煲猪腰

杜仲 30 克,牛膝 30 克,黄檗 10 克,猪腰 1 只。猪腰与各药材同煲汤。用于前列腺肥大。

8. 香草冰激凌

香草冰激凌里有一种叫做硼的元素,体内的硼越多,前列腺癌的发病机会就越小。石榴汁和西红柿也可防治前列腺癌。

9. 杜仲炖羊肾

羊肾一对,炒杜仲 20 克,牛膝 20 克,巴戟天 20 克。后 3 味与羊肾共煮,熟后以盐、姜等调味即可。用于前列腺癌。

哮喘病食疗方

1. 金橘鸭喉汤

金橘干 10 个,鸭喉管 1 条,生姜 5 片。鸭喉管洗净切段,与其他二味加水一起煎煮,饮汤吃果,每日 1 剂。

2. 萝卜鸡蛋绿豆汤

萝卜 1 500 克,鸡蛋、绿豆适量。冬至去头尾洗净,用无油干净刀切成 0.3 厘米厚的均匀片,以线穿成串,晾干后收藏备用。每次取萝卜干 5 片,鸡蛋 1 个,绿豆 6 克,加水煎煮 30 分钟,至绿豆烂熟。鸡蛋去壳,和豆、萝卜及汤一起服用,每日 1 剂,从三伏第 1 天开始服用,可连续服 30 天。

3. 红糖拌核桃仁

核桃 10 枚,红糖适量。取核桃仁烤熟,与红糖拌匀服用,每日 1 剂。

4. 山药泥兑甘蔗汁

鲜山药 150 克,甘蔗汁 200 毫升。将山药去皮蒸熟,捣成泥状,兑入甘蔗汁和匀,加热服用。1 剂分 4 次服,每日早晚各服 1 次,两日服完。

5. 蒜醋鲤鱼

鲤鱼一条,去鳞、鳃、内脏,洗净切块,先以素油煎至焦黄,烹酱油少许,加糖、料酒适量,加水炖烂。收汁后,盛平盘,上撒姜、蒜、韭菜末和醋少许。

6. 猪肺炖白萝卜

猪肺 500 克,白萝卜 250 克,洗净后加盐、姜炖熟,分 2 次服,隔天食用,连服 14 天为一疗程。

7. 熟银杏

每日用量 3~9 克或 5~10 枚,煮熟、炒熟、入煎剂均可。不可服食过量,更不能生吃,否则会产生毒性。适用于哮喘痰多者。

8. 冰糖黑芝麻

黑芝麻 250 克,生姜 120 克,蜂蜜 120 克,冰糖 120 克。芝麻炒后放凉,生姜捣烂取汁,与芝麻混匀,再炒后放凉,加入蜂蜜与冰糖和匀。每日早晚各服 1 次,每次 1 汤匙。

9. 生姜芋头糊

生姜一份，芋头两份，去皮（不可沾水），磨成泥，再加入与生姜同量之面粉，使其糊浓稠，搅拌均匀，于临睡前，将此姜芋糊摊于长形布上，或是做成布袋，贴于胸部睡觉，翌晨取下，连续 7 天，即可断根。

支气管炎食疗方

1. 陈皮海藻

陈皮 20 克，海藻 15 克，水煎 2 次，将两次滤液混合，每 3 小时服 1 次，每剂分 4 次服完，对急性支气管炎有辅助治疗作用。

2. 红糖百合

百合 100 克，红糖 50 克，水煎服，每日 1 剂。能散寒祛风，润肺止咳。

3. 川贝梨

甜梨一个，剖开去核，将川贝母末 5 克、冰糖 10 克放入梨内蒸熟后内服。用于燥热型急性支气管炎。

4. 红枣韭菜根

韭菜根两小把，洗净；红枣 50 克，共加水煎服。能补肝肾，健脾和胃。用于支气管炎。

5. 香醋鸡蛋

芝麻油 20 毫升，醋 50 毫升，鸡蛋 1 个。油炒鸡蛋后加醋炖，吃蛋喝汤，早晚各 1 次。

6. 白萝卜汤

白萝卜 6 片，生姜 3 片，大枣 3 枚，蜂蜜 30 克。将萝卜、生姜、大枣加水适量煮沸约 30 分钟,去渣,加蜂蜜,再煮沸即可。温热服下。每日 1~2 次。

7. 豆腐萝卜汁

豆腐 500 克,麦芽糖 100 克,生萝卜汁 1 杯,混合煮开,为 1 日量,分早晚 2 次服。此食疗方对肺热型的哮喘病十分有效。

8. 嫩丝瓜

鲜嫩丝瓜 3 条,切碎,水煎去渣后口服;或用丝瓜藤汁,将丝瓜藤在离地面 1 米处剪断,断端插入瓶中,鲜汁滴入瓶内,每次口服 30 毫升,1 日服 3 次。

9. 荸荠百合羹

荸荠(马蹄)50 克,百合 1 克,雪梨 1 个,冰糖适量。将荸荠洗净后去皮捣烂,雪梨洗净后连皮切碎、去核,百合洗净。三者混合,加水煎煮,后加适量冰糖,煮至熟烂汤稠即可。温热食用。

10. 柿叶茶

绿茶 3 克,柿叶 10 克。沸水浸泡,饭后温饮。对肺炎、支气管炎非常有效。

慢性咽炎食疗方

1. 麦莲冰糖饮

麦冬 20 克,白莲子 20 克,冰糖适量,加水适量,同煲后代茶饮用。有滋阴益肾、生津止渴之功效。

2. 绿茶蜂蜜饮

绿茶 10 克,蜂蜜适量。将绿茶置杯中,冲入沸水,加入蜂蜜饮服,每日 1 剂。

3. 糖渍海带

取海带 200 克,白糖适量。将海带洗净、切丝,用沸水烫一下捞出,加适量白糖腌 3 日,佐餐。

4. 鸭蛋葱花汤

取鲜鸭蛋 2 个去壳,青葱 5 根切碎,加水适量同煮,饴糖调味,吃蛋喝汤,每日 1 次。

5. 蜂蜜藕汁

取鲜藕、蜂蜜各适量。将鲜藕榨汁 100 毫升,加蜂蜜调匀饮服,每日 1 次,连服数日。

6. 橄榄茶

选取个大、肉厚、色青绿的鲜青果 30 克,与淡竹叶 15 克、红糖 10 克,加水 500 毫升,煮沸 3 分钟后即成。慢饮,每天 1 剂,分 4 次服用。此茶对咽干火燥、咽痒者,尤有清利咽喉、生津止渴之效。

7. 百合煲香蕉

百合 25 克,香蕉 2~3 条去皮,冰糖适量,加水同煲。每日 1 次服食,有清热解毒、润肺止咳等功效。

8. 清咽茶

由桔梗 12 克、甘草 6 克、金银花 15 克、薄荷 3 克组成。每日两剂,水煎代茶,连续服 5 日,对急、慢性咽炎引起的咽喉红肿、疼痛,有较好的清热利咽、解热止痛之功效。

9. 河蟹汤

鲜河蟹 1 只,生地黄 50 克,加水适量,小火煎成 1 碗,去渣后饮汤。每天 1 次,连服 3 天。

10. 西瓜皮

西瓜皮 250 克,加入 1 000 克水,熬至 500 克,加入少许冰糖,冷后饮之。

慢性胃炎食疗方

1. 姜韭牛奶羹

生姜 30 克，韭菜 200 克，洗净后，切碎捣烂取汁，放入锅中，再加牛奶 250 克，煮沸，趁热饮服，每日早晚各服 1 次。

2. 红枣益脾糕

干姜 2 克，红枣 30 克，鸡内金 10 克，面粉 500 克，白糖 300 克，发面适量（用酵母发面）。干姜、红枣、鸡内金放入锅内，用武火烧沸后，转用文火煮 20 分钟，去渣留汁。面粉、白糖、酵母放入盆内，加药汁、清水适量，揉成面团。待面团发酵后，做成糕坯。将糕坯上笼用武火蒸 15~20 分钟即成。每日 1 次，作早餐食用。

3. 土豆粥

新鲜土豆 500 克（不去皮），蜂蜜适量。将土豆切碎，用水将土豆煮成粥状即可。服用时加蜂蜜，每日清晨空腹食用，连服半个月。适用于胃隐痛不适者。

4. 甜辣藕丁

嫩藕 300 克，鲜蘑菇 100 克，干辣椒 1 个，甜面酱、调料各适量。将鲜藕洗净去皮、切丁，浸冷水中；蘑菇切丁，辣椒切末。菜油烧至五成热时，放入干辣椒，倒入甜面酱，再加藕丁、蘑菇及少许水，并加入姜、盐、糖等调料，煮沸，焖 2 分钟即可。

5. 羊肉萝卜汤

羊肉 200 克，苹果 150 克，豌豆 100 克，萝卜 300 克，香菜、胡椒粉、盐、醋各少许。羊肉洗净，切成小方块；香菜洗净、切成段，待用。

豌豆、苹果、羊肉、姜放入锅内,加清水适量,用武火烧沸后,转用文火煮 1 小时,再放萝卜块煮熟,放盐和香菜即成。用醋蘸食。

6. 人参煨猪肚

猪肚 1 个,人参 10 克,干姜 6 克,葱白 7 根,糯米 120 克。将猪肚洗净,葱折去须、切段,糯米洗净,一起放入猪肚内,用线缝合。砂锅内加水,将猪肚放入锅内,先用武火烧沸,撇去汤面上的浮泡,改用文火煮至极烂熟。空腹温食。对胃虚寒症,胃脘冷痛,食欲不振,大便溏泻者有疗效。

7. 鲫鱼糯米粥

鲫鱼 2 条,糯米 100 克。将鲫鱼去肠杂后与糯米同煮粥食用,早晚餐食用,可常服用。

8. 莲子粥

莲子 60 克,糯米 60 克,红糖 1 匙。莲子用开水浸泡,削皮去心,倒入锅内,加水,小火先煮半小时,备用。再将糯米洗净倒入锅内,加水,旺火煮 10 分钟后倒入莲肉及汤,加糖,改用小火炖半小时即可。作早餐或下午当点心吃。适合于胃寒怕冷,遇冷则泻,睡眠不佳的患者。

9. 小茴香粥

小茴香 50 克,粳米 200 克。将小茴香装于纱布袋内并扎口,入锅,加水煮半小时后弃药包,再加入洗净的粳米及适量水同煮至熟。酌加精盐、味精调味即可。

10. 平菇炖肉

猪精肉 300 克,鲜平菇 300 克,料酒、食盐、葱段、姜片、生油各适量。先将猪肉洗净,入沸水烫一下,然后把肉块放入锅中,加入料酒,摆上葱段、姜片,注入清水适量,炖至肉熟烂后,倒入平菇,至熟透入味即成。佐餐食用。适用于慢性胃炎、胃溃疡、十二指肠溃疡等病症。

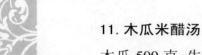

11. 木瓜米醋汤

木瓜 500 克，生姜 30 克，米醋 50 克，一起放入砂锅内，加适量水煮成汤。每 2 天服 1 剂，每剂分 3 次服完，可常服食。

12. 山楂糖

山楂 500 克，白糖 500 克，熟植物油少许。将山楂洗净、拍破，放入锅内，加清水适量，煎 30 分钟，取汁，再加清水继续煎，这样三次取出楂汁。将三次取得的山楂汁一起放入锅内煎，至山楂液稠厚时，加白糖搅匀，继续用文火熬煮至山楂糖液呈透明状时，停火，即成山楂糖。将山楂糖倒入淋过植物油的搪瓷盘内，推平，用刀划成小块，装盆备用。每日 3 次，每次 3 块。

关节炎食疗方

1. 三七丹参粥

将三七 15 克、丹参 20 克、鸡血藤 30 克洗净，加入适量清水，煎煮后取浓汁。再把粳米 300 克加水煮粥，待粥将成时加入药汁，共煮片刻即成。每次随意食用，每日 1 剂。对骨关节炎、关节疼痛有很好的疗效。

2. 瘦猪肉汤

瘦猪肉 200 克，辣椒根 150 克，共煮汤。调味后服用，每日分 2 次服。可以缓解剧烈疼痛症状。

3. 猪肾粥

猪肾 1 对，洗净、切片，再加入人参 5 克、核桃肉 10 克、粳米 200 克，用适量水共煮成粥，随意服用，每日 1 剂。适用于膝关节炎，肾气不足者。

4. 冬瓜薏仁汤

冬瓜 500 克连皮切片，与薏苡仁 50 克加适量水共煮，小火煮至冬瓜烂熟为度，食时酌加食盐调味。每日 1 剂，随意食之。适用于膝关节骨关节炎，湿热内蕴而湿邪偏盛者。

5. 木瓜薏苡仁粥

木瓜 20 克，薏苡仁 60 克，粳米 60 克。

木瓜与薏米、粳米一起放入锅内，加冷水适量，武火煲沸后文火炖，至薏苡仁酥烂即可食用。喜糖食者可加入白糖 1 匙，宜每日或间日食用。适用于风湿性关节炎。

6. 生姜鸡

用刚刚开叫的公鸡 1 只，生姜 200 克，切成小块，在锅中爆炒焖熟，不放油盐，可放少量酒，1 天内吃完，可隔 1 周或半月吃 1 次。用于关节冷痛，喜暖怕寒者。

7. 木瓜汤

木瓜 5 个，蒸熟去皮，研烂如泥，用白蜜 1 千克炼净。调匀，放入干净容器内。每日晨起用开水冲调 1~2 匙饮用。能通痹止痛。

口腔炎食疗方

1. 皮蛋腐竹咸瘦肉粥

皮蛋 2 个，水发腐竹 50 克，咸瘦猪肉 100 克，大米（或小米）适量，共煲粥，连吃 3 天。适宜虚火龋齿疼痛者食用。

2. 狗肝菜豆腐汤

狗肝菜（草药）200 克，豆腐 200 克，用水洗净，加适量水煮熟，去狗肝菜,加调味料,饮汤吃豆腐。适宜肝火风热龋齿红肿热痛者食用。

3. 绿豆鸡蛋糖水

绿豆 200 克,鸡蛋 1 个,冰糖适量。将绿豆捣碎,用水洗净,放锅里加水适量,煮至绿豆烂熟后,把鸡蛋打入绿豆汤里,搅匀,稍凉后一次服完,连服 2~3 天。适宜口腔红肿、风热牙痛者食用。

4. 可可蜜

可可粉、蜂蜜各 2 勺。将可可粉用蜂蜜调成糊状,备用。每日数次,每次 5 克,送入口中慢慢含咽,连用 3 天。对口腔溃疡有疗效。

5. 猪蹄汤

鲜猪蹄 1 只,白芷、黄芪、当归、蜂房、羌活、赤芍、甘草各 15 克。将药放入药袋,备用。将猪蹄去毛、洗净,放入锅中,加适量水煮沸,去油渣留清汤,再将药袋入汤内,文火煎 30 分钟,去渣留汁。温热服用,在口中含 3 分钟后咽下。

6. 糖煮荸荠

大荸荠 10 个,冰糖适量。把大荸荠洗净削皮后放到干净的搪瓷锅里捣碎,加冰糖和水煮熟,睡前饮用。对口腔溃疡有疗效。

7. 三香汤

木香 10 克,丁香 8 克,藿香、白芷各 12 克,葛根 30 克。上料水煎,煎液分数次含漱,每日一剂。

8. 老丝瓜汤

老丝瓜一条,盐少许。将丝瓜洗净,连皮切断,加水煎煮半小时即成。每天喝 2 次。可清热降火,用于牙龈炎、牙龈肿痛。

9. 枸杞枣肉粥

枸杞 20 克,枣肉 30 克,粳米 60 克,白糖适量。先将枸杞、枣肉和米煮熟,最后加入白糖食之。用于牙齿疏松摇动、牙龈溃烂萎缩、牙根显露。

10. 木耳疗法

取白木耳、黑木耳、山楂各 10 克，水煎后喝汤吃木耳，每日 2 次，适用于口腔溃疡。

11. 茶汤

取红茶、绿茶或乌龙茶等，每日泡茶 2 杯，饮茶后，用茶水漱口。有固齿、坚齿、去牙间残渣的作用。

失眠食疗方

1. 白酒泡灵芝

白酒 500 毫升，灵芝 30 克，浸泡一周后即可饮用。每晚 10~25 毫升。

2. 牛奶燕麦片

燕麦片 1 份，加入 3 份牛奶，同煮 15 分钟，加入白糖，可以作为晚餐的粥品，不但安神，还可以润肺通便。

3. 柏树叶装枕头

把柏树叶摘下晒干，装入枕头。柏树叶枕在头下，有一股清香味，使人感到舒适，可起到镇静、安眠的效果。

4. 冰糖百合粥

新鲜百合 2 个，冰糖适量，将百合煮熟后加入冰糖即可，还可以加入红枣。此法不但可以帮助入睡，减少噩梦，还有美容养颜的作用。

5. 大蒜

每晚饭后睡前吃两瓣大蒜，也可将蒜切成小碎片后用水冲服。

6. 食醋法

睡前，将 1 汤匙食醋倒入 1 杯冷开水中，喝下后即可迅速入睡。

7. 龙眼冰糖茶

龙眼肉 30 克,冰糖 10 克。把龙眼肉洗净,同冰糖一起放入茶杯中,倒入沸水,加盖闷一会儿,即可饮用。每日 1 剂,随冲随饮,随饮随添开水,最后吃龙眼肉。

8. 小米粥

小米 50 克,加水煮熟后打入鸡蛋,稍煮即可。可起到养心安神之功,用于心血不足、烦躁失眠。

第四篇　良好心态是健康的营养素

——心理保健篇

　　"唉,累死我了!"不管走到哪里,都能听到这样的感叹。现代科技日新月异,体力劳动日渐减少,然而劳累感却成为现代人的普遍感觉。40岁的男人正当不惑之年,一般都处于事业巅峰期,家庭也较为稳定。但在这圆满的背后,是经年累月疲劳的积累。从另一方面来说,40岁的男人处于人生的分水岭,在多年的学习、工作、婚恋、家庭、社交等多重压力下,长期的紧张、焦虑、压抑使他们感到十分疲劳。医生认为,大多数的疲劳情形是由于工作过于劳累、压力过大、过于肥胖或者不锻炼引起的。疲劳对人体的功能和活动性方面影响最大,也会对心理造成影响,使思维变得困难甚至混乱。疲劳,是一种信号,它提醒你,你的机体已经超过正常负荷,需要进行调整和休息,要做到劳逸结合、张弛有度。如果长期处于疲劳状态,不仅降低工作效率,还会诱发疾病。当劳累超过极限或持续时间过长时,身体就会产生永久变形,导致人体老化、衰竭,甚至死亡。因此,适当的休息和减压是对抗疲劳的良方。

如何最科学地对抗疲劳

导致疲劳的原因是多种多样的，一般来说，有生理性疲劳、病理性疲劳和心理性疲劳之分。生理性疲劳是人们在日常活动中产生的一种不适的主观感觉，只要经过一定时间的休息，疲劳可以完全消除。消除生理性疲劳，主要从 3 个方面着手：第一，适当的休息，保证有充足的睡眠；第二，合理安排饮食；第三，适量的体育锻炼，可使人的精力充沛、精神振奋。

下列方法可以迅速解除疲劳：

如果双腿麻木，可以坐在椅子上，将双脚用力向远处伸直，然后坐正，松弛腿部。

如果两手酸累，可将两手掌相合，来回快速搓动 10 秒左右，使掌心发热，最后将双手左右晃动。

如果困了，又不能马上睡觉，可以坐在椅子上，双肩后抻，下颚微收，双臂下垂放于躯干两侧，手心向后，用力拉动背部和颈部肌肉。

如果眼睛酸累，先闭眼几秒钟，然后睁开眼，用力往大睁，持续几秒钟，再闭眼几秒钟，然后睁开，目视鼻头，反复多次。

病理性疲劳是由于某种疾病所引起的，临床表现是无精打采、有气无力、少食少动或不食不动，生活和劳动能力显著下降。心理性疲劳，主要为精神因素所导致，尤其是过度的忧虑和精神抑郁，过度的喜、怒、忧、思、悲、恐、惊，都会导致心理性疲劳，尤其是过度的忧虑和抑郁，是心理性疲劳的主要原因。

慢性疲劳综合征

没有大量运动，也没有从事繁重的体力劳动，甚至食欲也很正常的情况下，您是否长时间感到疲乏无力，即使卧床休息也得不到缓解，同时，您的学习、工作或社会活动能力明显下降？如果答案是肯定的，那么您有可能是患了慢性疲劳综合征。

慢性疲劳综合征也称为慢性疲劳和免疫功能异常综合征。它是现代快节奏生活方式下出现的一组以长期极度疲劳为突出表现的全身性症候群，可伴有头晕、头痛、失眠、健忘、低热、肌肉关节疼痛和多种神经精神症状，基本特征为休息后不能缓解，理化检查没有器质性病变。患病时的症状特别像病毒感染，在几小时到几天内出现症状，而且持续 6 个月以上。主要表现：一是不能解释的持续性的慢性疲劳，不是运动引起，也不能通过卧床休息而减轻症状，导致工作、学习和社会活动能力明显下降。二是出现短期记忆力或注意力下降，咽喉疼痛、淋巴结肿大，肌肉疼痛无力、不红不肿的关节疼痛，头疼、低热、睡眠异常（睡眠过多或失眠），也可出现头晕、恶心。美国国家疾病控制中心和预防中心（CDC）把它视为 21 世纪人类的最大敌人，可见问题的严重性。其发病与长期过度劳累，包括脑力和体力疲劳，饮食生活不规律，工作压力和心理压力过大等精神环境因素以及应激等造成的神经、内分泌、免疫、消化、循环、运动等系统的功能紊乱关系密切。

慢性疲劳综合征的治疗越早越好，如不及时治疗，疲劳及其他各种伴随症状逐渐加重，严重影响工作、生活，甚至被迫停止工作，生活自理困难。若持续时间较长，还会引起细胞应激能力降低和生理功能改变，从而诱发器质性疾病。对慢性疲劳综合征，首先应以预防为主。把工作和学习当作有趣的事情，尤其在心理上别太累。

当你头晕眼花、记忆力下降、效率迅速下降，出现慢性疲劳综合征的表现时，应当改变工作和生活的方式，学会放松，坚持适度的体育锻炼。它的治疗主要是减轻临床症状，药物治疗包括抗病毒药物、抗抑郁药物以及减轻疼痛、不适和发热的药物。治疗疲劳综合征的非处方中成药有逍遥丸、十全大补丸、香砂养胃丸、金匮肾气丸、四磨饮等。非药物治疗包括针灸、瑜伽、太极拳、理疗、疗养、催眠术和生物反馈方法。

过 劳 死

"过劳死"指的是长期慢性疲劳后诱发的猝死，即由于工作时间过长、劳动强度过重、心理压力过大导致精疲力竭，甚至引起身体潜藏的疾病急速恶化，继而出现致命的症状。它是在慢性疲劳综合征基础上发展、恶化的结果。据世界卫生组织统计，"过劳死"的发病率正在逐年增加。我国近年来"过劳死"的人数有上升趋势，如2005年初清华大学36岁的讲师焦连伟和46岁的教授高文焕的突然离世，均瑶集团的老总王均瑶的英年早逝，以及著名画家陈逸飞因消化系统大出血的突然过世，都是"过劳死"的典型案例。

"过劳死"的前五位直接死因是：冠心病、主动脉瘤、心瓣膜病、心肌病和脑出血。"过劳死"与一般猝死几乎没什么不同，但其特点是隐蔽性较强，先兆不明显。

出现过劳死的信号是：体重突然变化大，出现"将军肚"；脱发、斑秃、早秃；频频去洗手间；性能力下降；记忆力减退；心算能力越来越差；易怒、烦躁，难以控制自己的情绪；注意力不集中，集中精力的能力差；睡觉时间短，醒来也感到不解乏；经常头疼、耳鸣、目眩和胸闷；发生高血压、糖尿病，心电图测试结果不正常。

以下几种人易"过劳死"：

有遗传早亡血统又自以为身体健康的人。

事业心突出的人，特别是称得上"工作狂"的、超时间的工作者。

夜班多，工作时间不规则。

长时间睡眠不足者。

自我期望高，并且容易紧张者。

几乎没有休闲活动与嗜好的人。

那么，该如何远离过劳死呢？要远离过劳死，日常生活中应注意以下方面。

1. 健身锻炼

现代人的工作往往静多动少，最易使人疲惫。再加上酗酒和抽烟过量，使心肺功能大大受损。运动能增加心肌收缩能力，增加机体免疫力，增强机体抗病的能力，还可以加快人体的新陈代谢，推迟神经细胞的衰老，帮助废物排除，从而起到防癌抗癌作用。户外运动以及健身房里的各项运动，如瑜伽、搏击操、拉丁舞、跆拳道等，都可以缓解疲劳，增强体质。

2. 保持心情舒畅

烦闷、焦虑、忧伤是产生疲劳的内在因素。要防止疲劳，保持充沛的精力，就必须培养坚强、乐观、开朗、幽默的性格，具有广泛的爱好和兴趣，始终保持积极向上的生活态度。对自己的要求不要太苛刻，要及时消除工作中的焦虑、强迫心理。要学会调节生活，多与人沟通交流，开阔视野，增加精神活力，这是让紧张的神经得到松弛的有效方法，也是防止疲劳症的精神良药。

3. 合理调整饮食

生活不规律，经常熬夜、吃夜宵，并且早上赖床，均会造成胃酸分泌过多，严重损害肠胃健康，这是身体健康的隐形杀手。尽量自己做饭，避免不规律的饮食，少参与应酬性的宴会和晚会。少吃油腻及不易消化的食品，要多食新鲜蔬菜和水果，如绿豆芽、菠菜、油菜、橘子、苹果等，及时补充维生素、无机盐及微量元素。这些食品还可以防止脱发、早秃现象发生。医学研究证明，核酸能抑制"过劳死"。补充核酸营养，保护细胞健康，可以延续细胞衰老，推迟死亡时间的来临。

4. 适度休息

"过劳死"的人往往有一些较严重的基础病因，过度疲劳可以使这些病因加重或是导致发病，造成不良后果。长期通宵达旦地工作，会使体内产生许多毒素，而且有些毒素会随着血液进入大脑，能迅速引起中枢系统的"中毒"症状。如果你的机体已经超过正常负荷，出现疲劳感，就应该进行调整和休息，做到劳逸结合、张弛有度。所以避免过度疲劳可以预防和减少由此导致的严重后果。

5. 定期体检

最好每年做一次体检，要保持体检的连续性，不要中断，以便及早发现高血压、高血脂、糖尿病，特别是隐性冠心病，防患于未然。

6. 积极治疗原发性疾病

积极治疗高血压、高血脂及糖尿病：一些有这类疾病的人，特别是合并动脉硬化者，要多留意自己的身体状况，出现心绞痛或心律失常时，要认真医治。

心理性疲劳

产生心理疲劳的主要原因是精神紧张和学习、工作过量。它是现代生活中的高强度紧张感与压力造成的，由于超负荷的精神负担使心理处于一种混乱与不安宁的状态，情绪沮丧、抑郁或焦虑。这种因心理压力而造成的疲劳就是心理性疲劳。此外，如果长期从事一些单调、机械的工作活动，中枢局部神经细胞由于持续紧张而出现抑制，致使人对工作、生活的热情和兴趣明显降低，直至产生厌倦情绪,也会导致心理性疲劳。它与生理性疲劳不同,常常带有主观体验的性质,并不完全是客观生理指标变化的反映。

一般来说,心理疲劳比生理疲劳更为复杂,也更难以恢复。对于产生心理疲劳的人,轻者出现厌恶、逃避工作、学习和生活的症状,重者还可出现抑郁症、神经衰弱、强迫行为以及诸如开始吸烟、酗酒等生活习惯改变的现象。如果不及时采取措施消除疲劳,就会影响身体健康,甚至成为心脏病、高血压、肠胃病乃至脑溢血、癌症等疾病的致病因素。因此,对心理疲劳不可忽视,一旦由于心理压力大而自我感到疲劳不堪时,就必须进行积极的心理调适和治疗。

首先,要找出导致心理疲劳的原因,如家庭不和、人际关系紧张、工作不顺利、天灾人祸等,针对这些原因去找出合理的解决方法,放下思想包袱;如果一时找不到解决的办法,可以尽量采取一些回避措施,尽可能先将这些不利因素放在一边不去管它,待心理平衡之后再作考虑。

若心理疲劳是由于长期从事单调工作而导致的,那么最好的方法是适当改变工作的方法,或者另谋生路。

对自己的体力和能力要有一个客观正确的估计和要求,凡事要讲求适度,不要硬拼蛮干,避免长期超负荷运转。

避免不必要的精力浪费。生活中不如意的事情很多,要认真面对它,避免无休止的冥思苦想和不合实际的幻想,这是节省心理能量、减少心理疲劳的最佳选择。

当你意识到已经产生心理疲劳,在自我调节没达到效果时,应求助心理医生,帮你重新获得旺盛的精力,维护自己的身心健康。

增强人体免疫力也是抗拒疲劳和压力的一个关键因素。从饮食方面来看,抗拒疲劳和缓解压力的最好办法就是通过富含抗氧化剂的自然食品来提高身体免疫力。抗氧化剂通过控制自由基来促进人体免疫系统。自由基是氧的一些不稳定形式,会损害人体的一些重要脂肪，从而损伤人体细胞。维生素 A、C 和 E 等抗氧化性物质可以控制这些自由基，保护人体免疫系统，从而可以缓解生活带给人们的心理和生理上的压力。坚果、蔬菜、水果都富含抗氧化剂。

此外，人一旦陷入心理疲劳，可通过按压劳宫穴来解除。劳宫穴在手掌正中的凹陷处。心包经由植物神经系统所控制。当人心理疲劳时，心包经的功能就会紊乱，进而会引起全身的植物神经失调，所以用对侧的拇指按压劳宫穴，可消除心理上的疲劳。

别以为抑郁症离你很远

人到中年，基本上已全面成熟，一方面是身体功能的健全与完善，达到顶峰，体魄健全；另一方面，心理上也日趋成熟，情绪趋于稳定，能独立地进行观察和思维，智力也发展到最佳状态，能进行逻辑思维和做出理智的判断，具有独立解决问题的能力，并且自我意识明确，有坚韧的意志力。

然而，由于中年人在社会和家庭中扮演多个重要角色，集诸多事务于一身，随着年龄增长，生理功能日益下降，精力逐渐减退，每天面临着各种社会义务和许多需要解决的问题，心理压力极大，久而久之，就容易出现各种心理问题。

1. 抑郁症别讳疾忌医

随着社会竞争的加剧，轻度的精神疾病如忧郁症等心理障碍疾患像感冒一样普遍，抑郁症在西方被称为"心灵感冒"。抑郁症并不可怕，因此出现抑郁症症状后，千万不要讳疾忌医，只要早发现、早治疗，完全可以治愈。

抑郁症是一种心理障碍，又称情感性精神障碍，是一种常见的消极情绪反应，常伴有相应的思维和行为改变。世界卫生组织预测，抑郁症将成为21世纪人类的主要杀手，患病人数占世界人口的5%左右，其中自杀率在12%~14%，位居各类心理和精神障碍之首，号称"第一心理杀手"。

抑郁症主要包括以下四个方面的症状和表现。

1）情绪症状

情绪症状是抑郁症最显著、最普遍的症状。主要包括两个方面：抑郁心情和兴趣的消失。抑郁症病人情绪低落，精力明显减退；起初可能在短时间内表现为各种情感体验能力的减退，如无精打采，对日常活动丧失兴趣，无愉快感，似乎充满了无助和绝望。他们的抑郁情绪随时间的不同而不同，在一天的时间里也会有所变化。一般来说，抑郁症状在早晨最明显，晚上的症状相对减弱。

2）认知症状

主要体现在无端地自罪、自责，夸大自己的缺点，缩小自己的优点，对自己的评价消极。这种消极的思维，将自己的未来蒙上了一层厚厚的灰色。沉重的情绪忧郁总是带来自责自罪，病人感到自己已丧失了工作能力，成为废物或社会寄生虫。一旦有挫折发生，抑郁症患者就会把全部责任归咎于自己。把过去的一般缺点、错误夸大成不可宽恕的大罪。情绪极度低落时，可自我惩罚或自杀。

3）动机症状

抑郁症病人的动机症状体现在做任何事情都缺乏动力。他们要开始做任何事情都是一件极其困难的事，需要作巨大的自我斗争。

4）躯体症状

随着抑郁症状的发展，一切生物的、心理的快感都遗失殆尽。动作减少，行动缓慢。语速慢，语音低，语量少，应答迟钝，一言一行都需克服重大阻力。面容憔悴苍老，目光迟滞，胃口差，体质下降，汗液和唾液分泌减少，便秘，性欲减退，睡眠的质量也很差，虚弱、疲劳。有些病人表情紧张、局促不安、惶惶不可终日,或不停地来回踱步、搓手、揪头发,或无目的地摸索,这种病人特别容易自杀,应严加防范。

抑郁症与正常情绪低落的区别在于:前者在程度和性质上超越了正常变异的界限,常有强烈的自杀意向;具有植物神经或躯体性伴随症状,如早醒、便秘、厌食、消瘦、性功能减退、精神萎靡等。此外,往往还伴有精神病症状或神经症的表现。

2. 抑郁症的病因

引起抑郁症的四大原因为遗传因素、体质因素、中枢神经介质的功能及代谢异常和精神因素,而精神因素常常被看作是诱发因素。

1)遗传因素

如果家庭中有抑郁症的患者,那么家庭成员患此病的危险性较高。血缘关系愈近,患病概率越高。一级亲属患病的概率远高于其他亲属,这与遗传疾病的一般规律相符。然而,并非有抑郁症家族史的人都会得抑郁症,遗传并非是唯一决定性的患病因素。

2)生物化学因素

脑内生化物质的紊乱是抑郁症发病的重要因素。抑郁症患者脑内有多种神经递质出现了紊乱;抑郁症患者的睡眠模式与正常人截然不同。此外,特定的药物能导致或加重抑郁症,有些激素具有改变情绪的作用。

3)心理—社会因素

在抑郁症病程慢性化的诱因中,心理社会因素最为重要,人际关系紧张、经济困难、生活方式的巨大变化,负性生活事件如降职、离婚、亲人死亡等,引起不愉快的情感体验,这种情感体验越强烈、越持久,其致病作用也越大。一些严重的躯体疾病,如脑卒中、心脏病发作、激素紊乱等,常常引发抑郁症,并使原来的疾病加重。

4）性格因素

遇事悲观，自信心差，对生活事件把握性差、过分担心的人，很容易患上抑郁症。这些性格特点会使心理应激事件的刺激加重，并干扰个人对事件的处理。

3. 抑郁症的预防

有了抑郁症状，并不能诊断为抑郁症。正常人遇到不愉快的事时，也会感到忧郁悲伤，在日常生活中，我们每一个人在不同时期都有发生抑郁的可能。当一个人同时存在多个社会、心理和躯体方面的问题时，大脑内部会发生某种化学方面的变化，这时人就会出现抑郁的表现。诊断抑郁症必须具备时间标准和严重程度标准，即抑郁症状至少持续两周，以及由此造成病人社会功能受损，或者给病人造成痛苦或不良后果。抑郁症是一种很容易治疗的疾病，及时治疗，就可以恢复自信、快乐的生活。

如果超过两周或者在更长时间内出现以下问题，就应该及早到专业人员处就医，医生会设计出合理的治疗方案，指导其改善当前的状态，以避免进一步恶化。

①在绝大多数时间里感到悲伤或情绪低落；

②对许多事情或活动失去了兴趣；

③无原因变得疲乏无力，自觉懒散无能，工作或简单家务难以应付；

④动作减少，思维迟钝，构思困难，记忆力、注意力下降，脑功能减退；

⑤有自责、内疚、注意力不集中的表现；

⑥做事犹豫不决；

⑦感觉生不如死，度日如年，反复出现想死、绝望或无助感等。

4. 抑郁症的治疗

抑郁症的治疗方法很多，如心理治疗、睡眠剥夺治疗、光疗和电痉挛治疗等。

1)心理治疗

对于由于心理社会原因导致的抑郁症,主要是改变不适当的认知或思考习惯和行为习惯,同时尽可能为患者解决工作或生活中存在的实际困难与问题,尽量为其创造轻松愉快的环境,解除或减轻其心理负担或压力。

当病人出现消极、悲观、情绪低落、剧烈心理矛盾、有自杀意念或行为时,均需给予精神上的支持。这时需要由经过专业训练的心理咨询师从正面指导、劝解、疏通、鼓励和安慰,鼓励患者认清并探讨自己的想法和感受,与患者一起分析导致抑郁的原因,共同找到处理问题的新办法。心理治疗还包括集体、认知疗法及家庭治疗等。轻微的抑郁症患者,可通过一定的心理暗示,逐步缓解症状:

①将大事分割成小块,一次只做一件;

②循序渐进;

③在需要的时候寻求帮助,不要默默承受;

④尽量减轻生活中出现的压力,保持身体健康,有规律地锻炼身体,参加社交活动;

⑤意识到自己的疲惫感、无价值感、无助感和无望感是疾病的症状,是可以治疗的;

⑥注意找出抑郁的主题(例如家人的离去、失业、不和谐的人际关系),找到后向它们提出挑战;

⑦找一件以前一直很喜欢但已经很久未做的事情,制定一个切实可行的计划并完成它,逐渐增加生活中有意义的活动;

⑧挑战消极观念,建立新的行为模式,对挫折与失败做好充分的心理准备。

2)药物治疗

抗抑郁药是众多精神药物的一个大类,主要用于治疗抑郁症和各种抑郁状态。抗抑郁药物的维持治疗能够减轻抑郁症状,对预防抑郁症的复发起很大作用,但不能解决导致抑郁的潜在问题。一般说来,要想获得有效的疗效,必须在医生指导下,坚持规律服药 4~6 周,并且随后应继续服药 6~12 个月,以预防复发。而复发者,尤其是 2 年内复发的患者,应维持服药在 2 年以上,多次复发者甚至要终身服药。

第一代抗抑郁药,包括单胺氧化酶抑制剂和三环类抗抑郁药;第二代新型抗抑郁药包括万拉法星、奈法唑酮等,但目前仍以选择性五羟色胺再摄取抑制剂为主,临床应用这类药物也最多、最广。长期服用药物对胃肠道和肝脏有一定损害。目前学者们主张在用药的同时,应适当地使用人际心理治疗和认知心理治疗。

3)物理治疗

包括电休克治疗和无抽搐电休克治疗,治疗疗效明确,控制症状比较快,对严重的抑郁,如表现木僵、拒食、自杀的病人尤为重要。特别是现代无抽搐电休克治疗,避免了电休克治疗时可能发生的一些副作用,并扩大了治疗范围,特别是对老年患者和伴有轻微躯体疾病的患者。

4)巧吃东西多运动

吃也是驱除抑郁的方法之一,适当吃些甜品与喝果汁,能让你的心情放松;香蕉、奶制品、火鸡肉等,也可以稳定情绪。

运动可以改善体能,让运动者重拾信心,改善抑郁的症状。有氧运动,包括游泳、慢跑、骑脚踏车等,对体能的提升很有帮助,最好每个星期至少 3 天,每次至少做 20~30 分钟。

5)治疗其他疾病

伴有躯体疾病的抑郁症患者,应让专科医生认真鉴别躯体与抑郁的关系,除需同时治疗外,还应分清主次,使治疗更有针对性,让患者更快地康复。

5. 抑郁症自测

1. 我不感到情绪沮丧、郁闷	0分
我感到情绪沮丧、郁闷	1分
我始终情绪沮丧、郁闷	2分
我太沮丧、郁闷,不堪忍受	3分
2. 我对将来并不失望	0分
对未来我感到心灰意冷	1分
我感到前景黯淡	2分
我觉得将来毫无希望,无法改善	3分
3. 我夜间睡眠很好	0分
我夜间有时睡眠不好	1分
我夜间经常睡眠不好	2分
我夜间睡眠一直不好	3分
4. 我没有感到失败	0分
我觉得比一般人失败要多些	1分
回首往事,我能看到的是很多次失败	2分
我觉得我是一个完全失败的人	3分
5. 我吃饭像平时一样多	0分
我吃饭比平时稍有减少	1分
我吃饭比平时大为减少	2分
我饭量持续减少	3分
6. 我从各种事件中得到很多满足	0分
我不能从各种事件中感受到乐趣	1分
我不能从各种事件中得到真正的满足	2分
我对一切事情不满意或感到枯燥无味	3分
7. 我工作和以前一样好	0分
要着手做事,我现在需额外花些力气	1分
无论做什么,我必须努力催促自己才行	2分
我什么工作也不能做了	3分
8. 我并不感到比往常更疲乏	0分
我比过去更容易感到疲乏无力	1分
几乎不管做什么,我都感到疲乏无力	2分
我太疲乏无力,不能做任何事情	3分

9. 最近我的体重并无很大减轻	0 分
我体重下降 2 千克以上	1 分
我体重下降 5 千克以上	2 分
我体重下降 7 千克以上	3 分
10. 我的性功能持续正常	0 分
我的性功能经常正常	1 分
我的性功能有时正常	2 分
我的性功能从不正常	3 分
11. 我从不为便秘烦恼	0 分
我有时为便秘烦恼	1 分
我经常为便秘烦恼	2 分
我持续为便秘烦恼	3 分
12. 我对健康状况并不比往常更担心	0 分
我担心身体上的问题,如疼痛、胃不适	1 分
我很担心身体问题,想别的事情很难	2 分
我对身体问题如此担忧,以致不能想其他任何事情	3 分
13. 和过去相比,我现在生气次数并没增多	0 分
我现在比往常更容易生气发火	1 分
我觉得现在所有的时间都容易生气	2 分
过去使我生气的事,现在一点也不能使我生气了	3 分
14. 我仍旧喜爱自己平时喜爱的东西	0 分
我有时喜爱自己平时喜爱的东西	1 分
我已经不喜爱自己平时喜爱的东西了	2 分
15. 我觉得我的外表看上去并不比过去更差	0 分
我担心自己看上去显得老了,没有吸引力	1 分
我觉得我的外貌有些变化,使我难看了	2 分
我相信我看起来很丑陋	3 分
16. 我对自己并不失望	0 分
我对自己感到失望	1 分
我讨厌自己	2 分
我恨自己	3 分

【测试结果】

经过上面测试,总分小于 10 分,属于健康、无抑郁者;总分在 10～15 分者,表明有轻度情绪不良;大于 15 分者,表明已有抑郁;大于 25 分时,说明抑郁已经比较严重了。但到底患了哪种类型的抑郁症,是原发性还是继发性的,还应由心理医生进一步检查确定。

心理衰老的自我防治

衰老是一个综合概念,它包含生理的、心理的、社会的多种因素。生理性衰老的主要表现是躯体器官的老化和疾病的发生,延缓生理性衰老的有效方法是保持身体的活动状态。心理衰老主要是由于人的大脑随着年龄的增长而老化,脑血流量减少,使脑摄取氧量减少,神经纤维再生能力减弱,于是心理功能也衰老了。有人认为,心理的衰老才是真正的衰老,甚至认为,心理衰老是走向死亡的催化剂。

心理衰老的主要表现是:感觉知觉能力衰退,思维活动变得缓慢,记忆力下降,理解能力下降,接受新事物和适应新环境的能力减弱等。有的人在性格方面甚至也发生了改变:变得兴趣范围狭窄,沉默寡言、性格孤僻、不爱交际、敏感、嫉妒心重。有的还表现为行为缓慢,动作笨拙、不协调等。

1. 心理衰老的自我检测法

(1)举止、行动不灵活了,稍紧张就手足无措,顾东不顾西	①是　②否
(2)经常胆怯和害怕	①是　②否
(3)经常感到坐立不安,情绪紧张	①是　②否

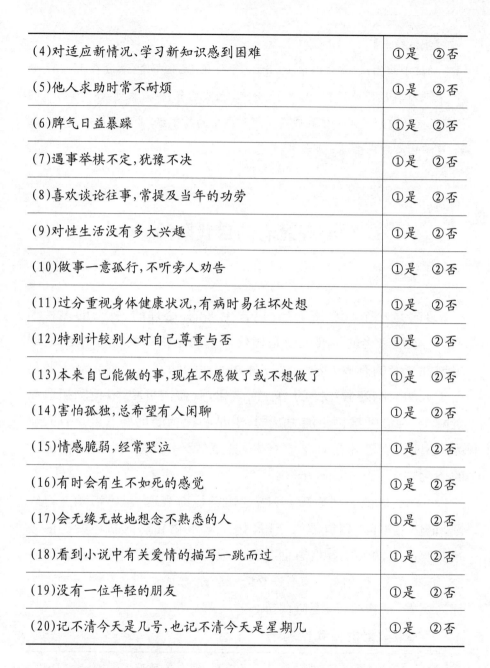

(4)对适应新情况、学习新知识感到困难	①是　②否
(5)他人求助时常不耐烦	①是　②否
(6)脾气日益暴躁	①是　②否
(7)遇事举棋不定,犹豫不决	①是　②否
(8)喜欢谈论往事,常提及当年的功劳	①是　②否
(9)对性生活没有多大兴趣	①是　②否
(10)做事一意孤行,不听旁人劝告	①是　②否
(11)过分重视身体健康状况,有病时易往坏处想	①是　②否
(12)特别计较别人对自己尊重与否	①是　②否
(13)本来自己能做的事,现在不愿做了或不想做了	①是　②否
(14)害怕孤独,总希望有人闲聊	①是　②否
(15)情感脆弱,经常哭泣	①是　②否
(16)有时会有生不如死的感觉	①是　②否
(17)会无缘无故地想念不熟悉的人	①是　②否
(18)看到小说中有关爱情的描写一跳而过	①是　②否
(19)没有一位年轻的朋友	①是　②否
(20)记不清今天是几号,也记不清今天是星期几	①是　②否

【测试结果】

以上现象有17~20种为极衰老;有13~16种为衰老;有9~12种为比较衰老;有5~8种为基本无衰老;4种以下为未衰老。

男人时尚健康宝典

2. 延缓心理衰老的方法

心理衰老的程度与脑力活动的多少有着密切的联系,所以要延缓心理衰老,就必须保持脑力活动的强度,接受各种信息,使思维不断变化,脑细胞活力和脑功能维持在一定水平。最好能做到年轻时就注意编排大脑活动程序。此外,要使大脑保持一定的活动强度,提供足够的营养也是必不可少的,中老年人可以多选用有利于大脑活动的富含蛋白质的食物,如鱼虾、禽蛋、瘦肉、豆制品等。多参加一些增强脑力的娱乐活动,如大量阅读。要保持好奇心,关心社会,结交朋友。多参加适合自己的体育活动;要善于把自己的情绪调节到最佳状态。要和比自己年轻的人交朋友,与身边的人和睦相处,并给予力所能及的帮助和支持,对家庭成员和同事的过错不必过分指责,这些均会使自己心情愉快。

3. 电脑族心理衰老的预防

进入网络通信时代以来,电脑成为人们办公和联系的主要工具,它为人们减轻了体力负担,但也给人们增加了心理负担。许多中年人由于长时间盯着屏幕,眼睛疲劳,视力下降,头晕脑涨,注意力不容易集中,记忆力和理解能力下降。而整天面对机器,与人缺乏交流,也直接导致了正常的人际关系的失调,使人变得敏感多疑,忌妒心重,缺乏生活热情,接受新事物和适应新环境的能力减弱,没有创造力和事业心等。许多白领男子终日郁郁寡欢、闷闷不乐,有时又心情焦躁、心烦意乱。

电脑族要防止心理衰老,首先要保持心理健康,拥有平和、快乐的心态。要正确地评价自己,保持一颗平常心,凡事量力而行。同时要加强心理修养,养成自己作心理分析的习惯。要培养宽广豁达的胸怀,与人为善,保持乐观的态度去面对所有事情,并切记要笑口常开,微笑是治疗工作倦怠的强心剂。

要多跟亲人、朋友联络,通过面对面的交流增进感情。如果面对困难感到孤立无援,应该寻求朋友和亲人的安慰。与朋友的一次很短的电话交谈远胜于服用一片镇静剂。同好友讨论自己遇到的难题。不要吝惜与知心朋友促膝长谈的时间。倾诉苦恼后,问题就解决了一大半。

要丰富个人业余生活,发展个人爱好。生活情趣往往让人心情舒畅,绘画、书法、下棋等能调节生活节奏,使人从单调紧张的氛围中摆脱出来,走向欢快和轻松。音乐是非常有效的心理疗法。多听音乐有助于培养开朗的性格。积极参与体育锻炼也能大大释放心理压力,缓解疲劳。

心理疾病诸多临床表现

心理疾病是很普遍的,现代文明的发展,使得生活节奏加快,信息量空前巨大,社会关系复杂,在公平的理念下不公平的事件增加,这些都使心理疾病逐渐增多并恶化。人们在生活中所承受的多方面的压力,都可能导致精神障碍的出现。

心理疾病是由各种原因引起的心理异常的总称。常见的心理疾病包括精神病、神经症及其他心理障碍。

精 神 病

精神疾病是一类以认知、情感、意志、行为异常为特点的常见复杂性疾病,包括精神分裂症,躁狂、抑郁症,情感障碍,焦虑症,强迫症,孤独症,酒精、毒品或其他物质依赖,进食障碍等。精神病是一种严重的心理疾病,需精神科专科医生来治疗。

1. 精神分裂症

精神分裂症是所有精神疾病中最复杂的一种，是脑的严重、慢性、致残性疾病。曾被认为是心理疾病，现划为大脑疾病。精神分裂症的特征是思维和情感方面极度紊乱，影响到语言、思维、感知和自我意识。

1）精神分裂症的症状

对现实的歪曲知觉，意识混乱，多疑，错觉，幻觉，思维紊乱，情绪失控，感情平淡，工作和学习困难，缺乏密切的人际关系，夸大自身价值和（或）不现实的自我评价过高。精神分裂症最突出的特征是精神症状的突然出现。

2）精神分裂症的病因

精神分裂症不是由单一病因引起的，可能有许多因素，如遗传、行为和环境等，在发病中均起作用。

3）精神分裂症的治疗

以药物治疗及物理治疗如电休克治疗为主，还应辅以心理治疗及工作娱乐治疗等。对以精神运动性兴奋和妄想、行为紊乱、情感反应为主要症状的精神分裂症患者，应首选镇静作用强、控制兴奋躁动及抗幻觉妄想效果明显的药物，如氯丙嗪、氯氮平、氟哌啶醇、奥氮平、利培酮、奋乃静等抗精神病药物；对以思维贫乏、意识活动明显缺乏、缄默、退缩、被动等症状为主的患者，应选具有激活作用的药物，如舒必利、氟奋乃静、三氟拉嗪、利培酮等；对极度兴奋躁动、拒食、拒服药、木僵、缄默、自杀、自伤、伤人、损物者，若无禁忌证，应合并电休克治疗。

除采取适量抗精神病药物治疗外，若病情稳定，进入康复期后可使用一些艺术行为治疗、心理治疗、行为矫正训练等。几乎所有的精神病、神经症、心理缺陷和不良心理习惯都可以通过心理治疗得到明显改善，甚至成功治愈。此外，发现有患病症状时，不要逃避或抱有侥幸心理,应及时接受治疗,越早就医,预后效果越好。

2. 躁狂、抑郁性精神病

本病分躁狂和抑郁两种状态。躁狂状态表现为强烈而持久的情绪高涨、思维敏捷和运动兴奋。病人眉飞色舞、谈笑风生,稍不如意便大吵大闹、暴跳如雷。动作明显增多,终日忙碌,不知疲劳,常虎头蛇尾、有始无终,有时会产生破坏行为。抑郁状态的表现和躁狂状态相反,前面已经讲过,不再赘述。

躁狂病人可用氟哌啶醇、氯丙嗪、碳酸锂等治疗,以抑制兴奋。抑郁病人可用丙咪嗪、奋乃静等治疗。另外,要加强思想教育,防止消极行为。

3. 情感障碍

情感障碍,是指情感活动的规律受到破坏,人在认识客观事物的过程中所表现出的某种态度上的紊乱。情感是人的一种态度体验,是人们对客观事物是否符合人的需要而产生的内心体验。情感活动包括喜、怒、哀、乐、爱、憎、悲、忧等的体验和表情。通常,正常人的情感活动与其他心理活动是协调一致的,一旦情感活动发生故障,可引起其他心理活动过程的障碍;反之,其他心理活动过程发生故障,也可导致情感障碍。

情感障碍主要表现在以下三个方面。

1)激越的情感情绪异常

激越的情感情绪异常主要包括:

①情感高涨、欣快,即情感活动显著增强,兴奋、异常轻松、易激惹,呈躁狂状态。

②焦虑,表现为如大祸临头,坐立不安,并常伴有心慌、出汗或躯体不适感。有的属于更年期忧郁症。

③情感爆发,表现为哭笑无常,打人毁物,多见于癔病。

④病理性激情,表现为短暂的情感爆发,自己难以控制,常伴有

不同程度的意识障碍和暴虐行为。

2）低弱的情感情绪异常

低弱的情感情绪异常可分为：

①情感淡漠，对外界的任何刺激都无动于衷。

②情感低落，对任何事物都悲观失望，常有寻思自杀或自我惩罚行为。

③情感脆弱，常为小事而伤感，严重时情绪失控。

3）情感和情绪错乱

情感和情绪错乱可分为：

①情感倒错，表现为情感反应与内心体验不一致，如对伤心的事反而表现出高兴，多见于精神分裂症。

②矛盾情绪，表现为对同一事物同时产生两种相反的感情，如既爱又恨，多见于精神分裂症。

产生情感障碍与季节有关，盛夏时节，人的情感障碍发生率明显上升，约有 16% 的人会出现情绪、心理和行为异常，其中以中老年人更易发生，被称为"夏季情感障碍"综合征或"情绪中暑"。主要表现为心情烦躁、心境低落以及行为怪异。这是因为夏季天气炎热，人的饮食量和睡眠时间减少，出汗增多，体内电解质代谢出现障碍，影响了大脑的神经活动，使人感到烦闷，为一点小事就大动肝火，或情绪低落，食欲低下，干什么事都打不起精神。建议在炎炎夏日，适当增加睡眠时间，减少运动，出汗时及时补充淡盐水。多吃苦瓜、苦笋、茶叶、苦杏仁等苦味食物，这些苦味食物中含有丰富的蛋白质、维生素、钙、磷、铁等营养物质，具有解热祛暑、消除疲劳的作用。

4. 焦虑症

焦虑症是一种普遍的心理障碍，在女性中的发病率比男性要高。城市人口中有 4.1%~6.6% 的人在他们的一生中会得焦虑症。

1）焦虑症的症状

焦虑症是以发作性或持续性情绪焦虑和紧张为主要临床症状的神经症。在心理上，常常伴有比较强烈的忧郁感、烦恼感、内疚感以及不安全感等。在生理上，常伴有头昏、头晕、胸闷、心悸、呼吸困难、口干、尿频、出汗和震颤等明显的躯体症状，其紧张或惊恐的程度与现实情况不符。这些病变，正是由于情绪紧张，使得大脑特别是呼吸中枢过度敏感，以及植物性神经系统的感受性增多的缘故。

2）焦虑症与正常焦虑的区别

正常人的焦虑是人们预期到某种危险或痛苦境遇即将发生时的一种复杂的综合情绪。焦虑症与正常焦虑情绪反应不同，它是无缘无故的、没有明确对象和内容的焦急、紧张和恐惧；它是指向未来，似乎某些威胁即将来临；它持续时间很长，几周、几月甚至数年迁延难愈。最后，焦虑症除了呈现持续性或发作性惊恐状态外，同时伴有多种躯体症状。

3）焦虑症的诊断标准

焦虑症的诊断标准是：

①在过去 6 个月中的大多数时间里，对某些事件和活动过度担心，或个体发现难以控制自己的担心。表现为坐立不安或者感到心悬在半空中，容易疲劳，难以集中注意力，易激惹，肌肉紧张，出现睡眠问题（入睡困难、睡眠不稳）。

②焦虑和担心的内容不是其他障碍的特征内容，即不是关于被细菌感染（强迫症）、惊恐发作（惊恐症）、当众出丑（社交恐惧症）、严重疾病（疑病症）等方面的内容。

③上述症状不是由于药物的生理作用（如服药、吸毒、酗酒）或者躯体疾病所引起（如甲状腺分泌降低）的。

4）焦虑症的治疗

以支持性心理治疗为主，使患者认识疾病的本质，勇敢地面对焦虑，解除其心理负担。辅以各种形式的松弛训练。注意劳逸结合，多吃含有丰富维生素和易于消化的食物，也是抵御焦虑不安情绪的良方。

抗焦虑药以苯二氮类最常用，如佳乐安定、舒乐安定。也可选用具有抗抑郁和抗焦虑双重作用的抗抑郁药，如多虑平、麦普替林、太息定。惊恐发作时，可静脉缓慢注射安定。

5.强迫症

强迫症是以强迫观念和强迫动作为主要表现的一种神经症。以有意识的自我强迫与有意识的自我反强迫同时存在为特征，患者的自我观念、意向、动作、行为重复出现又难以控制，从而引起紧张不安和内心冲突。如强迫照镜子、洗手、关门，强迫怀疑、强迫思维、强迫意向、跳楼自杀等。常难以解脱，使患者非常苦恼。

1）强迫症的病因

强迫症的发生往往有一定的刺激因素，形成条件固定下来，持续存在。当伴有强烈的情感时，使大脑皮质兴奋或抑制过程过度紧张或相互冲突，导致大脑皮质局部性功能障碍，进而引起强迫症状的发生。长期心身疲劳、精神紧张、应激因素、工作压力，可以使强迫症状明显加重、恶化，亦可使具有强迫性格缺陷者诱发强迫性障碍。这类患者在病前往往具有强迫性格缺陷，如胆小怕事、优柔寡断、谨小慎微，与人交往严肃刻板，缺乏灵活性和适应性。

2）强迫症的症状

强迫症分为强迫观念与强迫行为两大基本类型，强迫观念是强迫症的最常见和核心的症状，见于每一位强迫症患者，由此派生各种强迫行为。

强迫观念主要有：

①强迫性穷思竭虑，患者经常不断地想一些无意义的问题和观念，如人为什么只有两只眼睛。

②强迫性回忆，患者整天陷入一些不必要的回忆，明知无意义但无法摆脱。

③强迫疑虑，患者整天怀疑所做的某些事出了差错。强迫性怀疑常是强迫动作的重要原因和主要动机，由此引发强迫动作。

④强迫性思维，患者头脑中不断反复出现并非自己意愿的思想观念，都以强迫性词句的形式表征。

⑤强迫联想：想到友好又联想到打架，想到团结又想到破裂。

强迫行为的主要表现有：

①强迫性清洗，又称"洁癖"，是临床上最常见、最典型且症状最鲜明突出的强迫症类型。

②强迫性检查，患者不断地、无必要地反复检查门窗、电视机是否关好。

③强迫性仪式动作，经常刻板重复患者自行规定的行为程序和模式化动作，如走路要进5退3。

④强迫询问，对问题总有疑问，因不相信而反复询问。

⑤强迫性计数，不停地记忆电话号码、汽车牌号等。

3）强迫症的治疗

以支持性心理治疗为主，帮助患者树立战胜疾病的信心。对于有强迫行为的患者，应采用行为治疗，以反应阻抑法或系统脱敏疗法的疗效较佳。对于有强迫思维的患者，应在专业医生的指导下采用药物治疗。氯羟安定对部分患者的强迫症状有较好的疗效；三环类抗抑郁药，特别是以氯丙咪嗪的疗效为佳，有将其列为抗强迫药的倾向；部分患者的强迫症状对舒必利等抗精神病药有较好反应。电抽搐治疗适用于强迫观念强烈，并伴有强烈消极情绪者。

神　经　症

神经症俗称神经官能症,是公认的心理因素引起的疾病,是心理治疗的主要对象,包括焦虑神经症、歇斯底里(我国译为癔病)、神经衰弱、人格解体综合征、疑病症以及其他神经症性障碍。

1. 神经症的病因

各种精神因素和凡能影响神经系统的器质性疾病因素都可诱发神经症,但精神因素无疑是重要的发病原因。如精神创伤,工作或学习长期过度紧张等因素,使神经活动过程强烈而持久,超过了神经系统张力的耐受限度,是神经症发生的必要条件。

2. 神经症的症状

神经症的临床表现可以分为神经系统本身的和躯体性的两类,但以神经系统的症状为主。

神经系统症状:精神活动能力降低,情绪低落,烦躁不安,欲哭无泪,无故发脾气,疲乏无力,记忆减退等。头痛和头晕常相伴出现,部位不清,用脑后加重,休息后减轻。记忆减退并非是器质性改变,主要遗忘的是日常琐事,对自身的疾病和对自己刻骨铭心的事却不会忘记。

躯体症状:经常表现为耳鸣、眼花、心慌,周身不适或疼痛,肢体麻木,出汗,潮热等。这些症状常相伴神经系统症状出现。如果是器质性病变造成的,则还有相应的原发病表现。

除部分癔症患者外,患者自知力大多良好,无持久的精神病性症状,人格完整,无严重的行为紊乱,现实检验能力未受损害,行为一般保持在社会规范容许的范围内。

3. 神经症的治疗

病因治疗:神经官能症属于心因性疾病,应以精神治疗为主,应该在医师的指导下循序渐进地对症治疗，以消除病因，增强病人的理智判断能力，改变病人的行为，解决冲突，转变态度，增强体质，促进康复。

西药治疗：西医药物治疗主要为镇静安神，常选安宁、硝西泮、水合氯醛、苯巴比妥、麦普替林等，按医嘱睡前服用，以利睡眠平稳、充分休息。

中医治疗：可根据患者的病情辨证施治，使用杞菊地黄丸、朱砂安神丸、六味地黄丸、补心丹、养心汤、归脾汤、桂枝龙骨牡蛎汤、金匮肾气丸等。

其他心理疾病

性倒错、性变态（包括露阴症、窥阴症、挨擦症、恋物症、异装症），又叫性偏移。自我意识的性别与生物学性别不一致的情况，可称为性倒错，也就是说，其性别自认发生异常。例如男患者具有女性性心理，强烈认定自己是女性。性变态是指人的性心理及性行为的表现由于各种原因而失去常态。性变态的表现多种多样，是一种性心理的异常表现，一旦形成，可能持续相当长的时间，甚至终身，他们中绝大多数除性心理反常外，并无其他心理障碍。

化压力为动力的三大法宝

压力，在心理学上的意义，是指发生于当事人在认知经验上受到威胁时的一种反应状态，从而引发身体上、认知上、情绪上与行为上的连锁反应。压力在生活中是普遍存在的，我们的生活方式从我们出生那一刻开始，就不断地制造压力。一个人如果一点压力也没有，必然是荒废精神又荒废体力。有人称压力为"营养素"，经常保持紧张的生活和工作，可以促进体内分泌更多有益的激素，增强免疫力。

人的机体对压力往往有一种天生的吸收——缓冲机制，一般的生活压力会被身体转化成活力与激情。每个人都有个压力曲线，面临压力时，身体紧绷，精神振作，战斗力十足。如果一个人生活在流动的、不停变化的压力丛中，他的机体不仅可以是健康的，也是有饱满能量的。但若压力接踵而至，且无法及时排解，则身体的动员力以及抵抗力会逐渐下降，身体虚弱的部分就会发生状况，如肠胃病、心悸、高血压等；压力过大，也会增加心血管病及肿瘤、高血压与糖尿病等的发生率。压力过高、持续时间过久，在认知、心理、行为等方面都会造成负面影响。

在现代生活中，压力是不可避免的。尽管我们不能控制压力的产生，但是我们能够控制自己面对压力的态度。把压力看成是激发自己前进的动力，使压力产生积极效果，激发自己的创造力，使自己努力上进，会对自己的工作和生活起到推动、促进和提高的作用。压力与动力是一对矛盾，是并存的。压力有时候可以转化成动力。压力越大，动力越大，迫使其行动，从而实现某种目标。

1. 化压力为动力的三大法宝

1）营养物质的补充

当你感受到压力时，心跳加速，肌肉紧张，呼吸也变得急促，身体储备的葡萄糖被释放到血液之中，这主要是通过分解贮存在肌肉以及肝脏之中的糖原来完成的。压力会把身体正常修复以及保养工作（包括消化、清洁、精力恢复等）所需的能量转移过去。因此，面对压力，我们更需要补充营养物质，提供良好动力支持。如增加葡萄糖、B族维生素、维生素 C、钙、镁、锌等。此外，还可食用一些缓慢释放能量的碳水化合物,如水果、粗粮、扁豆、坚果等。避免摄入刺激物(如咖啡、糖、巧克力)和抑制剂也是很重要的。尽量不要食用精白面包、糖果、早餐麦片和添加糖分的食品。

2)锻炼

当我们集中心智工作时间太久,或者长期处在竞争的状态中,可通过机体的放松来释放内在的压力,保持精神的活力。在保持旺盛的体力和应对压力方面,运动起着非常重要的作用。当然,运动也会消耗精力,因此必须选择合适的运动种类。如果压力很大,要选择相对轻缓的运动,如瑜伽、太极。这些运动使你呼吸均衡,为大脑提供必要的氧分,它带来的结果就是精力持续稳定,不会感到紧张或压力。

3)按摩

做一次推拿按摩。按摩是同时起到身体和心灵双重疗效的方法之一。减压按摩最大的作用就是可以深度放松,可以放松紧绷的肌肉,大多数人在接受按摩后数小时内会感到浑身非常舒畅。按摩是通过刺激身体的感官,来治疗忧虑、紧张、情绪低落、失眠或过度压力所带来的不安等心理问题。通过按摩,可以让自己的情绪处于安静平和的状态,因此能达到真正放松的目的。

自我按摩,用手指中部在头部和眼部由内向外轻轻按摩,可以缓解头痛,缓解紧张情绪。

2. 中年人缓解压力的方法

每个人在生活中都会面临着压力,适度的压力会使人充满奋斗的力量,能够激发克服困难的勇气。但过大的压力会让人紧张和烦躁,当压力积累到一定程度,就会导致心身疲惫和各种疾患。因此,缓解压力是一个值得花精力去做的任务。

1)自我放松

轻快、舒畅的音乐能使人的精神得到有效放松。因此,在紧张时多听听音乐,让优美的乐曲来化解精神的疲惫。

泡个热水澡,水温在 37~45℃,可有效地放松绷紧的肌肉与神经。

开怀大笑是消除精神压力的最佳方法之一,同时也是一种愉快的发泄方式。

有意识地放慢生活节奏,让呼吸或动作慢下来。或离开自己的工作环境一段时间,当心绪恢复平静和正常以后,再重新启动自己。

多赞美及鼓励自己,不要遇到挫折就苛责自己。

睡觉的时间比真正需要的时间长。晚间 10 时到凌晨 2 时是人一天中睡眠最好的时间,这段时间里一定要上床入睡。

睡觉前将腿抬高,或是脚下垫个枕头,可有效缓解因为长期的站立或坐姿所造成的下肢血液循环不良而肿胀。

外出购物,用买东西的办法使自己感觉良好。

出门旅游也不失为一种好方法,远离城市的喧嚣,倾听来自大自然的声音。大自然的声音最能让人心情放松。

进行运动。压力大时,要学会去运动场上寻求解脱,当你完全投入到运动中时,身体就会处于一种亢奋状态,把心中的压抑和烦恼全都转换为动力发泄出来。

2)保持幽默感

幽默感可以缓解各种压力。压力大的时候,不妨和朋友们开个玩笑,用幽默的办法来钝化困难的锐气。

3)寻求倾诉对象

与可信任的人沟通,向他们倾诉自己的烦恼,倾诉能把抽象的思维具体化,在宣泄中沟通,以缓解压力。

4)饮食缓解

含钙多的食物,具有安定情绪的效果,例如牛奶、乳酸等乳制品,以及小鱼干等。压力增大时,选择含有丰富钙质的食物,吃后也会有比较明显的疗效。

当遇到某些紧张环境，或受到某些刺激、恐吓时，多吃些富含维生素 C 的食品，具有平衡心理压力的效果。

恶劣情绪对健康的危害

情绪、情感是人对客观事物的态度和体验，如喜、怒、哀、乐等，它们伴有外部表情和生理基础。情绪是在社会环境，特别是人际交往中发展起来的，是每个人熟悉的、无时无刻不在体验着的。人的一生总不免有顺境和逆境，有欢乐也有忧伤，有各种各样的情绪。社会环境、人际交往状况的改变，人的情绪自然也会有变化，经过一段适应期后，情绪又会有明显的改变。

1. 情绪的表现及其对健康的危害

情绪有两极性，表现为积极的情绪和消极的情绪。积极的情绪可以提高人的活动能力，驱使人积极地行动，如愉快、兴奋使人进取，对人对事充满热情。消极的情绪则会降低人的活动能力，如悲伤、忧郁使人消沉，对人对事漠不关心。

医学心理学的研究证实，人的心理因素和心理状态同人的疾病和健康有着密切的关系，一些心理因素还是某些疾病的致病原因。在人的日常生活中，会遇到种种矛盾、困难和不顺心，时常产生不良情绪。平和的心态对健康的积极作用，是任何药物所不能替代的；而恶劣心态对健康的危害则不亚于任何病原体。精神因素与人体免疫功能密切相关，人体免疫系统受神经和内分泌的双重调控，刺激是由人的情绪影响大脑边缘系统、植物神经系统、内分泌系统、内脏器官而起作用。恶劣的情绪是致病的凶手，它作用于中枢神经系统,引起植物神经功能和内分泌功能的失调,使机体的免疫功能受到抑制,引起多种疾病。当男性的大脑皮层处于正常工作的情况下,全身的神经、内分泌功能稳定;如果精神处于长期压抑、悲观、忧愁状态,大脑皮层以及全身神经、内分泌功能便会失调,睾丸的生精功能也会发生障碍,不育的可能性就会增加。恶劣情绪对健康危害的大小取决于两个因素:强度和持续的时间。

引起健康损害的恶劣情绪有:愤怒、敌意、悲伤、多疑、恐惧、忧愁、焦虑、心境空虚等。

2. 化解恶劣情绪的方法

人的情绪是极其复杂的,没有适合每个人的促进情绪健康的共同准则,下列方法能够适当地化解和排除对健康有害的恶劣情绪,可根据个人不同情况选用。

1)重视和主动调节情绪

情绪调节是一种适应社会现实的活动过程,他要求人们的情绪反应具有灵活性、应变性和适度性,以使人们能以有组织的、建设性的方式,迅速而有效地适应变化的社会情境。恶劣情绪是对情境和人际交往的正常反应。当自己的情绪不好时,要认识不良情绪对身体的危害,重视和主动去调节它。针对问题采取相应的行动,即设法找到并尽力消除消极情绪的根源。在任何环境中表现充分的耐心,在任何时候都要保持冷静和自制。要能接受既成的事实,勇于并善于适应不幸遭遇,在我们生活中, 总会碰到一些不如意的事,一旦接受了最坏的情况,就没有什么可发愁的了。不要让愤怒和悲哀毁灭自己,只要我们勇敢面对,就能平安渡过难关。

2)疏导法

人的感情无论怎样压抑,最终都要通过各种途径宣泄出去。不好的情绪完全靠自己的力量难以排除, 有时也要靠外部力量的支持。人处于忧郁状态时必须想法发泄,跟你信任的人谈谈,把闷在心里的忧虑或者想不通的心思倾诉出来,以得到开导,这是医治消极情绪的有效良药。

3)暗示法

遇到恶劣情绪,可以通过自言自语的办法进行自我暗示和自我劝解。如对自己说,"没关系,下次再来","换了别人也一样"。自我暗示时要相信自己的潜在力量。提醒自己,不要忘记在其他方面取得的成就。也可以对事态重新加以估计,不要只看坏的一面,也要看到好的一面。这样,你就有可能达到心理上的平衡,以摆脱困扰。

4)转移注意力

暂时放开这件事,把注意力转移到别的方面去,也可起到解脱自己的作用。如遇到不良事件时投身工作,工作可减轻失落感,保持良好的社会交往,可以排除不必要的忧虑,把不愉快的事情从头脑中挤出来。也可以为别人做些事。帮助别人不仅能使自己忘却烦恼,而且还可以认识自己存在的价值,更能赢得友谊。

5)调整行为,改变心态

行为有可能改变情绪,当你感到有恶劣情绪出现时,只要有意识地使行为快活、轻松和自在起来,那么您的恶劣情绪完全有可能随之发生变化。

先紧张手部、颈部、脸部等身体各部分的肌肉,然后缓缓放松;或想象在海风轻吹的海滨漫步、躺在夕阳斜照的海滩休息等。这些"放松技巧"可以很快使心跳和呼吸节奏减缓,氧耗减少,加快血液中具沮丧情绪的化学物质的分解速度。

多晒太阳能振奋精神,阳光可改善抑郁症患者的病情。

养成保持良好姿势的习惯,正确挺拔的姿势有助于快速振作精神;相反,越是不良姿势,越是难以让人从不良情绪中走出。

微笑。笑可以增加肺部供氧量,消除精神紧张,驱散心中愁闷,减轻各种精神压力。

适当娱乐。

用玫瑰花泡茶或山楂泡茶饮用，生吃萝卜或适量饮用啤酒，也有制怒消火的功能。

6）保持心态平和

对自己不要过于苛求，把目标和要求定位在自己力所能及的范围内；对他人的期望不可过高，偶尔也可屈从让步。发现别人的优点，以补己之短。要修炼心性，心态平和地与人合作，一个能做大事的人，处事要从大处着眼，胸襟要开阔。

宽容乐观让你魅力无穷

宽容、乐观等品质是心理养生的根本。"海纳百川，有容乃大"，宽容是一种良好的心理品质，它不仅包含着理解和原谅，更显示着气度和胸襟，坚强和力量，洒脱和成熟。宽容是原谅可容之言、饶恕可容之事、包涵可容之人。生活之中难免有磕磕碰碰，一句善意的道歉，一个真诚的笑脸，就足以让矛盾烟消云散，让不快随风而去。宽容是一种修养，是沟通人际关系的桥梁。常存宽容之心，你就有了克服困难、战胜苦难的勇气和信心。宽容是福，生活在相互宽容的环境中，是人生的幸福。人生有了这种宽容的气度，才能安然走过四季，才能闲庭信步，笑看花落花开。一个不会宽容，只知苛求别人的人，其心理往往处于紧张状态，从而导致神经兴奋、血管收缩、血压升高，使心理、生理进入恶性循环。

在竞争激烈、唯利是图的商业时代，宽容同忠厚一样，都成了无用的别名，让位于斤斤计较。然而，人生在世，总会遇到不尽如人意之事，这就需要用一种心态去面对，那就是宽容。这里所说的宽容，并不是毫无原则地一味退让，宽容的前提是对那些可宽容的人或事，宽容并不排斥严格要求，在大是大非的问题上尤其糊涂不得。

乐观既是一种心理状态，又是一种性格品质。它可以激发人的活力和潜力，解决矛盾，逾越困难；乐观的人在逆境中不灰心，不绝望，信心坚定，斗志旺盛，以豁达的态度生活。开朗乐观的人不仅较为健康，生活比较幸福，而且事业也较为成功。有一句谚语说，"成功吸引更多成功，而失败带来更多的失败"。当好运降临到一个乐观的人身上时，他会自信地发挥才能，理想将一个一个地实现；但当好运降临到一个悲观的人身上时，他会说运气只是短暂的，并且满脑子充盈着恐惧和挫折，这就在很大程度上限制了自己的能力。

乐观态度或悲观态度，影响着我们的生活方式。乐观地面对未来，你就可以轻易地摆脱某次失败，从过去的失败中汲取经验。与悲观的人相比，乐观的人更能很好地面对不同的压力，而且处理得更有效。有时候在性格上的改进，比在技术上、学习上的改进更重要。悲观不是天生的，悲观不但可以减轻，而且通过努力还能转变成乐观。既然快乐着或痛苦着也一样过完每一天，我们为什么不选择快乐呢？

克服不良心理的方法

克服猜疑心理的方法

所谓猜疑心理，是指一种完全由主观推测而产生的不信任心理，也是一种自我暗示心理。猜疑是人类的一种自我防御心理，是一种消极心理,对人的学习、工作、人际关系及身体健康等都有着较大的危害。猜疑是人性的弱点之一,猜疑心与人的私欲成正比,私欲(权欲、金钱欲、性欲等)越大,猜疑心理就越强烈。猜疑的人通常与人交往时过于敏感,一个人一旦掉进猜疑的陷阱,必定事事捕风捉影,对他人失去信任。应该努力克服它,还自己和他人一种好心境。

1.猜疑心理的形成

猜疑心理不是先天的,是在实际的社会生活中形成的。猜疑心理与人生旅途中遭受过的严重挫折有关。在交往中受过骗,使受挫者有自我防卫心理,会形成猜疑心理。对环境、对他人、对自己缺乏信任,往往也会形成猜疑心理。如果一个人所处的环境人际关系紧张,充满了对立和斗争,久而久之,这类特征就会潜移默化到人的人格特征之中去,变得多疑和猜忌。无法走出封闭思路也是猜疑心理形成的原因。有猜疑之心的人,总是以某一假想目标开始,沿着一条封闭性思路思索,最后又回到假想的目标。

2.猜疑心理的克服

1)相信自己,相信他人

信任是消除猜疑的良方。深信自己的才干、能力和品行,就不会去疑心别人怎样看自己了。每个人都应当看到自己的长处,培养起自信心,相信自己会与周围的人处理好人际关系,会给别人留下良好的印象。一个人如果信任别人,那他心中就有安全感,即使自己有一些缺点、出现一些问题,也会认为别人能理解和宽容,不至于疑神疑鬼。

2)增强对自我的调节能力

不要以自我为中心,不要认为别人总把目光和焦点集中在自己身上,不要过于敏感别人的议论,采取积极的暗示,对自己施加某种积极的影响，从而调整心境、情境，加强自我意识。只要自己行得正、站得直，又何必怕别人议论呢？别人说了又能如何呢？不必为别人的闲言碎语所纠缠，不要在意别人的议论，只要自己认为是对的就可以了，这样在心里的疑心自然就会越来越小了。克服固有的偏见也很重要。

3）及时沟通，解除疑惑

猜疑往往是彼此缺乏交流、人为设置心理障碍的结果，也可能是由于误会或有人搬弄是非造成的。如果误会得不到尽快地解除，就会发展为猜疑。如果过分猜疑而无法解脱，索性真诚地与对方交流、沟通，这样通过理性的思考和实事求是的态度，就能把自己从猜疑的枷锁中解脱出来。

克服嫉妒心理的方法

嫉妒是在看到他人的卓越之处以后产生的羡慕、烦恼和痛苦。嫉妒心理是指一个人对在某些方面比自己强的人具有一种莫名其妙的怨恨情绪，是一种消极、有害的心理。它破坏人际关系，伤害人与人之间的友好感情，还能引起人体内分泌紊乱、肠胃功能失调、神经衰弱等病症，有害于自己的身体健康。

1. 嫉妒心理的特点和表现

嫉妒心理有以下几个基本特点：嫉妒的产生是基于相对主体的差别；嫉妒具有明显的对抗性，由此可能引发巨大的消极性；嫉妒心理具有普遍性；嫉妒心理具有不断发展的发泄性，且无法轻易摆脱。嫉妒是伴随着私心而产生的，嫉妒从比较中产生，是否出现嫉妒心理还与思想品质、道德情操和修养有关。

嫉妒心理主要有以下表现：对被嫉妒者讨厌、反感、不满，存有抵触情绪;对被嫉妒者嘲弄讥笑,甚至贬低、造谣和中伤;嫉妒程度严重者往往难以自抑,无事生非,挑起事端。

2. 嫉妒心理的克服

1)要善于取长补短

在生活中,每个人都要客观地对待自己,在与他人相处的时候,不要仅仅拿自己的长处和别人的短处去比较,而要注意发现别人的长处,弥补自己的短处。

2)加强自我认识

生活中,当你不知不觉地产生某些嫉妒心理时,可以冷静地分析一下嫉妒的不良作用,同时正确评价自己,从而找出一定的差距,通过自我认识,调整自己的意识和行为,从而自觉地控制自己的动机和感情。

3)加强修养,克服私心

要自觉破除心胸狭窄、自私自利的个人主义思想,有意识地多读一些情操高尚、内容丰富的书籍,多听格调高雅的音乐,加强思想修养,学会有意识地控制自己的感情。心理健康者,总是善于见贤思齐,拜能者为师。通过学习,开阔胸怀,培养高尚的道德情操,是摆脱嫉妒情绪的有效方法。培根说过:"每一个埋头沉入自己事业的人,是没有工夫去嫉妒别人的。"

4)自我驱除法

若出现嫉妒苗头时,要立即把它打消,以免其作祟。要积极进取,使生活充实起来,以期取得成功。要对自己原有的欲望、愿望进行科学的审视,看一看它是不是过高,是不是不切实际。如果是的话,那就要降低自己的期望值。乐观面对别人的成功,如果在愤怒、兴奋或消极的情绪下,能较平静、客观地面对现实,就能达到克服嫉妒的目标。

健康心理的营养素

　　积极的心理状态和愉快的情绪不仅使人在学习和生活中获得无穷的快乐,而且还能增进人的身心健康,健康的身体需要及时的补充营养物质,健康的心理也同样需要营养素。

1. 爱是最重要的心理营养素

　　爱能伴随人的一生,它使人有足够的自我安全感,保持良好的人际关系。童年时代主要是父母之爱,青年时代是情侣和朋友之爱,到了中年,同事、亲朋和子女之爱十分重要。充足和美好的爱,能使人身心健康,在事业、家庭上倍添信心和动力,让生活充满欢乐和温暖。

　　没有爱就不会得到快乐。但是,要想得到爱,一定要使自己可爱。要勇敢地面对爱,爱人、爱美,爱一切可爱与美好的东西。

2. 寻找快乐

　　快乐,使人的生活变得丰富多彩,使人精神奕奕,长命百岁。只要我们去感受,并善于感受,快乐并不神秘,也并不遥远。快乐的人不是没有坏心情,而是不让坏心情影响正常的生活。快乐不是以金钱来衡量的,知足才能得到快乐。珍惜每一时刻,注意身边所发生的小事,也会带来快乐。充足睡眠、经常锻炼,均有助于减少忧虑、疲劳,相反快乐也就相应增多。

3. 坚定的信念与理想

　　如果一个人有足够的信念,那么他就能创造奇迹。信念是人们产生强大力量的源泉,任何困难在它面前都显得渺小。信念与理想对于心理的作用极为重要。信念和理想犹如心理的平衡器，有了坚定的信念，才能在成功的路上百折不挠、持之以恒。它能帮助人们度过坎坷与挫折，防止偏离人生轨道，进入心理暗区。

4. 面对现实，接受挫折与苦难

"如意之事不常有，不如意之事常十之八九。"在漫长的人生旅途中，一个人总会遇上不顺心、不如意的事。自己设想的理想状况与现实的情况反差越大，痛苦和生气的指数也就越高。这时，不必沉湎于痛苦中，抱怨和悲叹自己处境困难、命运不济，而应该笑着面对现实，接受它，甚至利用它、改造它。要面对现实与真理，接受无法逃避的苦难。趁你身体强壮的时候去面对现实吧，我们越客观、越积极，则现实给我们的心理挫折与打击的可能性也越小，而我们就越能适应现实，从而积极主动地生活。

5. 宣泄

宣泄，就是舒散、吐露心中的积郁，淋漓尽致地吐露出自己的委屈、忧虑、牢骚和怨恨等不快，使其达到心理平衡的一种方法。宣泄作为一种自我防卫的机制，有助于人内心困扰的疏导，建立良好的心理状态。无论是转移回避还是设法自慰，都只能暂时缓解心理矛盾，而适度的宣泄具有治本的作用，能以科学、理智、艺术的方法去化解、排解内心所压抑的因子。宣泄以不损害他人、不危害社会为原则。找好朋友或信得过的人，把你的愤怒和烦恼像垃圾一样向他倾倒。或用合理的方式引导情绪转移，如面对空阔的地方大声地呐喊，痛快地大哭一场，摔掷一些耐摔的物品等。体育运动对消极情绪的改变和转移也有很好的作用，通过运动来表达愤怒有助于人们保持冷静。不要压抑自己，不然会导致更大的困扰。

中年人该如何度过心理危机

中年人在"既过青年,未入老年"这一段相对较长的人生阶段中,心理各方面(比如思维、性格、情感、意志等)的发展日趋成熟、稳定,形成中年人特有的心理特征。人到 40 岁,知识增多,见识日广,认识问题有了相当的深度、广度,不再为表面所迷惑,遇事冷静,即使面对复杂事物,也不会摇摆不定,故称"不惑之年"。

1. 心理健康的标准

中年人心理健康的标准有:记忆力良好,思维健全、敏捷,学习能力始终不衰,有比较丰富的想象力,情感反应有度,人际关系和谐,有自知之明。

2. 中年人的心理危机

中年时期的心理危机是人人都会遇到的现象,现代社会尤其难免。人到中年最明显的特征是表现在生理上的变化,身体机能开始走下坡路,出现种种生理不良的症状,引起情绪的起伏。许多人在中年时,会突然发现自己已经走过了人生半程,事业发展原地踏步,青年后生逐渐赶上甚至超过了自己,心里真不是滋味,自我价值开始动摇起来。社会地位的演变、角色的转换,要求做出的适应与调整似乎更困难。中年时期也是同龄人社会地位升迁、经济收入悬殊较大的时期。过度的紧张和疲劳也是中年人群出现的特点,反映在生理上,甚至会使人产生支持不住的感觉。由生理功能失调与改变而引起的心理烦恼和负担,是中年人又一心理特点。面对工作、事业、家庭、现实生活中的层层矛盾,中年人若不能正确处理,便会导致焦虑、失望、忧郁、压抑,使身心疾病增多,引起诸多心理问题。所以调整好心理状态，对顺利度过中年时期的心理危机是极其重要的。

3.保持心理健康，顺利渡过危机

中年人应有积极向上的乐观情绪。保持心理健康，减少身心疾病，应从多方面入手。

1)正确认识

中年人要加强对自己生理、心理特点的认识，只有充分了解中年时期的特点，才能对这些变化进行自我调节，达到适应的目的。

2)具有坚强的意志与豁达开朗的性格

充分认识自我，接受现实的自我，选择适当的目标，寻求良好的方法，充满自信地对待一切。对于生活，不论是成功还是挫折，都能以乐观、冷静、从容的态度去面对。在遭遇面前，既不怨天尤人、悲观沮丧，也不杞人忧天、惶惑不安。要有坚强的意志和豁达的胸襟。

3)正确对待紧迫感

中年人大多有紧迫感。如能正确对待这种紧迫感，使其成为进取的动力，当然是件益事。然而有些人却在这种压力下，急功近利，而又矛盾重重，于是急躁苦闷、意志消沉，身心健康受到极大损害。因此中年人，应正确对待紧迫感，保持生活的节奏，有劳有逸，有张有弛，以防早衰。

4)量力而为

人贵有自知之明，对自己的体力与能力要有正确的认识和估计，要量力而行。有不怕疲劳的拼搏精神，也要有必要的营养及休整等后勤保证，否则积劳成疾，会给家庭、社会造成重大损失。抱着求实精神，注意劳逸结合，适可而止。面对同龄人成为上司或时代骄子，应以坦然豁达的心理面对。正确认识到别人的长处及有利时机，避免产生嫉妒和自卑心理。应以踏实的工作、广泛的兴趣来充实生活，取代不良情绪。

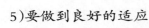

5）要做到良好的适应

面对这些危机，除努力使自己保持豁达、宽容之心外，还要将内心的失衡加以调整。通过努力工作，或是通过暂时脱离不良环境来转移注意力，从而达到缓解内心矛盾冲突的目的。良好的品行有益于保持心理平衡。中年人还应多发展一些兴趣，如种种花、下下棋等，气功、太极拳、自律训练、放松功等都有助于消除疲倦和紧张状态。总之，中年人要适应变化了的内外环境，这样才能达到身心的和谐、平衡，才能充分发挥自己的潜力，胜任社会和家庭角色的职责。

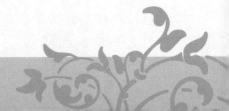

第五篇　玩出健康来

——休闲篇

　　生活不光是奋斗、拼搏，生活还是一种享受。人活着就要享受生命，享受生活的多彩。懂得生活的人，无论工作多么紧张，都知道该怎样调整自己的节奏，怎么享受情调和趣味，从而始终保持一种从容的心态和风度。

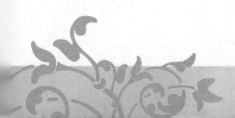

户外活动和户外运动

户 外 活 动

不会玩、不懂怎么玩,似乎成为中年人普遍存在的现象。许多中年人选择打牌、看电视等无利于健康的娱乐方式来打发时间。打牌、搓麻将及网上游戏,长时间地"挑灯夜战",会出现浑身乏力、头晕眼涩、心悸气短、腹胀便秘、食欲不振等一些不良反应。选择合理的休闲方式,才能给人带来健康。关键的一点,就是要把身体功能充分地调动起来,玩也要玩出健康。

在阳光灿烂的日子,我们应该走出家门,到公园、郊外等空气清新、环境优美的地方进行休闲活动,远离工作,远离城市的嘈杂,接触自然。这些地方绿化程度高,空气中氧气充足,负离子多,植物芳香宜人,对身体健康和心情放松有很大好处。户外活动可以使体力增加,焦虑、抑郁、愤怒以及敌对情绪减少,这对心脏和血管有很大的好处。户外活动新鲜刺激,训练心性,增进友谊,还能认识很多新朋友,没有地位、职位的鸿沟。

1. 户外活动,准备先行

充裕的早餐可以提供一天的能量与体力,对登山而言,它是力量的源泉。登山要携带一天的粮食,它可以提供人体所需的耐力与体力,最好是无须炊事、轻便、易消化、可长期存放的食品,如三明治、肉干、饼干、水果。在游玩的过程中,可能头晕眼花、四肢无力,这都是体内碳水化合物过度消耗的表现,这时巧克力就派上用场了。巧克力含有大量的碳水化合物、脂肪和蛋白质,还含有锌、维生

素 B_2、铁和钙等微量元素,能够使肌肉和肝脏里的糖原处于最饱满的状态,迅速地补充所消耗的能量,让人感觉体力充沛。

穿着适合远足用的衣服和鞋袜,携带备用衣物,也是必不可少的。毛衣、外套、帽子、手套、袜子与雨具,这些可适用于任何气温的环境。

夏季出游还要佩戴太阳眼镜,以避免紫外线对眼睛的伤害。

手机是最为快捷的求助工具,但应注意其服务覆盖范围。此外,也要注意节省手机的电源。

2.出游饮水须知

早晨出游前尽量多喝水,最好在早餐前先喝,以避免中途多次排泄。旅游中口渴时,只能间歇含饮几小口水,不要一次喝大量的水,以免破坏体内水盐平衡。口渴时勿贪冰淇淋、冰汽水之类的冷饮,这样不仅伤脾胃,还会越吃越渴。回家后,洗澡前最好先静心慢饮茶水,晚饭后继续喝到排尿为止。

户 外 运 动

广义的户外是指走出家门,户外活动也就是走出家门的活动,户外运动更常见的是狭义的户外,就是户外登山、露营、穿越、攀岩、蹦极、漂流、冲浪、滑翔、滑水、远足、滑雪、潜水、滑草、高山速降自行车、越野山地车、热气球、溯溪、拓展、飞行滑索等,最早可追溯到 18 世纪的欧洲。户外运动多数带有探险性,属于极限和亚极限运动,有很大的挑战性和刺激性。进行户外运动能够拥抱自然,挑战自我,培养个人的毅力和团队之间的合作精神,提高野外生存能力。它已经成为越来越吸引人们目光的运动。进行户外运动时,必须注意安全,通常在户外运动时发生意外的概率比在室内大,所以从事户外运动时必须事先做好准备,兼顾安全与健康。

1. 登高望远

登山是一项老少皆宜的运动,既可健身,亦可休闲娱乐。登山能促进肺通气量,使肺活量增加,血液循环增强,脑血流量增加。当登到一定高度的时候,大气中的氢离子和被称作"空气维生素"的负氧离子含量将越来越多,加之气压降低,能促进人的生理功能发生一系列变化,增高贫血患者的血红蛋白和红细胞数,对哮喘等疾病还可以起到辅助治疗的作用。对于因发胖或虚弱而无法进行正常锻炼的人们,徒步下山在降低血糖方面有奇特疗效,同时还可降低患糖尿病的危险,减少糖尿病对人体的影响。

登山是一项极佳的有氧运动,能消耗大量热量,尤其受到想尽快减轻体重的男士们的喜爱。不同的登山方式可以达到不同的健身目的,想增加耐力,可采用小步幅、中等速度,要配合深呼吸;想增强腿脚力量,可采取中、大步幅,中速,间歇性上行,走一段,稍事调整,再走一段。

登山之前要检查一下自己的身体状况,以免发生意外。登山前一晚必须充分休息,出发前吃一顿丰富而有营养的饭菜,以便有充足的体力持久步行,减少意外伤害。出发前详细安排好行程并熟悉路线,计划好休息和进餐地点。选择有明确路标的山路出行。切勿自行乱闯或另辟路线,以免迷路或发生意外。开始登山锻炼时,切不可一上来就加大运动量,要循序渐进。通常要先做一些简单的热身运动,然后按照一定的呼吸频率,逐渐加大强度,避免呼吸频率在运动中发生突然的变化。向上攀登时,在每一步中都要有意增添一些弹跳动作,这样可以节省力气。登山不宜赶进度,登山时不要总往高处看,尤其是登山之初,否则会使人产生一种疲惫感。一般来说,向上攀登时,目光保留在自己前方三五米处最好。如果山路比较陡峭,则可作"Z"字形攀登。要做到观景不走路,走路不观景。上下山时可通过增减衣服来达到适应空气温度的目的。休息时不要坐在潮湿的地上和风口处，出汗时不要脱衣摘帽，以防伤风受寒。登山时注意量力而行，适可而止；多走坡道，少上台阶。因为走坡道对膝关节的作用力较小，避免引起膝前痛。下山一定要控制住自己的脚步，切不可冲得太快，否则很容易受伤。下山期间宜多次休息，休息时应不断用双手按摩腓肠肌，以使痉挛解除，血液循环改善。

扭伤时切忌局部按摩，冷敷 20~30 分钟，便能达到消肿和止痛的作用。出发前可以随身携带创可贴、紫药水等物，以备不时之需。

登山可以领略到大自然的无数美景，在登顶之后，充满一览众山小的满足感。尽情地喊几声，心中的不良情绪会一扫而光。当人与山结合在一起，也就有了一种奥妙、卓然的气度。

登山会使机体的脑胰岛素水平升高，抑制食欲，增加机体热量，因此登山以后常常会感到食欲降低，摄食量下降，这都是正常的。在饮食方面，除了根据个人情况摄取足够的能量外，维生素 A、维生素 B_1、维生素 C 的供给不可缺少，多吃蔬菜、水果、海带等碱性食物，有利于体内酸碱平衡，提高运动能力。

2. 骑车运动

过去人们一般仅仅把自行车视为代步工具，而现在，越来越多的人开始用运动与健身的眼光来重新审视自行车，骑自行车健身已成为一种风尚。骑车也是强度低的有氧运动，适合大众健身。每天坚持骑自行车 30 分钟左右，不仅可以增强心肺功能，还可有效防止骨骼的退化和增加下肢的骨骼功能，能使体力增强，明显提高身体素质，对身体健康产生多方面的积极作用，如锻炼下肢肌肉、关节和韧带；增强腰部肌肉及其韧带的力量，促进腰椎骨的灵活性，防治腰酸、腰痛症，防治腰腿部位关节炎；提高平衡能力，能使中枢神经系统的协调及平衡能力得到提高，从而有效地延缓衰老；增强心脏和血管的能力；提高大脑的判断和反应能力；促进大脑功能的协调,增强脑细胞的活力。经常骑自行车,可以陶冶情操。尤其是骑车远行,既考验了体力和意志,又领略了沿途风光,有时还会得到许多的人生启示。作为一项绿色运动,自行车正以一种全新的概念融入人们的生活。

跑健身房的滋味不如旅游式的自行车越野活动来得有趣。骑车运动不受环境约束,运动范围比较广,可以避开都市生活的繁忙、喧哗和浮躁,骑车奔往乡间或风景胜地,投身于大自然,户外空气清新,可以舒缓生活压力、放松身心、忘却忧烦、心旷神怡,从而有利于防治头痛、失眠、焦虑及都市疲劳症等病。

骑车健身的方法有多种:不限时间、不限强度的自由骑车,能够放松肌肉、加深呼吸、缓解身心疲劳;快慢交替骑行的间歇性骑行法,也可有效地锻炼人的心肺功能;根据不同的条件用力去骑行的力量型骑行法,如上坡、下坡,不但可有效地提高双腿的力量或耐力,还可预防大腿骨骼疾患的产生;有氧性骑车法,主要是以中速骑行,一般要骑 30 分钟左右,对减肥和心肺功能的提高很有好处。

也可以试试专业健身自行车,如双向健身自行车,这种自行车正蹬、倒蹬均可以使自行车向前行走,是解决"逆向健身"安全隐患的理想工具。它集健身、代步、娱乐于一体,尤其是人们在逆行健身时不必改变视线方向,使逆行健身更加安全有效。时尚的双人、三人骑自行车也受到人们的青睐,双人、三人骑自行车对骑手心理健康也有好处,骑车双方或三方心往一处想、劲往一处使,其效果和赛艇运动有些相似。

当然,骑车健身前要先对车进行检修,如车闸、轮胎等。骑车远行时,一要选择风和日丽的天气;二要注意交通安全,以慢骑为主。

旅　游

　　旅游是各地文明及文化间相互交流与沟通的桥梁,是当今世界许多国家经济发展中的一项支柱性产业。旅游,可领略其他地区和民族的风情,与美景已经成为许多人生活中不可或缺的一个部分。

　　人是离不开大自然的,旅游可以从自然美中获得审美享受的精神食粮。到大自然中去旅游审美,是人类认识美与享受美的一种高尚的活动,是人类生活张弛相济、劳逸结合的需要,是使人脑得到精神保健、生命获得和谐运动的重要方式,它能陶冶性情,净化心灵,使人忘忧去烦,消除杂念,到达纯净、自由的精神境界。

　　旅游与人类文明是相互促进、连带发展的。旅游业的勃兴是近百年现代文明发展的结果。反过来,旅游业的发展又极大地推动着经济腾飞。现代旅游对提高整个民族的现代意识有积极的意义。旅游包括行、住、吃、游、购、娱六大要素,又有消闲性、考察性、游学性、商贸性等多种类型,与政治、经济、文化、科学均有关系。

1. 参团旅游的好处和坏处

1)参团的好处

　　旅行社大批量地发团,在酒店、车费、餐厅、门票方面具有团购的优势,还节省了游客大量的零花费用,因此参团旅游较为便宜。

　　一个旅游者要在一个完全陌生的环境中,完成吃、住、行、游、购等一系列的旅游消费,确实是够难为的了,而旅行社在这方面却得天独厚,会帮助游客安排各项事宜,而且导游可以将有关景区的知识、历史、文化在相对较短的时间内介绍给游客,因此参团旅游较为方便和省时。

相对于自助游来说,参团旅游有效地减少了安全隐患,安全问题也相应比较容易地得到妥善处理,还可以通过旅游意外保险及旅行社责任险而获得赔偿,因此参团旅游较为安全。

2)参团的坏处

由于参团旅游需要按旅行社制定的统一线路运行,游客需遵守统一的行程,因此在时间及景点的掌握上较为被动。

旅游购物也是参团的坏处之一。旅游购物既浪费时间,又浪费金钱,还可能买到假货。有时一家旅行社难以独自撑起发团的重任,发团人数不够,就会与其他旅行社联合,因此参加散客团不可避免会遇到旅行社之间的相互转团问题;此外,也有可能遇到转团的不同旅行社报价不同的情况。

参团旅游,如果遇到一个好导游或好的游伴,旅游过程就会锦上添花;反之,旅游的享受就会大打折扣。

2. 旅行社的选择

如果您是初次出门旅游,且旅游经验缺乏的话,还是选择一家实力强、信誉好的旅行社随团出游比较好。目前,各地旅行社众多,旅游广告更是五花八门。怎样才能选择一个信得过的旅行社,避免受骗上当呢?

1)看旅行社资质

旅行社是专门为旅游者提供服务的中介机构,它的职能主要是为旅游者提供代办交通、住宿、用餐、景点门票、专职导游讲解等一系列服务,从事旅行社业务经营必须要经过政府旅游主管部门的批准。合法的旅行社都要具备"三证",即《旅行社经营许可证》、《旅行社质量保证金缴纳证书》、工商局颁发的营业执照。在经营许可证上,明确写有旅行社的经营范围。按照规定,旅行社应当把许可证和执照一起悬挂在营业场所明显的位置。

其次要看旅行社经理和导游的资质水平,是否是经过国家旅游局资格认定,并发放相应证书的。旅行社分为不同类型。有国际社或国内社,标明了经营的范围。如果是出境旅游,一定要注意旅行社是否有出境游经营权。国家旅游局的《旅行社管理暂行条例旅行办法》中规定:一类旅行社经营招揽或接待外国旅游者、华侨及中国香港、澳门、台湾地区同胞来国内的旅游业务。二类旅行社经营、接待外国旅游者、华侨及中国港澳地区同胞来国内的旅游业务。三类旅行社经营本国公民在国内的旅游业务。国家批准的具有出境旅游经营资格的主要旅行社有:中国旅行社总社、中青旅股份有限公司、中国康辉国际旅行社及其国内的分支机构。

2)看旅行社行业背景

看旅行社所属公司是以经营旅游业为主,还是主营其他项目,旅游只是一个新拓展的领域。相比较而言,后者资历浅,投入精力不多,显然实力上稍逊一筹。

3)看有无行程表

看旅行社是否提供行程表,行程表的内容是否详尽。行程表就是旅行的日程安排,应包括住宿、用餐及景点几个方面,越详尽越好。提供的行程表越详尽,旅行社中途随意改动安排的可能性越小。

4)看行程安排细节

尽量选择在途中浪费时间少的旅行社及路线。要探讨景点细节,看行程表时不仅要注意节目和景点,而且要看标注是否详细。如果行程上写“某某地点一天”之类的话,可千万要小心,一定要向旅行社询问地点的具体名称及情况。另外,还要看构成价格的内容,以及价格中所提供服务的档次,明确哪些游乐项目及饮食在团费之内,哪些需要自理;问清用餐标准和住宿标准。在向别家旅行社咨询时,可以顺便问一问该场所如何,竞争对手常常会说出实情。

5）看旅游合同

《旅行社管理条例》中规定，旅行社必须与旅游者签订旅行合同，明确旅行社和旅游者双方的权益和义务。合同的内容包括：旅游行程安排（包括交通工具、游览景点、住宿标准、餐饮标准、娱乐标准、购物次数等）；旅游价格；违约责任。

3. 保险的购买

一般游客出游应购买以下 4 种类型的保险。

1）旅游意外伤害保险

旅客在购买车票、船票时，实际上就已经投了该保险，其保费是按照票价的 5% 计算的，每份保险的保险金额为人民币 2 万元，其中意外事故医疗金 1 万元。保险期从检票进站或中途上车上船起，至检票出站或中途下车下船止，在保险有效期内，因意外事故导致旅客死亡、残疾或丧失身体功能的，保险公司除按规定付医疗费外，还要向伤者或死者家属支付全数、半数或部分保险金额。

2）旅游人身意外伤害保险

参加探险游和惊险游的游客最好购买，这类保险每份保险费为 2 元，保险金额最高可达 2 万元，每位游客最多可买 10 份保险。保险期限从游客购买保险进入旅游景点和景区时起，直至游客离开景点和景区。

3）住宿旅客人身保险

该险种每份保费为 1 元，一次可投多份。从住宿之日零时起算，保险期限 15 天，期满后可以续保。旅客因遭意外事故、外来袭击，或随身携带物品遭盗窃、抢劫等而丢失的，保险公司可按不同标准支付保险金。

4）旅游救助保险

保险公司与国际救援中心联手推出的旅游救助保险险种，将原先的旅游人身意外保险的服务扩大，将传统保险公司的一般事后理赔向前延伸,变为事故发生时提供及时有效的救助。

4. 出发前整理行囊的窍门

不要带过多行李,所有行李只用一个大背囊或手提箱装。打点行装的原则是将行李减至最少。把不常用的、较大较重的物品先装;备换服装、备换鞋、睡衣、领带、围巾、帽子、手套、泳衣、短裤等分别放入;瓶装易碎之物,用T恤或毛巾包裹。可以列一张清单,把要带的东西分类写清楚。机票车票、旅游指南手册、地图、旅行日程表、地址电话通讯册,放在外面较易拿到的地方;护照、身份证、结婚证、介绍信等与其他物品分开放,放在最安全的地方;带一个专门的小包,将相机、胶卷、旅行闹钟、手电筒、刮胡刀、计算器、电池、指甲刀、开罐器、吹风机放入,方便使用。手机、随身听随身携带。

5. 中年男士旅游穿着

在保暖并对身体健康有利的前提下,衣着越少、越轻越好。旅游服的选择,应具有保暖透气、吸热少、吸水性强、耐脏、易洗等特点,包括T恤、运动衫、休闲裤、背心、外套、风衣、夹克等。要选择设计时强调高科技材质与多元的功能性,材质轻、透气性佳、有暗袋的衣服。材质轻的衣服不仅穿起来舒适,而且收藏时也不太占空间;透气性佳,能将身体湿气排出,同时也维持体温;设计暗袋的方便随身携带重要东西,而且分类清楚,找起来也方便得多。旅游时最好穿旅游鞋。旅游鞋具有透气、耐磨、轻盈、柔软等特点,有利于登山和长途行走。

6. 旅途饮食

出门在外,进食不规律,卫生条件也不一定好,为防止"病从口入",旅游饮食一定要注意节制和规律。

旅途中要注意饮食卫生,随身携带一小瓶含75%酒精的棉球,棉球用酒精浸着,瓶要密闭。进食前,从瓶内取出几个棉球,擦拭食具和手。没条件的话,用消毒的湿巾也行。

补充水分。含糖量较低的汽水以及富含维生素的饮料和水果等，既解渴，又可以减轻旅途的疲劳。不要只喝矿泉水或宾馆酒店的普通茶水，应多喝富含营养的杏仁露、椰子汁、浓缩橙汁等饮料。每天若能加喝一杯牛奶或咖啡，则更为理想。

注意饮水卫生。旅途饮水以开水和消毒净化过的自来水最为理想，其次是山泉水和深井水，江、河、塘、湖水千万不能生饮。无合格水可饮时，可用瓜果代替水。瓜果一定要洗净或去皮吃。瓜果除了受农药污染外，在采摘与销售过程中也会受到病菌或寄生虫的污染。

慎重对待每一餐，不要太多地改变自己的饮食习惯，注意荤素搭配，多食水果。每次饮食的数量、时间等要尽量保持个人平时水平，不要饥一顿、饱一顿或恣食寒凉食物。高中档的饮食店一般可放心去吃，大排档可有选择性地吃，小摊小贩的食物不要去吃。旅游者可以随身携带一些饼干、巧克力、奶片之类的小食品，供活动中补充体力用。长途跋涉后，先安静休息 20~30 分钟再进餐；进食后休息 30~60 分钟，方可继续前进，开始先缓步而行，逐渐加快速度。

各地名吃一定要品，旅游食品一定要选择新鲜、色泽亮丽，让人一见便垂涎欲滴的。到绿色地带应选择偏红色的食品；黄土地带应选择偏蓝色的食品；城市灰色地区则应选择褐、绿色食品。在享用美食的同时，游客要考虑水土不服等问题，不要太多地改变自己固有的饮食习惯和饮食结构。

鉴别饮食店卫生是否合格。合格的一般标准应是：有卫生许可证，有清洁的水源，有消毒设备，食品原料新鲜，无蚊蝇，有防尘设备，周围环境干净，收款人员不接触食品且钱票与食品保持相当距离。

7. 旅游别忘了"小药箱"

旅途中有各式各样的健康问题，尤其本身有心血管疾病、慢性病或过敏等身体问题者,一定要在出门前准备好足够的药物。旅游药箱应以简单、必需为原则,以备旅游途中随时使用。应备药品包括以下几种:

防晕车、晕船药:乘晕宁、乘晕静;

防暑药:藿香正气水、牛黄上清丸、风油精、仁丹;

外伤药:正红花油、祛风油、云南白药、麝香跌打风湿膏;

抗生素类药物:头孢氨苄胶囊、氟哌酸胶囊、土霉素片、复方新诺明、牛黄解毒片;

抗过敏药:息斯敏片、扑尔敏、扑热息痛片;

抗病毒药物:病毒灵(吗啉双胍)、板蓝根冲剂;

呼吸系统常用药:速效伤风胶囊、银翘解毒片、咳必清、复方甘草片、维C银翘片;

消化系统常用药:雷尼替丁、胃舒平、颠茄浸膏片。

假如疼痛剧烈且来势凶猛,则应立即去当地医院检查、确诊,千万不要擅自用药,以免掩盖病情,贻误治疗。

8. 旅途安全谨记

1)住宿注意事项

要选择有营业执照、有明确的经营项目和价格管理,政府或机关团体开办的有安全保障的住宿点,不要住营业不正规的旅店。选择住宿应注意地点,住宿所在地最好要交通便利,公共汽车多,出行比较方便。旅馆房间要随时上锁,尽量不在房间里接见访客;如果与不相识的人同住一间房,要提高警惕,不要轻信他人,不要露财,夜间不要与其喝酒,对方要求与你结伴外出时要谢绝,防止团伙趁机作案。外出时不要把金钱或贵重财物任意放置在房间里,最好寄放在旅馆保险箱中;不要在酒店房间内使用电炉、电饭煲、电熨斗等,也不要躺在床上吸烟(很容易失火);发现电梯内有可疑人物时,如果您单独无伴,则不要进入;仔细阅读防火安全说明书,确实了解最靠近的逃生口或紧急出口。晚上不要单独外出，尤其不要轻易到歌舞厅、酒吧、美容厅、泡足房或游戏机房去，以防止发生各类事故。睡觉时，内衣裤要穿好，不要裸睡，防止感染传染病。

2）旅行途中注意事项

制定旅行计划时应量力而行，注意劳逸结合，避免过度劳累。参观景物不要走马观花，旅行的目的是愉悦身心，增长见识，如果不去细心观察、鉴赏当地的风土人情，则失去了旅行的意义。不要抄捷径、窄巷或幽暗的街道，晚上最好不要单独外出；不要跟人争吵，切勿跟陌生人谈您的行程或私事；警惕上当受骗，切忌轻易深交，不要轻易相信陌生人的建议和邀请；不要轻易把行李托付给不相识的人；对陌生人敬让的饮料、食品、香烟、纪念品等，婉言谢绝，防止被下药麻醉；不要携带太多现钞，事先准备好零用钱，将暂时不用的钱及贵重物品清点整理好，存入银行卡内，随用随取；不要当众频繁地打开钱包，以免暴露给他人；遭遇抢劫时，要有生命比任何财物都贵重的意识，灵活应对；要尊重当地的习俗，爱护文物古迹，讲文明礼貌，事事谦逊忍让，自觉遵守公共秩序；经过一些危险区域景点，如陡坡密林、悬崖蹊径、急流深洞时，要尽量结伴而行，千万不要独自冒险前往。

3）发生失窃、遗失时的处理

遗失护照，应向驻当地大使馆或领事馆报备并申请再发；财物遗失或被窃时，即向当地警察局报案，并申请发给证明，以供作向保险公司申请理赔之证明。信用卡遗失或被窃时，应立即向发卡之银行或公司申报作废。旅行支票遗失，应向旅行支票的发行银行分行报备，并办理支票止付手续及申请再发，只有在旅行支票的一边签字的情形才能再发。

4）开车旅行应注意的几点

开车旅行，需要携带当地街道详细地图。在出发前先检查车上是否备有标准的安全工具,车内的备胎、千斤顶和车主手册更是关键。不要把贵重财物放在车上,如需随车携带,可锁进车子的行李厢里;车子出现故障或发生公路事故,切记第一动作即开启车子的闪灯示警,接着取出三角警告标志,并将它放置在车后 20 米外的距离,确保其他公路使用者轻易可见;车门随时上锁,并系好安全带;不要随便让人搭便车;如果发现车附近有可疑人士,不要打开车门,要迅速离开;不要把车子停放在街上过夜,如果旅馆或市区内没有车库或其他安全停车的地方,可停放在灯光较亮的地方。

9. 出游与防晒

如果到阳光充足、气候干热的地区,应做好防晒措施。防晒乳,以 SPF 号码分成不同的档次,号码越大,防晒保护功效越长。通常,防晒乳的保护时间,是 SPF 号码乘以 15 分钟,像 SPF8 号的防晒时间是 120 分钟。在不同场合,针对不同要求,要选用不同防晒指数的用品。一般来说,平时上下班时间,选择 SPF 值 10~15 的产品,就能达到很好的防护效果;如果暴露在阳光下的时间较长,比如丛林穿越等户外活动,则需要高倍数的防晒品,一般 SPF 值达到 15~30 就足够了;中午时分,阳光猛烈,就要选用 SPF30 以上的防晒乳。游泳要选择 SPF40 的防晒乳。

10. 哪些人不宜乘飞机

飞机是最迅速、便捷的交通工具,但并非人人都适合乘坐飞机,不宜乘坐飞机的人有以下几种:

①传染病患者在国家规定的隔离期内,不能乘坐飞机;

②各种精神病人,因航空气氛容易诱发疾病急性发作,不宜乘飞机;

③心、脑血管疾病患者,呼吸系统疾病患者,乘飞机可使病情加重,应禁止乘飞机;

④做过内脏手术的病人,一般在手术十天内不能乘坐飞机;

⑤严重贫血的病人，血红蛋白量水平在50克/升以下者，不宜乘飞机；

⑥耳鼻疾病患者，耳鼻有急性渗出性炎症，以及近期做过中耳手术的病人，不宜乘飞机。

11. 如何预防晕机

晕机和晕车、晕船一样，医学上统称为运动病。晕机症状轻者表现为头晕、胸闷，重者则脸色苍白发青、头痛心慌、浑身盗汗、眩晕恶心、呕吐不止等。造成晕机的因素很多，如飞机起飞、升高、下降、心情紧张、过度疲劳等。

采取以下预防措施可以避免和减轻晕机症状：

①在飞机起飞前半小时口服晕机宁；

②尽量挑选距发动机较远又靠近窗的座位；

③在空中做一些精力集中的事和活动，如聊天、听音乐等；

④吃口香糖、打呵欠，可减少飞机起降时的耳鸣现象；

⑤视线要尽量放远，看远处的云和山脉、河，不要看近处的云；

⑥如果晕机症状较重，最好仰卧并固定头部。

长久乘坐飞机，可每隔1小时起身，做做简单的伸展操，并做小腿、颈部及腰背轻压按摩，减少久坐后酸痛与下肢浮肿等现象，并可预防静脉栓塞。

12. 旅游与睡眠

旅行时懂得正确的睡眠方式，能得到更好的休息。要努力缩小旅行生活与平时生活之间的差距。从出发之日起，要尽可能维持平常的生活规律。如定时休息、睡眠与起床，定时进食与排便，使人体内存在的饮食起居节律不遭破坏。睡前必须静心，不可考虑烦事，否则会导致失眠。睡前可翻翻画报，听听轻音乐。睡前说话会使思维兴奋，大脑不得安宁，入睡困难，导致失眠。如因换了环境而感到难以入睡，睡前可洗个热水澡、喝一杯热牛奶，这些都有助于睡眠。

13. 购物注意事项

在购物时要具有一定的技巧,选购地方特色商品首先要以地方特色作为目标,不仅具有纪念意义,而且正宗、有价格优势,值得旅游者购买。其次是以小型轻便为首选,切忌贪便宜,以防买到假货。要到当地人最常购物的地方去买,购物应货比三家,并须仔细鉴别真假。购买时,如果是不想买的商品,要坚决拒绝,最好是连看都不看,特别是流动商贩手中的商品。不要盲目轻信别人,切忌冲动,要相信自己的判断,不想买的东西,不要还价,还了价再不买是很麻烦的。

14. 全国各省及直辖市旅游投诉电话

名　称	地　　址	电　话	邮政编码
国家旅游局	北京建国门内大街 9 号国际饭店 4040 房	010-65126688 转 4040	100005
北京	建国门外大街 28 号北京旅游大厦 1001 房	010-54157490	100022
天津	河西区友谊路 78 号	022-8359093	300074
上海	华亭宾馆 2 号楼 5001 室	021-64393615	200030
河北	石家庄市育才街 22 号	0311-5814239	050021
山西	太原市迎泽大街 282 号	0351-4031616	030001
内蒙古	呼和浩特市新城区艺术厅南街 95 号	0471-6282653	010010
辽宁	沈阳市皇姑区宁山中路 18 号 6 门	024-6257069	110031
吉林	长春市新民大街 14 号	0431-5609246	170021
黑龙江	哈尔滨市南岗区西大街 4 号	0451-3630431	150001
江苏	南京市中山北路 255 号	025-3418185	210003
浙江	杭州市保淑路 42 号	0571-5118366	310007
安徽	合肥市梅山路 8 号	0551-2821763	230022
江西	南昌市福州路 35 号	0791-6224983	330006
福建	福州市东大路大营街 1 号	0591-7535640	350001
山东	济南市经十路 88 号	0531-2963423	250014
河南	郑州市金水道 16 号	0371-5902180	450003

湖北	武汉市汉阳青石桥小区二号楼	027-4818760	430050
湖南	长沙市五里牌团结路	0731-4717614	410001
广东	广州市环市西路 185 号	020-86681163	510010
海南	海口市海府路 6 号旅游局大楼 606 室	0898-5358451	570203
广西	南宁市新民路 40 号	0771-2801248	530012
四川	成都市人民南路二段 65 号	028-6657308	610021
贵州	贵阳市中华北路 346-5 号（省府大院内）	0851-6816167	550004
云南	昆明市环城南路 218 号	0871-3197361	650011
陕西	西安市长安北路 15 号	029-5261437	710061
甘肃	兰州市天水路 361 号	0931-8826860	730000
宁夏	银川市解放西街 117 号	0951-6022265	750001
青海	西宁市黄河路 156 号	0971-6157014	810001
西藏	拉萨市园林路 18 号	0891-6333476	850001
新疆	乌鲁木齐市河滩南路 16 号	0991-2831902	830002

台　球

　　台球也叫桌球、弹子球，最早出现在欧洲，近年来，已为我国百姓所接受，成为中国人的健身娱乐活动。台球运动是一项文明高雅、轻松愉快，寓智力、体力于娱乐之中的健身活动。它的运动场地小，不受季节、天气、时间等因素影响，运动量不大，适合任何人。台球是一种需要智力的体育活动，既有激烈的竞争性，又具有浓厚的趣味性，还有很高的艺术性和科学性。

　　台球分为两类：落袋式台球和撞击式台球。英美属于落袋式，法国属于撞击式。美式台球（16 彩球）在我国普及最广,玩法主要有:轮换球、8 号球、见子打子、定球打法。英式台球（22 彩球）又叫斯诺克,有 15 个红球,6 个色彩分别为黄、绿、棕、蓝、粉红、黑色的球,再加上 1 个白色的主球,共 22 个球,大赛一般采用英式台球。

1. 斯诺克台球规则

英文"斯诺克"的含义为障碍之意,斯诺克台球不仅自己可以击球入袋得分,也可以有意识地打出让对方无法施展技术的障碍球,从而使对方受阻挨罚。它趣味无穷,是世界台球大赛的项目。

斯诺克台球球台内沿长 350 厘米,宽 175 厘米,高 85 厘米。共用球 22 颗,分 8 种颜色,红色球 15 个（每个 1 分）,黄色球 1 个（2 分）,绿色球 1 个（3 分）,棕色球 1 个（4 分）,蓝色球 1 个（5 分）,粉色球 1 个（6 分）,黑色球 1 个（7 分）,白色球 1 个（主球）。红球和彩球用来得分,白球用来击打红球和彩球。

开球前,双方可以通过抛硬币来决定谁先开球。开球前,主球可在开球区内任选一点位置。在开球时,开球一方可将白球摆在开球区的任何位置,去打击红球。其后,白球停在什么位置,就必须接着由什么位置打起。按照击落一个红球再击落一个彩球的顺序击球,直至红球全部落袋。其中彩球落袋后放回原置球点。然后按照彩色球的分值,从低到高依次将黄、绿、棕、蓝、粉、黑色球击入袋中。就是说,先打黄球,再打绿球、棕球、蓝球、粉球和黑球。此时,进一个彩球,台面上就少一个彩球(不再需要将入袋彩球取出摆回原位),直到所有彩球入袋,台面上只剩下白球,就宣告结束。

当台面上只剩下黑球时,击球入袋或犯规都会使比赛结束,这时如果双方比分相等,则重新放置黑球,进行决胜负比赛,此时无论谁击球入袋或犯规都使比赛结束。打球过程中,如果一方未能一杆全收,或者打了一个违规球,则击球权让于另一方。每局的胜负由双方积分多寡决定,分值高者为胜方。

遇有下列犯规行为,应判罚分(分值小于 4 分按 4 分罚分,大于 4 分按自身的分值罚分):球未停稳就击球;击球时杆头触击主球一次以上;击成空杆;主球击目标球后自落;击球时双脚离地,开球时主球未放入开球区;击成跳球;击球出界;主球首先撞击非活球;击球时,球员的衣服、身体、球杆及佩戴物等触动台面上的球。

下列犯规判罚 7 分:击红球入袋后,尚未指定球就开始击球;击进红球后,未报彩球又击打红球;不使用白球而使用其他任何一个球作主球。

如果结束时,双方分数相等,传统决定胜负的方法是:将黑球摆在黑球位上,白球摆在开球区,双方通过抛硬币,决定谁先打,先将黑球打入者为胜方。

2. 斯诺克台球技巧

1)身体姿势

正确的姿势应该是两脚分开与肩同宽, 以右手持杆者为例,右脚蹬直,左脚弯曲,身体很自然地贴向台面,这时要感到两脚和身体是很稳定的。

2)手架

手架在击打过程中的作用是作为身体的第三个支点,为出杆提供一个稳固的通道以及调节母球击打点位。张开手掌按于台面,手掌拢起,四指抓紧台面,拇指紧贴食指形成一个稳固的 V 型通道,在整个击打过程中手形不能松散。

3)握杆

用手指轻轻握住球杆。

4)试杆

保持握杆的小臂放松且自然垂直,握杆的手、下巴、手架和目标球应该是呈直线的,然后用小臂轻柔地带动球杆做水平的抽动,使杆头贴近母球的击点,反复练习三四次。

5）瞄准

走到台边，弯下腰看清楚正确的瞄准点，找到目标球的瞄准点后，出杆的时候目光应该盯准目标球。

6）出杆

手臂带动球杆，水平地向后拉寻找发力点，拉杆要平，如果需要大力，可以松开后三指，找到发力点后，有一个短暂的停留，在精神和身体上做好准备，然后信心百倍地出杆。出杆后身体的保持很重要，整个击打过程中除了眼睛和手臂，其他的部位都必须保持静止，直到目标球落袋或者母球已经趋于静止。

3. 美式台球规则

台面小于斯诺克台子：长 254 厘米，宽 127 厘米，台面高 80 厘米，角袋口内沿最近距离为 10.5 厘米（±1 毫米），腰袋袋口比角袋宽 1.5 厘米。

在台面内沿长 1/4 点，画一平行于台面宽的横线，即开球线。台面内沿长 3/4 点的横线与内沿宽中心竖线的交叉点，即置球点。

球分为主球（白色）、1 号球（黄）、2 号球（蓝）、3 号球（红）、4 号球（紫）、5 号球（粉）、6 号球（绿）、7 号球（棕）、8 号球（黑）、9 号球（黄条花色）。比赛用球略大于斯诺克球，每球重约 170 克，直径 5.71~5.75 厘米。

九个彩球摆成菱形，1 号球位于最前端并置于"脚点"上，9 号球置于菱形中间，其他号码球则随意排放，但必须彼此紧靠，开球时由选手将母球置于发球线后方开球。

两位选手各持有一颗球，在开球线后，同时将球击向顶岸，使其再弹回来。球最接近底沿的选手，有权选择开球。

开球者必须先以母球打中 1 号球后，使任何 1 颗子球入袋或至少有 4 颗子球碰触颗星。开球时，若子球跳离台面，即为犯规，对手获有自由球权，可将母球置于台面上任何位置打击。跳离之子球无须取回重置于台面上（9 号球除外）。

每次出杆时，母球所碰触之子球必须是台面上号码最小的一颗球，但无须按号码顺序进袋。若选手合乎规定进球，则得以继续出杆，直到他失误（没进球）、犯规或打进 9 号球赢得该局。

若母球落入球袋、跳离台面或未达上项之要求者为犯规，对手可将母球置于台面上任何位置打击。

保 龄 球

保龄球是在木板道上用球撞击木瓶柱的室内运动，起初叫九柱戏，起源于德国和荷兰，其特点是简单易学，运动平和，男女老少皆宜。

1. 保龄球的规则

正式的国际比赛，各队派出的男女选手均不得超过 6 名。比赛方式是每一局使用相邻的一对球道，每场必须互换球道。比赛项目男女相同，可分为：个人赛、双人组赛、三人组赛、五人组赛及个人准决赛和决赛。单人赛的记分规则为：将每一局的成绩相加，以 6 局总分最高者为冠军，次者为亚军，再次为第三名；双人赛为每人 6 局，以二人合计 12 局累计总分，按总分高低决定名次；三人组和五人组依此类推。全能赛为以每人 24 局计总分，总分高低决定全能名次。

保龄球是以局为单位，以击倒球瓶数的多少来计分并决定胜负的。每局为 10 轮，每轮每人可以掷两次球，击倒木瓶一根得 1 分，以此类推，每局结束，得分多者为胜。如果在一轮中，第一次投球就把 10 个球瓶全部击倒，即全中，就不能再投第二次。唯有第 10 轮不同,全中时继续投完最后两个球,补中时继续投完最后一个球,结束全局。如果第一个球犯规,掉入沟内,或击倒部分木瓶时,应在左边小格内记上被击倒的木瓶数,作为第一球的所得分。如果第二球将剩余木瓶全部击倒,则称为"补中",应在记分表上部的右边小格内用符号"/"表示。该轮所得分亦为10分。按规则规定,应奖励下轮第一球的所得分。它们所得分之和为该轮的应得分。如果两次投球没有将10个瓶全部击倒,那么第三次机会就会被自动取消。

在投球时或投球后,运动员的部分身体触及或超越了犯规线,以及接触了球道的任何部分和其设备建筑时,即为犯规。凡属下列情况者,是不合法击倒球瓶,投出的球有效,但被击倒之瓶不予记分:当球在到达球瓶前先脱离球道,然后才击倒的球瓶;投出之球从后部缓冲板反弹回来击倒球瓶;运动员犯规后击倒的球瓶。不合法击倒球瓶一经出现,应恢复原位,队员有权再投另一个球。

2. 球的选用

保龄球的重量基本为6~16磅(1磅≈0.45千克),分11个级。一般情况下,以体重的1/10为选球标准,即体重40~49千克,选用10磅的球;50~54千克,11磅;55~59千克,12磅;60~64千克,13磅;65~69千克,14磅;70~74千克,15磅;75千克以上,16磅。

3. 保龄球鞋

在保龄球馆打球,需要穿专用的保龄球鞋。保龄球馆一般都有租鞋业务。因为保龄球馆的助跑道是需要精心保养的,而皮鞋、运动鞋会把沙粒带到助跑区,影响滑步,磨损助跑区。其次,很多击球动作是靠鞋来灵活处理的。专用鞋的特点是在左鞋底贴覆了一层松软的皮革,以便在助跑时能顺利地滑行;而鞋跟和另外一只鞋底采用橡胶材料,增加右脚底与地面的摩擦力,使左脚的滑步动作更加完整,以便身体其他部位的缓冲。高档的专用鞋则可更换鞋底,配合不同程度的滑步需要。鞋子要保持干燥,打球前不要用鞋底去抹滑石粉,要用手巾将鞋底擦干,这样就不会太滑。

4.保龄球技术动作

1)保龄球抓球法

保龄球抓球法有传统抓球法、手指间隔抓球法和满指节抓球法。

传统抓球法:中指及无名指的第1、2指节插入指空的抓球法,是比较简单方便的抓球法,对初学者或体质较弱者比较适用。

手指间隔抓球法:从拇指到其他两手指指孔的距离为手指间隔。手指间隔大,指力会影响到球,因而可投曲球或勾球。

满指节抓球法:中指及无名指插入指孔,只插入第1指节。这种抓球法可供强劲的回转力,可是不好控制,并且容易增加手指指端的负担,所以一般只有熟练的球员才使用这种抓球法。

2)技术动作

技术动作适用对象:初学者适用直球、小曲球和环抱式大曲球;有经验者适用飞碟球;进阶者适用大曲球。

直线球:是各种球路的基础,比较容易控制方向。击球时朝球瓶的1、2瓶或者1、3瓶来打,打球时后拉不要太高,从后拉到球离手为止,大拇指始终要向着正前方,而中指及无名指始终向着正后方,主要靠无名指以及中指把球推出去。

飞碟球:是较容易学的一种球路,它不受球道限制。击球时朝向1、3号瓶,靠近1号瓶来打。手臂摆动,当手臂摆到最低点时(出手前一刹那),掌心朝下,拇指指向1~3点钟方向附近。出手时,手腕及手臂旋转,将拇指逆时针转至6点钟方向。然后中指、无名指脱离指穴。拇指留在指穴有向前推的动作,要有延伸动作。

大曲球:适合熟练掌握直球的人使用,从球道端呈右侧抛物线形滚向球瓶端。拿球时手掌跟手臂应该保持平行,以最轻松的方式作后摆后旋拉,球离手时先把大拇指抽出,再用后两指的力量往前送出并拉起,要注意随着球道的干或油来决定拉起的力道。

3）球的速度

球的速度要适中,球速过慢撞瓶无力;而速度过快,会使球进入瓶袋时来不及形成足够的转数,旋转不足,导致球击瓶后,瓶会垂直飞向沟底,而不会横向抽击其他球瓶。

4）保龄球礼仪

不要随便进入投球区;只使用自己选定的保龄球;不要投出高球,以免损坏球道;不可侵入相邻的投球区;当相邻的两球道同时有人准备投球时,应让右侧的人先投球;投球动作结束后,不可停留在投球区,等等。

垂　钓

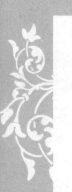
垂钓是一项有益于身心健康的户外活动。适于垂钓的地方多在郊外,绿树环绕、碧波荡漾,令人心旷神怡、悠然自得,可以陶冶人的情趣。垂钓时,人的眼、脑、心专注于浮标的动静,其他的事尽抛脑后,从而使垂钓者的身心得到最大的放松。垂钓还能磨炼人的性格,对于平素性情急躁的人来说,悠闲的垂钓,实在是人生难得的享受。

1. 钓具准备

1）鱼竿

鱼竿是主要钓具。鱼竿有手竿、海竿、手海两用竿三种。海竿长1.6~2.4米,这种竿弹性好,价格便宜,坚固耐用。它不仅用于海洋垂钓,也广泛用于淡水鱼的垂钓。因为海竿弹性好,可借助弹力将鱼钩抛出很远,可钓取手竿钓不到的鱼类,抛到手竿达不到的目标。

手竿指不安装绕线轮的钓竿，一般用于淡水垂钓，分碳纤维竿和玻璃纤维竿。购置时选择的主要标准是：一要直；二要弹性好；三要轻巧；四要便于携带。

手海两用竿：综合海竿与手竿的特点，由于装有绕线轮，大鱼上钩时，不易逃脱。用这种手海两用竿进行浮钓，其效果很好。

钓竿一般要选择接口处磨缝均匀、紧密咬合的。插接后，竿身挺直。挂上重物后，受力均匀，自然弯曲。为了延长竿的寿命，每次垂钓后都要擦洗打蜡，放在布套内。"溪流""飞狐狸""湖"等品牌的钓竿质量较好。

2）鱼线

鱼线的选择和垂钓鱼种有密切关系，鱼线越粗，则拉力越强，鱼线也越硬。鱼线越细，则拉力越差，鱼线也易断、易卷曲，但鱼线柔软，敏感性强，吃钩率高。常用的鱼线，一种是尼龙线，直径小、韧性强、不打结，但易缠线、易断；另一种是锦纶线，拉力大、耐磨，但不透明，在水中阻力大，一般用来连接钓钩；还有一种是金属钓线，是由铜丝或钢丝制成，用于钓牙齿锋利的大型鱼类。"湖""金弧"、"波"等品牌的鱼线质量较好。鱼线长度的确定方法是：夏、冬季节，深水或远钓时，鱼线长于竿身 60~80 厘米；春、秋季节，浅水、居高临下垂钓时，鱼线与竿身大致相等；水草向下钓时，鱼线比竿身短30~60 厘米。

3）鱼钩

垂钓不同的鱼类应用不同的鱼钩。如齿尖、口大的黑鱼，用倒刺长、钩门大的鱼钩；鲤鱼，用钩柄长、稍有倒刺的鱼钩；钓小鱼，则应用钩条细、钩柄短的袖形钩。鱼钩的基本要求是钩尖锋利，尖而圆正，刺鱼有力；钩条细，坚韧而富有弹性；钩帽适宜拴钩；钩弯适度；倒刺分明，与钩体角度在 25°~30°。"哈雅布萨""挪威""金龙"等品牌的鱼钩质量较好。

4) 鱼漂

鱼漂多用较轻的材料制作而成,颜色应力求鲜明、夺目。根据鱼漂的形状不同,可分为卧漂,即常说的七星漂和立漂。卧漂是数粒浮子散落在水面上,灵敏度高,扬竿时震动小,但不适宜风浪大时垂钓。立漂即垂立在水中的鱼漂,常见的有棒形、锥形、圆形、陀螺形等。"达摩"、"小鱼儿"、"湖"等品牌的鱼漂质量较好。

2. 垂钓技巧

1) 选好钓位

选好钓位是垂钓技巧的关键。一般来说,在自然水域,如水塘、河沟、湖泊、河流等地垂钓,应选择有水草、芦苇的地方。树旁、歪树下、乱石、桥桩附近也是鱼儿常集聚的地方。人工挖掘的养鱼池一般为方形或长方形,通常说:"长钓腰,方钓角,圆池钓中央。"人工养鱼池喂料台附近是最易集结鱼群的地方,特别是喂料时间的前后。

2) 选准钓饵

垂钓前,依据钓点的水深,调准浮漂,然后用撒窝器准确地把诱饵撒在钓点上。饵钩沉落水底后,浮漂呈直立状态,上端露出水面2厘米左右。这种钓法的优点是钓坠垂直入水,饵钩可准确地落在钓点上,还可以不时地上下提动钓饵,诱鱼吞食。每种鱼都有自己最喜欢吃的食物。如鲫鱼最喜欢吃蚯蚓、红虫,鲤鱼最喜欢吃玉米面,草鱼最喜欢吃芦苇芯和蚂蚱等。但最易上钩的饵料,是所钓鱼塘经常喂鱼的饵料。

3) 注意光的折射

水与空气的折射率不同。水里的鱼儿可以看到水面之外稍偏低角度范围内的人或物。钓鱼时选择坐卧式比站立式要好得多,这样你可能就会在鱼的视野之外了。检查时从侧面靠近鱼竿,尽量不要使自己的影子投射到垂钓的水面上。

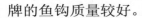

4）冬季垂钓技巧

最好不要选大风天和阴天、下雪时垂钓，温度在 0℃以上时较为适宜。上午的九十点钟至下午的四五点钟，是冬钓的黄金时间。最好上午在西岸垂钓，下午到东岸下饵。凿冰眼时要注意形状与方位。冰眼一般要凿成圆形，冰口大一点且上下要齐。如同时用几副竿一起钓，几个冰眼应该呈圆弧状排开，以利于观察。天气较冷时，冰眼应该面对阳光；风力较大时，应该背向风吹来的方向。冬钓的漂要小、要灵，一旦发现漂有轻微的跳动，就该立即提竿，不能犹豫。

5）盛夏垂钓方法

盛夏烈日高照，气温较高，垂钓时间应选在上午 6~10 时和下午 4 时至傍晚。出钓要选择和风细雨、阴中带晴的天，或微风吹起的偏北风、西风、西北风的天气。不宜选择偏南风、东南风、西南风的天气，下雨前闷热的天气不出钓。

盛夏钓鱼的最佳地点是：在水草比较稀疏的地方，或苇蒲的草边前沿或缝隙中；在池塘上浮萍稀少的地方；在稀疏挺立藕叶的缝隙间；在树阴处，或高大建筑物的阴影下；在深潭区；在平原水库、坑塘的进水口等有活水流动的地方；在下风口，水流交换快、溶氧多的地方。

6）水库垂钓技巧

春季垂钓应去水库上游或浅滩处选择钓位。秋天宜到水域的深水区选择钓点。在水库涨水期间，上游入水处饵料丰盛，这时在上游入水口设钓，多有收获。水库钓鱼多用海竿，不要到水下有树丛的地方下钓，以免挂失钓线。在水底乱石区，坠子不宜过重，钩不宜多，否则也易断失钩线。

7）风天垂钓技巧

风力和风向对垂钓有直接影响。水面无风时，水中缺氧，鱼群多数不吃食。如果有二三级风，顶风垂钓，就会收获颇丰。不同季节，垂钓对风向的要求也不同,春天最好刮东南风,夏季刮西风或者西南风,秋季刮西风或西北风,冬季刮南风或西南风。风天出钓,选用硬调 3 米左右海竿 6 支和一支 5 米手竿,鱼线用五六磅的为好,鱼钩用伊势尼钩为好,最佳用组合钩四枚,挂上乒乓球大小的钓饵,投钓离岸 30~40 米的钓窝。

3. 常见鱼类的垂钓方法

1)鲫鱼的钓法

鲫鱼是钓鱼爱好者主要的垂钓对象。理想的鲫鱼垂钓季节是春分和秋分前后,钓鲫鱼一般宜用普通钓竿,以 2~4 磅较细的尼龙线或尼龙丝为宜;小鱼钩、极细的线,是钓鲫鱼的重要一环。通常可选用 420~620 型号鱼钩;鱼漂可根据水面大小或按个人习惯选用,要求纤细、轻巧;铅坠选流线型,重量宜轻,以鱼钩缓慢下沉为准,这样反应灵敏。

要依据时间、地形、水域的不同,采取打窝或饲窝措施。选准钓位后,开个 1 平方米左右的"洞",彻底清除杂草或其他障碍物,头天喂上诱饵,第二天施钓。投放诱饵要小,宜用红、白等色,可放些麻油,最好荤素兼备。如用蚯蚓,以活的为好。

鲫鱼喜爱清洁、宁静,垂钓时应保持安静,避免高声喧哗、来回走动,以免惊跑鱼群。

鱼把鱼钩吞到嘴里还没吐出来的时候,是提竿最有利的时机。时机错过,一旦脱钩,鲫鱼会发出信号,让其同伴离开危险区。这时,钓者应更换下钩地点。

2)鲤鱼的钓法

适宜钓鲤鱼的季节多在夏、秋之际。春末夏初的五六月份,处于交配期的鲤鱼不咬钩。从七月上旬开始,是钓鲤鱼的黄金季节。当水温低于或等于 11℃时,鲤鱼不咬钩;在水温高于或等于 13℃时,鲤鱼开始咬钩,随水温的升高,其咬钩率也逐渐提高;水温 22~25℃

时，咬钩率最高。桥墩下及其他光线较弱的环境中，夏、秋季的树荫下，往往是鲤鱼栖息避暑的地方。鲤鱼在阴天比在晴天活跃，爱咬钩。它的警觉性很高，胆小，稍受惊动就往深水逃窜。

钓鲤鱼宜用较强的钓竿，海竿是钓鲤鱼的主要工具，它不仅能投远，而且易于操作。手竿适用于小水域或养鱼塘垂钓。同时选用较粗的鱼线、较大的鱼漂、较重的铅坠、较大的鱼钩。主线以大于0.4 毫米粗的花线为宜，而脑线以大于 0.3 毫米粗的花线为宜。如用串钩或单钩时，以伊势尼钩 7~10 号为宜。

鲤鱼属杂食性，可用小米、碎玉米、碎高粱米等做诱饵。饵料中加糖很重要，它是诱发鲤鱼食欲的重要添加剂。

3）鲢鱼的钓法

钓鲢鱼的季节性也很强。天气热，水温高，上钩率相对就高，在我国东北地区，6~9 月份均能钓到鲢鱼；入伏以后的 30 多天，则是上鱼的高峰期。秋分以后，几乎钓不到鲢鱼。

鲢鱼喜食酸、臭饵，将头天蒸出的玉米面及豆饼熟料，捏成鸡蛋大小，中间填入酸饵或臭饵馅（钓白鲢填酸饵，钓花鲢填臭饵）。将较硬的饵料装在组钩脑线上，钩不嵌入饵团内，而留在饵团的外面（钩、饵分离），鲢鱼摄食时，便先将鱼钩吸入口中。

4）草鱼的钓法

星罗棋布的鱼塘、湖泊、水库都是草鱼出没的地方。雨后涨水时，通往水库、湖泊、江河的沟汊，是首选钓位；其次是水草丛生的明水区或芦苇、浮萍附近的明水区。

大青虫、青蚂蚱及掺有草莓酱为添加剂的基础饵，是钓草鱼的首选钓饵。

5）罗非鱼的钓法

在池塘或水库，刮南风在北岸施钓，刮北风在南岸施钓，其余风向以此类推。温度转高，是垂钓罗非鱼的黄金时段。6月下旬至 8 月的每次大雨之后,河水上涨的第二天开始的 3 天时间里,是垂钓罗非鱼的最佳时期。夏季雨后气温较高,沙底河床、水深 1~2 米且是缓流的河段,是垂钓罗非鱼的好钓场。

钓饵则以蚯蚓为主。罗非鱼摄食时,浮漂下沉或横拉即起竿,准得鱼。

6)钓到的鱼如何保活

将钓到的鱼放入挂在岸边的渔网里,浸入水中存养。垂钓结束后,可将鱼放入塑料袋中,塑料袋内可盛些水。如不盛水,可将湿纸贴在鱼眼上。回家后将鱼放入水中,掀去湿纸,并往水中加氧气,以免鱼因缺氧而死。

滑　雪

滑雪是当今世界上的时尚运动,有人将滑雪与高尔夫球、马术、台球并称为四大贵族运动。滑雪是非常有益的运动,可以增加冬季的室外活动量,调节人的心肺功能,增强人的肺活量,使腿部肌肉得到充分的有氧锻炼,有效地增强体质。滑雪者站在雪道顶端向下滑,需要克服恐惧感,这也是对人的心理素质的一种训练。

1. 高山滑雪注意事项

初到雪场,应先了解滑雪场的大概情况,如滑雪场的高度、宽度、长度、坡度以及走向。记住地图上雪场设施的分布位置,认清警示标志,严格遵守滑雪场的有关安全管理的规定。

了解滑雪索道的开放时间,在无工作人员看守时,切勿乘坐。要根据自己的水平选择适合的滑雪道,要循序渐进,最好能请一名滑雪教练。注意滑雪器材的安全可靠性,事先要仔细检查滑雪板和滑雪杖,包括有无折裂的地方、固定器连接是否牢固、附件是否齐备等。在滑行中,如果对前方情况不明,或感觉滑雪器材有异常时,应停下来检查。结伴滑行时,相互间一定要拉开距离。滑行中如果失控跌倒,应迅速降低重心,向后坐,可抬起四肢、屈身,任其向下滑动。要避免头朝下,更要避免翻滚。

2. 滑雪器材的准备

1)滑雪板

对滑雪板的选择,初学的男士可选用 160 厘米长的雪板,女士可选用 150 厘米长的雪板。在穿滑雪板之前,先把两支雪板放在平地,在双手执杖支持下先后穿板:先将前脚掌置入滑雪板固定器,上滑雪板时,只需将后部的固定器抬起,将滑雪靴的前端插入前部固定器的凹槽内,用力向下压滑雪靴的后跟,听见"啪"的一声,固定器便将滑雪靴的前后端紧紧地卡在滑雪板上了。一般滑雪板有木质、玻璃纤维和金属之分,木质的轻便而便宜,但使用前宜涂抹特制油脂,使其不易粘雪,并防止雪水浸入受潮变形。玻璃纤维滑雪板适合任何雪质的雪地,但价格较高。铝合金的金属滑雪板在轻而燥的深雪及冰面上回转轻便,价格也较高。将这三种材质混合制成的滑雪板,最受滑雪爱好者欢迎。

2)滑雪鞋

滑雪鞋的选择很重要,既要舒适,又要合脚,脚趾在鞋中可以自由活动,但是脚掌、脚背、脚弓和脚跟则应被紧紧裹住。总之,要让靴子和脚成为一个整体,因为滑雪过程中滑雪者主要通过滑雪板控制速度,没有合脚的靴子,就无法有效地做出各种动作。初学者和业余者选择保暖、合脚及防水的滑雪鞋即可。

3)滑雪衣

上衣要宽松,衣袖的长度应以向上伸直手臂后略长于手腕部为标准,袖口应为缩口且有可调松紧的功能。领口应为直立的高领开口,以防止冷空气的进入。最好穿防水的滑雪裤,以保暖和防潮湿,裤长应使人蹲下后裤脚到达脚踝部位;裤腿下开口有双层结构,其中内层有带防滑橡胶的松紧收口,能紧紧地绷在滑雪靴上,可有效地防止进雪。要戴上保暖的手套和绒线帽。贴身内衣最好穿一件带网眼的尼龙背心,再套一件弹力棉背心。如穿棉内衣,需及时更换,以免出汗后身体内又潮又冷。滑雪服的外料应选用耐磨、防撕、防风的面料,以表面经防水处理的尼龙或防撕布材料为好。

4)滑雪镜

由于雪地上阳光反射很厉害,加上滑行中冷风对眼睛的刺激很大,所以需要用滑雪镜来保护眼睛。滑雪镜的选择应是全封闭的,外观类似潜水镜,但不把鼻子扣在内;外框由软塑料制成,能紧贴面部,防止进风;镜面由镀有防雾、防紫外线涂层的有色材料制成,镜面不能起雾气;外框上檐有用透气海绵做的透气孔。戴眼镜的滑雪者应选择镜框厚一点的滑雪镜,以便能把眼睛罩住。

5)滑雪杖

滑雪杖的作用是帮助滑行及维持身体的平衡。选择时遵循质轻、不易折断、平衡感好、适合自己身高的原则。初学者的滑雪杖要略高于肘部,待技术有所提高后再换短一些的雪杖。一般由拦雪轮起算,最长不过肩,最短不低于肋下。

6)固定器

固定器的作用是避免滑雪伤害。所有的滑雪板上都有将滑雪靴固定在其上的装置,在滑雪者跌倒时,固定器会迅速松脱。

3. 滑雪时的自我保护

1)靠边停歇

滑行中一旦跌倒,应迅速站起,继续滑行;或立刻脱掉雪板,尽快走到雪场边缘,以防被后来者撞伤。若停留休息时,要停在滑雪道边上,要充分注意并避开从上面滑下来的人,以免发生碰撞。

2）防止进雪

滑雪难免会跌倒，跌倒后雪会从脚脖子、手腕、领子等处钻进服装里，因此要买一副护膝、一副宽条松紧带和一条围巾。长筒护膝一头套在滑雪靴上半部，另一头套在腿上。宽条松紧带将滑雪手套腕口紧紧扎住。围巾将领子与脖子之间的空间稍加填充，既保暖又防止进雪。

3）保护皮肤

滑雪时冷风和雪地反射的强烈紫外线会造成皮肤伤害，应选用一些油性的、有阻止水分散失功能的护肤霜，然后再用防紫外线效果较好的具有抗水性的防晒霜涂在皮肤上。防晒霜应每隔 2 小时就在暴露的皮肤上涂一次，阴天也如此。

4）防止冻伤

滑雪时冻伤主要发生在手部、脚部、耳朵等部位，所以应选用保温效果较好的羊绒制品或化纤制品，对上述部位进行保温。在零下20℃的情况下，穿一件长袖内衣和一件高领套头薄绒衣，再穿上防风外套就可以了。

4. 快速掌握滑雪技巧的秘诀

①请示范动作标准的教练指导。

②选择较缓的坡度，10°左右最好；滑雪道要宽，以 50 米左右为宜。

③学习滑雪的时间不应少于 3 天，在这期间主要学习高山滑雪器材的使用方法。从非滑行的简单动作开始练习，学习三种基本的滑降技术：包括直滑降、斜滑降、犁式滑降；两种转弯技术：犁式转弯技术、犁式摆动转弯技术。

④保持正确的姿势，控制住三个角度（胯、膝、踝）。

⑤记住最关键的要领：重心不落后。

学习滑降主要是使学员在高速运动中学会掌握重心，学习技术则能使滑雪时轻易绕过障碍物。

成人益智玩具

现代社会中，成人面对的压力往往超乎想象，他们需要借助某种形式把压力发泄出来，除了去酒吧、KTV 和运动场外，在家休息也是众多人的选择。成人玩具的出现正好能满足这些人群的休闲需要。它不需要太多的摆放空间，简单的造型，新奇的玩法以及绞尽脑汁之后的豁然开朗等特点都让人爱不释手。它可以使你暂时忘却自己的日常角色，缓解由于人际关系疏远、亲情淡漠而产生的失落感，让人感到刺激或放松。研究发现，玩智力玩具可以大大减轻更年期综合征的症状。

成人玩具更注重智能性和挑战性，目前市场上的益智玩具主要有四类：一是棋类，有单身贵族、五子棋、城堡棋、彩虹棋等；二是拼拆类，有智力拼装车、菠萝、孔明锁、七巧板等；三是智力类，有环和圈、双偷心、九连环、倒挂金钟、梅花三弄等；四是游戏类，有夹流球、层层叠、翻牌、摆平架、魔盒等。

1. 单身贵族

"单身贵族"是以图像进行逻辑推理，训练左右脑同时思考的棋类游戏。规则是：游戏开始时将棋子摆满棋盘，只留下中心一子空白，然后任选一棋子直向或横向（不可斜向）跳过另一枚棋子，被越过的棋即可被取下，最后只剩一子并留在中心点，即为完成。

2. 五子棋

五子棋是起源于中国古代的传统黑白棋种之一。现代五子棋专用棋盘为 15 路（15×15），共 225 个交叉点。棋盘正中一点为天元。

对局开始时,先由执黑棋一方将一枚棋子落在天元点上,然后由执白棋一方在黑棋周围的交叉点上落子。但是,为了尊重对方和礼貌起见,持白棋的一方通常将盘面的第二着棋布在自己河界的一侧,即直止或斜止。此后黑白双方轮流落子,直到某一方首先在棋盘的横线、纵线或斜线上形成连续 5 子或 5 子以上(仅对白棋而言),则该方就算获胜。

3. 九连环

九连环主要是由 1 个框架和 9 个圆环组成,每个圆环上连有 1 根直杆,而这根直杆则在后面 1 个圆环内穿过,9 根直杆的另一端用 1 块木板或圆环相对固定。九连环的规律是:第 1 环可以自由上下,而上/下第 n 环时($n>1$),则必须满足:第 $n-1$ 个环在架上;前 $n-2$ 个环全部在架下。正确的拆解是先拆下第 9 环,简化为拆一个 8 连环,接着再拆下第 8 环,简化为拆一个 7 连环。以此类推,直至全部拆解。

4. 双开魔盒

魔盒是一个十多厘米长的小木头箱子,由一根根木条组成,游戏的规则就是不使用任何暴力把这个盒子打开。最快的一个人打开这个盒子也用了 4 个小时呢,你想试试吗?

5. 磁性飞镖

飞镖主要运动人的臂肘关节,对人的颈椎、手腕和手指也有一定的好处,这些正是都市白领在工作中容易疲劳的身体部位。投镖时,你的肩、肘、腕要进行完美的配合,保持肩部不动,投掷过程中只有手臂动,身体的其他部分应稳如泰山。在投掷动作的前期,即手臂后甩时,肘部应基本保持不动,在手臂前挥飞镖加速过程中的某一点,肘部才顺势上扬。眼睛、镖、目标三点对成一线。握镖时一定要保持镖尖略朝上,才能保证飞镖飞出一道完美的抛物线。

6. 层层叠(叠叠高)

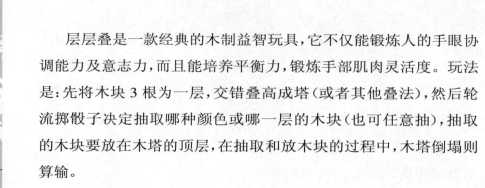

层层叠是一款经典的木制益智玩具,它不仅能锻炼人的手眼协调能力及意志力,而且能培养平衡力,锻炼手部肌肉灵活度。玩法是:先将木块3根为一层,交错叠高成塔(或者其他叠法),然后轮流掷骰子决定抽取哪种颜色或哪一层的木块(也可任意抽),抽取的木块要放在木塔的顶层,在抽取和放木块的过程中,木塔倒塌则算输。

7. 汉诺塔

玩具由3根柱的游戏面板和8层圆木板组成。玩法是:用最少的步数把8层塔移到旁边的边柱,移完者胜。8层塔放在中间的柱上,开始游戏。每次移动时只能移动一层金塔,且不能大塔压小塔,移完6层最少63步。

8. 孔明锁

相传孔明锁是三国时期诸葛孔明根据八卦玄学的原理发明的一种玩具,用一种咬合的方式把3组木条垂直相交固定,外观看起来是严丝合缝的十字立方体,动动脑筋可拆解,装上可不是那么容易的。

9. 智力汉堡

智力汉堡的玩法有点像人们常见的魔方,样子像是一个汉堡包,汉堡分三层,中间一层是可以转动的,四面还各有一个椭圆形的小渠,小渠中各有6个小球,小球可以转动,四面小球的颜色各不相同。这样,通过转动中间一层和渠里的小球,可以改变各种颜色的小球在渠里的排列,从而形成各种颜色小球的组合。

第六篇　品位男人进入精致时代

——时尚篇

　　40 岁的男人依然是那么有魅力：在员工的眼里，他们代表的是成功、成熟、自信、从容；而在异性的眼中，是一道美好的风景，神情中带着体验人生百态后的从容和豁达。时尚对于 40 岁的男人来说，应该是内容重于形式，如果一个男人没气质，那他的人生并不完美；40 岁男士的时尚是经典的、高档的，男人的时尚细节不仅需用眼睛欣赏，还要用心灵感悟。

衣冠楚楚——中年男性着装手册

1.男性着装风格分类

简洁有力的线条,深沉和谐的色彩,大方而又便于行动的款式,是男性服装的特征。男人着装不但要显示男子汉的魅力,同时也要表达自己的个性。开放的男人,既要档次,又要时尚,频频更换新款,并且服装的颜色也变化多样。保守型男人,着装以传统西装为主,以夹克或其他休闲装为辅,服装款式、质地都不一定算得上高档,颜色也多以深色为主。文雅的男士,舍弃了奢华,而追求简约、舒适、随和,善于寻找一些点缀来体现优雅,他们青睐夹克衫的随便、适应力强,再配上一条领带,这便使活力中带一丝典雅。

2.着西装的讲究

西装是一种国际性服装。一套合体的西装,可以使穿着者显得潇洒、精神、风度翩翩。灰色、暗绿色和深蓝色的西装,给人以稳重、忠诚、干练的感觉。面料要根据季节和场合来选择。最好选择天然织物做的西装,有垂感。体瘦的人适宜穿米色、鼠灰色等暖色调,这样会显得较为丰满、强壮。体胖的人则可穿深蓝、深灰、深咖啡色调的西装等,款型可选用直线型的美国式,这会显得体形锐利且苗条。

着西装时注意:凡是正式场合,穿西装都应系领带。穿着羊毛衫时,领带应放在羊毛衫内;西裤不能太短,标准的西裤长度为裤管盖住皮鞋;衬衫不要放在西裤外;领带不要太短,一般领带长度应是领带尖盖住皮带扣;扣好衬衫扣再佩戴领带;西服上衣袖子应比衬衫袖短1厘米;西服的上衣、裤子袋内不要装东西;西服不要配运动鞋;皮鞋和鞋带颜色与西服要协调。

着西装还要注意与饰物的搭配:领带是西装最重要的配饰,领带的颜色与上衣同一个色系会显得做作,可以选择领带上的一些花纹与上衣类似色来搭配。如果穿黑色的鞋,就一定要搭配黑色的皮带;如果穿海军蓝或灰色的西服套装,应该搭配黑色的鞋和海军蓝或深灰色的袜子。穿西装不要配浅色的袜子,浅色的袜子只有在配运动鞋时才穿。蓝色衬衣、蓝色裤子、红色领带可以搭配任何花色的西装外套。

3. 男性着装礼仪与技巧

在交际活动中,穿出整洁、个性、具和谐感是男性着装的基本原则,合乎场合的穿着,是社交礼仪的重要体现。要根据不同年龄、身份、地位、职业与社会生活环境,来确定服装款式、面料、色彩与装饰物。在交际场合,男性的着装大致可分为便服与礼服。各式外衣、夹克、衬衣、T恤衫与各式西装等均为便服。便服的穿着场合很广,如办公室、赴宴及出席会议等。出席正式、隆重、严肃的会议或特别意义的典礼,则应穿礼服或深色西装。男性在社交场合选择的服饰,应当遵从"三色原则",即西服套装、衬衫、领带、腰带、鞋袜一般不应超过三种颜色。先西装,次衬衫,后领带,逐渐由浅入深;或领带色彩最浅,衬衫次之,西装色彩最深。

参加葬礼和吊唁活动,男性一般可着黑色或深色中山装或西服,内穿白色或暗色衬衣。参加涉外活动时,男性可穿毛料中山装、西装或民族服装。参观游览时,可穿便服,穿西装可不系领带。男性穿黑色系带皮鞋、深色袜子,显得庄重大方,能适应各种场合。

上班着装,衣服不能太浮华、太张扬、太随便、太紧或太暴露,总的要求是服装要"大方得体"。有些公司不允许着休闲服,必须统一着制服。也有的公司着装准则是"随意休闲"，但在公司客户面前必须展现出职业形象。西服是持久而正统的职业装，有时穿一些外形轮廓呈现直线和梯线的外套，也同样给人留下正规的印象。

在健身房内，应穿合脚的、弹性较好的鞋，可以选跑步鞋、综合运动鞋等。质量较好的鞋可以缓冲地面的冲击力，减少人体受伤的可能性。可选择有弹性的运动服装，以动作不受束缚为好。纯棉质地的服装只能吸汗，并不透气，因此不适宜运动时穿着。应选择透气性相对较好的服装材质，如聚丙烯等。尤其是在运动内衣的选择上，更要注意这一点。爱做器械运动的男性应穿紧身弹力背心，下配宽松的短裤，不要扎皮带。推举杠铃时最好配上护腕、腰板带，以免受伤。

野外活动的着装，应以宽松、舒适、耐磨、随意为基本原则。野外各种蚊虫、带刺的植物较多，应尽量减少皮肤的裸露部分。防风衣是目前国际上非常流行的户外服装，有很好的防风及保暖性能。

4. 肥胖男性如何穿衣

多数人发胖后会很明显地表现在脸上，因此"宽领"是肥胖男性选择衬衫的一大要件，理想选择就是比一般标准领型稍宽的样式，在颜色上则应以冷色系为主（如：蓝、绿、黑、暗紫等），直条衬衫从视觉上能给人身材苗条的感觉。

肥胖男性在皮带的选择上也有讲究，细皮带不适合有啤酒肚的男性，只有宽版的皮带才会让视觉产生较佳的平衡感。不要随便解开扣子，要保持衣服的整齐及平整，合身的衣服能有效地扭转缺乏行动上灵活感的印象。

此外，身材矮胖的人不宜穿夹克衫和牛仔裤。

5. 商务休闲外套彰显魅力

随着生活方式的改变，男性服装风格也在不断变化，时下，商务休闲装正在成为一种主流，在白领男性中盛行。它是一种游走于西装与休闲服之间,适应各种场合的男式服装。它随意轻松,又保持一份严谨,体现了男性的生活态度。它大方、有亲和力,静与动的合理结合,轻松而多样的款式趋于简单和流线型,多了些许自然的舒适之感,但又可以保持一份端正严谨的感觉,拥有大气之风。面料上,选用的是水洗、免烫等休闲面料,使得服装外形既能保持坚挺,又不显呆板;颜色上,更加注重多色系的运用,如暗红、咖啡、米色等让人轻松的颜色,充分展现了休闲而时尚的感觉;款式上也显得随意、灵活。在竞争日益激烈的今天,商务休闲装以它清新、简洁、舒适及爽朗的特点,更好地诠释了商务人士及自由职业者的时尚优雅,实实在在地为成功男性谱写了一曲轻松、自在、自信的主旋律。

时尚男性简单剃须必读

男性要经常剃须,以保持面部清洁卫生,容光焕发。研究认为,刮脸剃须使死亡的面部皮肤细胞脱落,可增强颜面、下颏部的肌肉活力,促进局部血液循环和新陈代谢,有利于消除面部皱纹,使人显得年轻、俊美。天天剃须,你的剃须方法正确吗?

1. 早晨剃须

早晨是一天之中最好的剃须时间,此时面部和表皮处于放松状态,这样无须多次反复地剃须,既保护皮肤与胡须,也可保护刀口,延长刀片的使用寿命。此外,洗澡后几分钟,毛孔还舒张着而脸却不再滴水时,也较适宜剃须。

2. 清洁皮肤

剃须前,应先用中性肥皂洗净脸部,将感染降低到最低限度。若脸上、胡须上留有污物及灰尘,在剃须时,因剃刀对皮肤会产生刺激,或轻微地碰伤皮肤,这样污物会引起皮肤感染。

3. 软化胡须

洗净脸后,再用热毛巾敷面 3~4 分钟,使毛孔和胡须膨胀、变软,便于打理。或将软化胡须膏涂于胡须上,使胡须软化。水分是剃须的关键,它会让胡须比原来柔软 70%。过一会儿再涂上剃须膏或皂液,剃须膏含有薄荷醇,这种物质能减少刮伤,达到消炎杀菌的作用,不但能润滑胡须,还能减轻刀刃与皮肤的摩擦力,使人无痛感,从而减少剃刀对脸的直接伤害。剃须膏是男性剃须的专用品,有泡沫型和非泡沫型两种。剃须膏的使用方法比较简单,先用温水将胡须部位拍湿后,再挤少量剃须膏均匀地涂抹在胡须上,待泡沫出现或稍等片刻后,即可开始刮须。避免干剃胡须,干剃胡须会使你的肌肤有烧灼感,并造成胡须向内生长的状况。

4. 正确剃刮

面部胡须的生长方向不同,首先要了解自己胡须的纹理,然后顺着纹理向下刮,这可刮去胡须的 80%;然后再反方向刮;最后,检查一下刮不到的地方,如下腭、喉结等。剃须时应绷紧皮肤,以减少剃刀在皮肤上运行时的阻力,并可防止碰破皮肤。年纪大或者瘦弱的人,皮肤易起皱褶,更应绷紧皮肤,使之保持弹性和一定的支撑力。刮胡须的步骤通常是从左右两边的上脸颊开始,然后是上唇的胡子,接着是脸上的棱角部位,一般的原则是从胡须最稀疏的部位开始,最浓密的部位放在最后。因为剃须膏停留得久一些,胡根就可以进一步软化。剃刮完毕,用热毛巾把泡沫擦净或用温水洗净后,应检查一下还有没有胡茬。卷曲或坚硬的毛发有可能会出现内生长的情况,在清理这种胡须时千万不要用镊子拔,应该将它们拉出来,用剃须刀剃除。剃须时不要太用力,太用力会破坏皮肤保护层,严重的会损伤皮肤组织。值得注意的是,皮肤敏感的人最好用多刃剃须刀,这样可减少刮的次数,降低过敏可能。如果剃须后肌肤产生烧灼感,缓解的主要方法就是滋润皮肤,可以使用滋润的护肤产品。如果你的胡须生长得非常茂盛,需要每天剃须的话,你需要在剃须后用凉水洗脸,使面部肌肤毛孔闭合,再使用有滋润功效的须后保养品,以避免皮肤组织承受过多刺激而减少皮肤的水分。

5. 选择适合自己的剃须刀

剃须刀要适合自己。有人喜欢用老式的剃须刀,但更多的男性乐于使用嵌有刀片的安全刮须刀。近年来,电动剃须刀逐渐普及起来。剃须时的电震颤可增强口唇周围和面颊区域的活力,起到震颤按摩、疏通经络气血的作用。电动剃须刀使用时要注意清洁,用刷子清理好电动剃须刀的刀片和接触面。如果剃须刀可以水洗,就在使用前后把它洗干净。电动剃须刀有的是要求在干燥环境下使用的,刮胡子时一般应保持脸部干爽;防水的电动剃须刀剃须时可以先将胡须软化。如果使用后,口周的皮肤发痒,这可能与接触电动剃须刀中所含的镍有关,应停止使用电动剃须刀。当刀片不够锋利时,应及时更换。此外,剃刀的刀口和刀头要定期用医用酒精泡一泡;如果没有医用酒精,用开水烫一烫刀片,也能起到消毒的作用。

剃须刀的重量、手柄、平衡性以及刀片的选择可凭个人喜好、习惯决定。双层或三层刀片的剃须刀剃须效果更出色。

6. 剃后保养

刮完之后,用温水洗干净,轻轻把刮过部位拍干。刮完脸后也一定要使用须后水,将须后水轻拍在刮过的部位,就能起到收缩毛孔和消炎杀菌的作用。如果没有须后水,拍点凉水也可以。然后涂护肤品,护肤品能收缩毛孔,最好使用不含酒精的。一般来说,须后润肤露是很好的护肤选择,乳液也不错,如果你的皮肤比较干燥,应注意选择保湿效果比较好的产品;如果是混合性或油性皮肤,就选择清爽一点的。

男人，你会洗脸吗？

在大多数人的印象中，男性应该是粗犷、不拘小节的。但是对 40 岁男性来说，细节反而是应该受到足够重视的东西。每个人每天都要洗脸，但并不是所有人的洗脸方式都是正确的。正确的洗脸方式要讲究以下几点：

①洗脸前先把毛巾洗干净，洗脸毛巾要定期清洗及消毒，或者在阳光下晒。双手是接触细菌最多的地方，应先用香皂把手清洁干净，否则手上的脏东西很可能会污染你的脸庞。

②水温要用 30~40℃，冷水有助于提神，缩小毛孔，但是刺激皮肤，而且不容易让洁面产品发挥作用。温水洗脸有助于溶解油脂，打开毛孔，但温度太高的水会破坏皮肤表层的自然保护膜。

③要用洗面奶。男性洗脸不要用香皂，碱性香皂容易破坏皮肤的保护层。应该用洗面奶。洁面品在外观上大概可以分成膏状、啫喱状、水状、固体（洁面皂）、乳液状几种。油性皮肤适用于膏状、啫喱状的洗面奶，干性皮肤适用于啫喱状、水状和乳液形式的洗面奶。

④手法要正确。让洗面奶充分起泡需要水分和空气，但水如果太多，泡沫就不细腻。可先滴两三滴水，如不够再加。应该顺着脸的纹路洗，用指肚轻轻地揉脸部，这样脸上不容易出现假性细纹。在洗的过程中不能使劲揉、搓。首先从皮脂最多的 T 字部位开始洗。额头部位是由里至外，鼻子则要在鼻尖部位转圈清洗。

清洗泡沫时要用流动水，一直到没有黏滑的感觉为止。擦拭清洗的方法会因摩擦损伤肌肤，因此不建议使用。洗完脸后应用凉水轻轻拍脸，帮助毛孔收缩。

男性护肤四要素

吸烟、饮酒会造成男性皮肤粗糙、暗疮、酒糟鼻等现象；年龄的增长，工作压力大，精神紧张、睡眠不足、电脑辐射等诸多因素会使皮肤变得松弛、多皱、晦暗无光，外观邋遢。然而，在竞争激烈的职场里，年轻代表着活力，具有年轻体面的外表，总是有较多的机会。因此，很多男性通过对皮肤进行科学、合理的护理和保养，以达到健康、干练与精力充沛的状态，维持外表的年轻。

1. 护肤品的选用

由于男性的皮脂腺和汗腺都比女性大，内分泌比女性旺盛，毛孔粗大，很容易受污染、变黑、变粗糙。男性皮肤酸度比女性高，皮肤厚度也比女性厚 25% 左右，皮肤上的水分因为被皮脂所覆盖，不易蒸发，因此，男士的皮肤不容易干燥，也就不容易产生细纹。而女士使用的护肤品，一般来讲，对男士都不适用。男性使用女性护肤品很难达到护肤效果，因此男性应该使用专用护肤品。

大多数的男性都不太懂得如何修饰自己的外表，更不懂得护理皮肤，其实这也是一门学问。男性的护肤品应强调便捷、易保存，对皮肤有清洁、保护、滋润作用，并在一定程度上有改善肤质的能效。男士护肤品的定位完全不同于女性护肤品，护肤品所使用的词汇也完全不一样。例如，女性用于皮肤的清洁产品一般取名清洁霜或洁肤霜，而男性则叫洗面霜；女性的保湿滋润霜，男性叫保护霜或护肤霜；女性的防皱霜，男性的则称抗早衰霜。

目前，洁面和润肤是男用护肤品需求量最大的两个种类。男性护肤品主要针对油性问题，这是因为男性荷尔蒙刺激皮脂分泌，皮脂腺和汗腺都比较大,皮肤容易油腻,所需的护肤品都以清爽、有效清洁、修复、健康润泽为主。其次,皮肤处于缺水状态,皱纹便会乘虚而入,因此保湿要做足,在不油腻的前提下为干燥肌肤注入丰富水分。抗老化也是重要环节,抗老化的护肤品含有抗氧化成分,包括抗氧化维生素及抗氧化酵素等,在男性护肤品中也很流行。

男性要每周做一次去角质,这是因为每天进行的洁面只能去除一部分浮在表皮上的死细胞,所以要在周末使用去角质霜或磨砂膏做一次认真的清洁,用力量比较轻的中指和无名指轻轻按摩,清除死皮和老化的角质细胞,皮肤会明显变得干净而有光泽。

眼角皮肤最嫩,容易产生皱纹,应用眼霜来仔细地护理。眼霜应涂在眼的周围,用双手轻轻地按摩吸收。

在干燥的秋冬季节,给唇部提供营养成分是十分重要的,男性专用唇膏可使嘴唇更加滋润、富有弹性。

2. 坚持按摩

脸部按摩可促进面部血液循环,改善皮肤的呼吸,利用皮脂腺及汗液的分泌增加皮肤营养,提高皮肤深层细胞的活力,从而使皮肤有光泽和弹性。按摩的方法是:用手指顺着面部肌肤的纹理由下而上划圈式进行按摩,每天早、晚洗脸时进行,每次按摩 10 分钟左右。

3. 防晒

男性受紫外线照射较多,却不重视防晒,没有采取必要的防晒措施。日光长波能够伤害到真皮层,造成的伤害是永久性的,无法修复。像普通的遮阳帽、遮阳伞只能抵挡 70% 的紫外线,因此,夏日出门前不要忘了使用防晒霜,以防皮肤晒伤。其实,皮肤防晒应从春天开始,春天干燥多风,晴天多,紫外线非常强烈,因此,防晒用品 4 月份就可以使用了。此外,要尽量减少在 11:00~14:00 出门。棉质衬衫防晒能力强,可以折射紫外线,建议男性多穿棉质衬衫,不要穿化纤类的衣服。

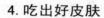

4. 吃出好皮肤

有粗大毛孔、油性皮肤和酒糟鼻的男性，要避免吃油腻及煎炸的食物，辛辣食物也要远离。对皮肤防皱、美白有帮助的是各种水果、蔬菜，但富含羟脯氨酸的食物更具抗皱、防皱的功效，其主要在猪的皮上，猪蹄上含量更高，所以吃猪蹄有美肤的效果。多吃抗氧化食物可以使皮肤增加结实感及弹性，如青椒、花椰菜、西红柿、木瓜、橙子、猕猴桃、柠檬、葡萄柚、小麦胚芽、植物油、各种坚果。水产品中也有滋养皮肤的美容食物，鱼翅中含有丰富的胶质蛋白，因此有利于滋养皮肤黏膜，使之柔嫩，是很好的美容食品；干贝含有钙、磷、铁等无机物及微量元素，可提供皮肤黏膜所需的胶质蛋白，对关节、韧带等也有益；海蜇皮有滋润皮肤黏膜的作用，对皮肤干燥者有益；海带含有海藻胶、蛋白质及较多的粗纤维，有润肤作用。

男性头发的护理

头发是身体内部健康状况的"指示计"，反映着我们的饮食、精神状态、健康状况。头发养护的目的在于维护头发的健康，同时可以减少头皮屑或掉发等现象。很多男性由于油脂分泌旺盛，影响毛囊对营养的正常吸收，使毛囊发育受阻而产生脱发，甚至无法再生毛发而形成秃头现象。头皮上分泌过多的油脂，还会造成头皮发炎；毛囊受到刺激，容易造成角质细胞新陈代谢不正常，而有头皮屑和头皮发痒的现象。不良的饮食习惯、缓慢的消化系统、激素失衡和感染，都会造成头皮上的细胞更新，形成头皮屑。

1. 头发的清洁

头发的清洁是养护头发的重要因素。干性头发皮脂分泌量少，洗发周期可略长些，一般 3~4 天洗一次。油性头发皮脂分泌多，洗发周期略短，一般 1~2 天洗一次。要选择适合自己发质的洗发护发用品，干性发选择温和、营养性的洗发护发用品，油性发选择去油、去屑的洗发用品。用滋润性很强的洗发水可以改变头皮屑剥落现象。如果你的头发纤细、柔软、稀少，应当避免使用含护发素的洗发水。正确的洗涤方法对头发的养护同样起着重要作用，主要包括以下几个步骤：用清水湿润头发、用洗发液洗头发、按摩、使用护发素、用干毛巾吸干头发上的水分。

出差在外，不能随便使用宾馆提供的洗发露，大多数宾馆里的一次性洗发露的质量都是不过关的，可以选择优质护发产品的小袋装，便于携带，质量有保证。

2. 头发的护理

要学会使用精华素。洗发后将精华素均匀涂在湿发上，轻轻按摩一分钟后用清水冲洗，便能完成护理过程。干性发和受损发每周焗油 1 次，补充毛发的油分和水分。每日按摩头部 10~15 分钟，促进血液循环，供给表皮营养，促进皮脂腺、汗腺的分泌。干燥的头发是由于头皮的皮脂分泌不够引起的，经常梳理头发会加速血液循环和皮脂的分泌。如果头发过细，缺乏光泽，啫喱可以弥补发质的不足，塑造出层次饱满、立体生动的发型。只要将它用在需要打理的头发上，用梳子或手直接造型即可。

3. 合理膳食

发丝是由细胞构成的，细胞的新陈代谢需要多种营养，所以，合理的膳食是供给毛发营养的重要因素。蛋白质、碳水化合物、脂肪、维生素、矿物质是毛发健康的营养资源。如果你的头发总是出油，应避免奶制品和油炸的食品。

男性内裤选购指南

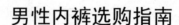

我们的生活已经由外在的虚荣追求开始往内在的品质过渡,每个男性都应该认识到,内裤事关你的健康与魅力。舒适性永远是男性选购内裤时的第一考虑,除此之外,内裤要选择能够吸汗的,耐穿及耐洗的。内裤前档的剪裁要立体,一般来说,棉布的内裤弹性较好,对皮肤也没有刺激。

男性内裤的种类有:三角裤,它是最普及的内裤款型,这类型的标准内裤,是传统而质朴的男性的首选;四角裤,它能减少束缚和摩擦,并且保持通爽,但腿太粗或者太细的人都不宜穿,而且穿窄身西裤的时候也不适宜穿;丁字裤,它是内裤后面裆部只有一条线的设计,可以适应穿着者的任何剧烈运动,同时穿紧身裤时还不会留下痕迹;紧身弹力长腿裤,内裤的裤脚长度到达大腿中央,有束裤的作用,利于大腿肌肉紧绷,塑造健美身形。

柔软、吸湿、无静电、弹性好、贴身、织物表面有绒毛感的面料,是近年来比较流行的内裤面料。对于汗多的人来说,纯棉面料未必是最好的选择,因为纯棉内裤虽然吸汗,但不容易干。其实很多内裤在关键部位都会用纯棉垫底,一样舒适。可以选择快干的韩国丝面料或莫代尔面料,跟棉的质感类似,但吸收和释放水分的速度比一般纯棉高。

此外,购买时还要注意检查做工,男式内裤的磨损主要在于重点部位和裤子拉链之间的摩擦,这些部位的材料、做工要好,如车线是否顺滑、柔顺等。

单身一族，让自己幸福的秘诀

单身者泛指未婚而没有家庭拖累的人。在我们身边，越来越多的人开始选择游离在婚姻之外。大龄单身是一种状态，是生活方式的选择。单身是对习惯性婚姻的躲避，应该和婚姻一样美，一样有创造性。无论以怎样的方式生活，无论单身与否，我们追求的永远是这两个字："幸福"。幸福与年龄、性别和家庭背景无关，而是来自于一份轻松的心情和健康的生活态度。幸福的人生哲学，对每一个人都非常重要。单身一族在生活中令自己幸福的秘诀有以下几点。

1. 感受单身的乐趣

因为单身，人生未定局，拥有的快乐要比已婚者纯粹得多。单身时许多人都来关心你的感情生活，不愁没有异性朋友，不愁没有狐朋狗友，可以不回家过夜，可以忘掉过去重新开始。总之，单身的日子充实、平和而有意义。

2. 感受友情

单身族相对于已婚的人，独处的时间增加。一段深厚的友谊能让你感到幸福，友谊所衍生的归属感和团结精神让人感到被信任和充实。

3. 勤奋工作

工作能发掘人的潜能，实现人的价值，让人感到被需要和责任，这样能给人以充实感。

4. 学点儿什么

专注于某一项活动能让人处于一种愉悦的状态。学点新东西来排遣寂寞，是一种很好的方法，如学英语、学车、学电脑等。

5. 有规律地生活

要让生活有条有理，工作、娱乐、生活有条不紊，整齐而有序，让人感到自信，也更容易感到满足和快乐。

6. 健身

人都怕衰老，与其日复一日地嗟叹寂寞，不如去运动。在网球、游泳、健美操、跆拳道里挥洒汗水，健美肌肉，保持身材，何乐而不为呢？

7. 上网

如今，网络已经不再是年轻人的专利，网络的好处就在于它的多样性和参与性，让不同的人在其中各取所需。上网查资料、玩游戏、看电影、聊天、交友，人人都有倾诉的欲望，和陌生人聊天也很痛快，没有太多顾虑，可以畅所欲言，或诉苦，把自己的烦恼苦痛倒垃圾一样倒给别人；或与大家一同分享自己的快乐。

帮男人远离"骨感"

时下流行骨感，这般宣扬骨感的风气，最初好像是从 T 型台上刮起的，而对于中年男士来说，面黄肌瘦、弱不禁风可不是美的表现，保持标准体重才是健康长寿的基础。中年男士，最好远离骨感。下面是为消瘦男子设计的操练策略。

1. 胸肌的健美

平卧推举是胸肌健美最理想的招数，上体仰卧在平板上，两手各握一个哑铃，屈臂放于两肩外侧，拳眼相对，发力上推，哑铃向中间上方推起至两臂伸直，保持两哑铃间隔几厘米，稍歇，然后以胸肌的张紧力控制哑铃慢慢还原。

2. 肩部的健美

双手各握一哑铃，两臂屈曲，拳心向后，成弯举姿势，然后向上推举，同时前臂旋转（大拇指由外向内转），直到两臂伸直，然后缓慢回位，再重复。主要发展三角肌前束和中束，在增加力量的同时减少过多的脂肪。有些运动项目对肩部的发展有很好的作用，比如游泳，特别是蝶泳。

3. 背部的健美

引体向上是最有效的背部肌肉练习方法之一。在做引体向上练习时，抓杠双手之间的距离是不固定的，应该安排在几个不同的间距各做一组练习。身体吊在杠上时应尽量伸展，向上引体时则尽量弓背，身体应尽量少摆动或扭动。

体形的发展要遵循匀称、协调和整体的原则。一天中进行练习的最佳时刻是下午，这时候体温达到一天的最高点，肌肉也是一天里最强壮的时候。在力量练习时要遵循量力而行、循序渐进的原则。力量练习前要做好热身练习，练习结束后应做好整理活动，对减轻肌肉受伤和酸痛有很好的作用。

4. 食法秘籍

远离骨感，表现健美，饮食也要跟得上。首先要确定主吃碳水化合物，面食最管用；此外，高蛋白食品、蔬菜和水果一个都不能少。要多喝奶，多吃瘦肉，可以吃点健康的零食，比如花生、奶糖等；喝完啤酒再喝点果汁，也是不错的主意。另外，铬有助于促进人体胆固醇的代谢，增强机体的耐力，促进肌肉的生成，中年男性可以通过补充适当的铬来保持健美的身材。

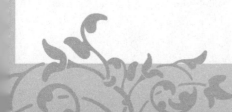